冠心病

中医诊疗与康复

苗 阳 主编

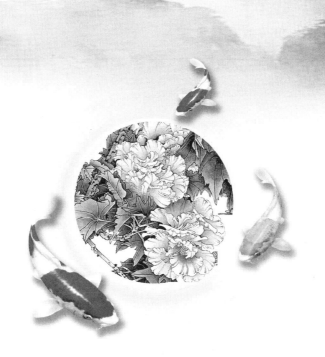

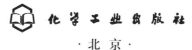
化学工业出版社

·北京·

本书由中国中医科学院西苑医院的专家组织编写。书中介绍了冠心病的中西医认识、诊断和治疗的知识，有作者独到的病机认识和辨证治疗的见解、思路、经验和心得。继承和发扬结合，中医与西医互补。书中力求既按传统中医的思路，突出中医的特点、特色，同时又能反映西医最新诊治进展，突出科学性、先进性和实用性，内容简明扼要、易学易用。

本书适合中医临床医师及冠心病患者阅读使用。

图书在版编目（CIP）数据

冠心病中医诊疗与康复/苗阳主编．—北京：化学工业出版社，2016.6
　ISBN 978-7-122-26710-8

　Ⅰ.①冠…　Ⅱ.①苗…　Ⅲ.①冠心病-中医治疗法
Ⅳ.①R259.414

中国版本图书馆CIP数据核字（2016）第070773号

责任编辑：陈燕杰　　　　　　　　　　　　　　　装帧设计：张　辉
责任校对：宋　玮

出版发行：化学工业出版社（北京市东城区青年湖南街13号　邮政编码100011）
印　　装：大厂聚鑫印刷有限责任公司
710mm×1000mm　1/16　印张18　字数314千字　2016年6月北京第1版第1次印刷

购书咨询：010-64518888（传真：010-64519686）　　售后服务：010-64518899
网　　址：http://www.cip.com.cn
凡购买本书，如有缺损质量问题，本社销售中心负责调换。

定　　价：49.00元

编写人员名单

主　编　苗　阳

副主编　郑思道　赵福海　马晓昌　张巧丽

编　委　（按姓氏笔画顺序排列）

马晓昌　李雪峰　李新萍　陈　林

苗　阳　苗智峰　罗良涛　郑思道

赵洪杰　赵福海　荆　鲁　段文慧

徐洪涛　梁海松　谢　琛

序

　　冠心病是我国人口死亡的首要原因之一，其中20%～25%以猝死为首发表现。美国心脏病学会杂志（J Am Coll Cardiol 2009，54（12）：1110）发表的由我国北京阜外心血管病医院华伟和张澍教授牵头开展的我国心脏性猝死流行病学调查结果（Incidence of Sudden Death in China: Analysis of 4 Regional Populations）指出，我国心脏性猝死发生率为41.84例/10万人；若以13亿人口推算，高达54.4万例/年，位居世界之首。更为严重的是，院外猝死抢救存活率仅为2%～15%。据此，我们应当关切到冠心病防治和调养知识教育是何等重要。

　　中国中医科学院西苑医院心血管病中心苗阳、赵福海、马晓昌等医师，集体编著的本书，从中西医结合角度出发，对冠心病的诊断基础、病因病机、临床检测、中西医结合治疗心绞痛和心肌梗死，以及对冠心病合并心律失常、心力衰竭、高血压、糖尿病、血脂异常、肾功能改变、脑血管病变等各类情况，分别就其诊治、调养、运动、心理及饮食措施等，都作出了较系统的阐述，深入浅出，切合实际，是一部很是实用的医疗和调养的案头书籍，是以为序。

陈可冀

2015年晚秋于北京

前 言

冠心病是冠状动脉性心脏病（coronary heart disease，CHD）的简称，也称缺血性心脏病（ischemic heart disease）。引起冠状动脉性心脏病的主要病因是冠状动脉粥样硬化（95%以上），由冠状动脉粥样硬化引起的心脏病，被称为冠状动脉粥样硬化性心脏病，临床上通常所称的冠心病，一般指的就是冠状动脉粥样硬化性心脏病，本书所论述的冠心病即指此而言。

由于发病率高、病死率高、并发症多及明显降低患者的生活质量等原因，冠心病已成为危害人类健康的常见心血管疾病之一。冠心病目前已是工业化国家的头号杀手，并到2020年也将成为发展中国家首位的致死性疾病。近年来，冠心病在我国的发病率有逐年升高的趋势，发病年龄趋向年轻化，因此需要特别关注、积极防治冠心病。

西医学在冠心病的防治方面已取得显著的效果，但仍有一些不完善之处和未知领域需补充证实和开拓探索。祖国医学特有的整体观、辨证论治和数千年积累的方药本草应用于冠心病的防治，取得了令人瞩目的成绩。为了弘扬祖国医学之特长，汲取传统疗法之精华，同时也为了更好地治疗疾病、服务患者，我们融入最新的西医学防治指南和研究成果，编著了本书。

本书是一本中西医结合治疗冠心病的临床医学书，以作者数十年来的临床经验为基础，博览广引，理论联系实际，既有规范的中西医认识、诊断和治疗冠心病的科学论述，又有作者本人独到的病机认识和辨证治疗的见解、思路、经验和心得。力求继承和发扬结合，中医与西医互补。本书既按传统中医的思路，突出中医的特色，同时又能反映西医最新诊治进展，内容简明扼要、易学易用。

由于作者水平所限，及编写时间仓促，书中难免有疏漏之处，恳请广大读者指正。

编 者

2016年3月于西苑医院

目录

第一章
冠心病总论

第一节　冠心病诊断学基础

一、冠状动脉的构造

（一）心脏的血液供应

主要来自左冠状动脉和右冠状动脉，其次靠各房、室腔壁的直接渗透作用，然后经过三套静脉系统回流。

1.左冠状动脉

起自主动脉左后方的左冠窦内，主要分支有前降支（图1-1）和旋支。

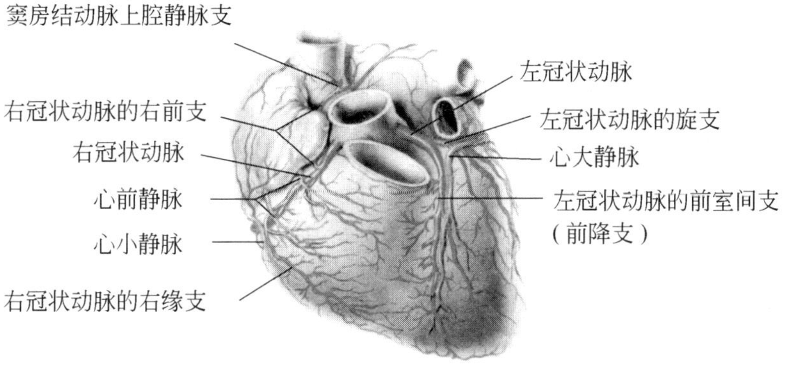

窦房结动脉上腔静脉支

左冠状动脉

右冠状动脉的右前支

左冠状动脉的旋支

右冠状动脉

心大静脉

心前静脉

左冠状动脉的前室间支
（前降支）

心小静脉

右冠状动脉的右缘支

图1-1　冠状动脉和心脏静脉

① 前降支　亦称前室间支，是左冠状动脉主干的延续。沿前室间沟内下行，绕过心下缘至膈面，于后室间沟上行 1 ～ 3cm 终止。亦可以与右冠状动脉后降支吻合，前降支分布于左室前壁、前乳头肌、心尖、室间隔的前 2/3 以及左、右束支和左、右室前壁。前降支闭塞可引起左心室前壁及室间隔（部分）心肌梗死。

② 旋支　多数与前降支以直角或小于直角分开，在冠状沟内向左行，从前绕向后，至左心室膈面。行进中分支分布于左心房壁、左心室外侧壁、左心室前后壁的一部分。旋支闭塞可引起左心室侧壁梗死。

2.右冠状动脉

起自主动脉右前方的右冠窦内，经右心耳与肺动脉根部间入冠状沟右行，至房室交点形成倒"U"形弯曲。主要分支有动脉圆锥支、后降支、左室后支、房室结动脉、右缘支及右冠状动脉干。

① 后降支　亦称后室间支，是右冠状动脉本干的延续，沿后室间沟向下行，距离不等，至心尖终止，也可以与左冠状动脉前降支末梢吻合。行进中分支分布于左、右心室后壁和室间隔下 1/3。

② 左室后支　在冠状沟内向左行，距离不等，最远可达心脏左缘，分支分布于左心室后壁的一部分或全部。

③ 动脉圆锥支　右冠状动脉向左室壁发出的第一个分支，与前降支的左圆锥支吻合，是左、右冠状动脉的一个重要的侧支循环动脉。

④ 房室结动脉　该动脉起自经过房室交界点的右冠状动脉，向深层至房室结，并分支至房室束。

右冠状动脉供血范围较大，心脏膈面大部分是右冠状动脉供血，其闭塞后可导致后壁心肌梗死，并常常合并下壁心肌梗死。

（二）心脏特殊部位的血液供应

1.窦房结的血液供应

窦房结动脉约 2/3 起于右冠状动脉，约 1/3 起于左冠状动脉，约 1/100 分别起于左、右冠状动脉，由两支动脉供血。起于右冠状动脉的窦房结动脉，是右冠状动脉第一分支，在主动脉和右心耳之间沿右房壁向后上行至上腔静脉根部。起于左冠状动脉的窦房结动脉，在左旋支起始段数毫米之内发起，在主动脉后方横过左心房前壁至上腔静脉根部。窦房结动脉绕上腔静脉形成一动脉环，并穿过窦房结的中央。窦房结动脉除营养窦房结外，还分支分布于心房壁，并与心房的动脉相吻合。

2.房室结的血液供应

主要是房室结动脉。房室结动脉约90%起源于右冠状动脉，7%起源于左冠状动脉，只有极少数的由左、右冠状动脉各发一支。此外，房间隔或室间隔及左心房壁的动脉也分支至房室结。

3.房室束及束支的血液供应

右束支及左束支前支由左冠状动脉前降支分支供血。左束支后支由右冠状动脉后降支及左冠状动脉前降支分支双重供血。房室束及左、右束支的起始部由房室结动脉和左冠状动脉的前降支分支供血。传导系的窦房结和房室结多数是由右冠状动脉供血。因此，如果右冠状动脉特别是在其起始段急性阻塞，则对传导功能将有严重影响。房室结、房室束和左束支后支均有多个来源的血管供血，因此，若某一血管阻塞，另一血管有一定的代偿作用。

4.左心室乳头肌的血液供应

前乳头肌由左冠状动脉的前降支及旋支分支供血。后乳头肌由右冠状动脉左室后支及左冠状动脉的旋支分支供血，少数还由左冠状动脉前降支绕心脏膈面的终末支分支供血。两个乳头肌恒定地由多个来源动脉供血，因此单一的某一个大的冠状动脉分支闭塞，不致乳头肌的供血完全中断，供应乳头肌的动脉均是穿过肌层而来，同时也可以说是冠状动脉的末梢，因此最易受冠状动脉供血不足和心肌收缩的影响。

（三）冠状动脉的吻合与侧支循环

心脏血管间有许多吻合，心脏在出生时同一冠状动脉分支间，左、右冠状动脉分支间均有吻合。吻合血管的直径、长度随年龄而增加，18～20岁时发育正常。动脉吻合在室间隔、房间隔、心尖、房室交界点、右室前壁，窦房结动脉与心房动脉之间吻合较多。心室内膜下血管吻合不如心外膜血管吻合的多而大。侧支循环在减少心肌梗死的发生及其程度，促进心脏功能的恢复等方面具有重要的临床意义。其中影响侧支吻合形成有效的侧支循环的因素包括：冠状动脉闭塞发展的速度、闭塞的部位、邻近动脉的供血情况等。血管的狭窄、局部缺血可以促进侧支循环的建立。年轻人侧支循环还没有很好发育，因此一个主要供血动脉闭塞即可产生心肌梗死。随着年龄的增长及有局部缺血，即伴之有侧支吻合数量增多，吻合血管加大形成侧支循环，因此只有该区主要和辅助供血的血管两者均同时闭塞才发生心肌梗死。所以在老年人尸检时观察到，一个部位心肌梗死，必然是供给该部位的两个或多个血管同时闭塞。侧支循环在前降支闭塞时保护作用具有更大意义，可减少充血性心力衰竭心脏肥大的发生率，而在右冠状动脉中不明显。侧支循环可以满足人在静息时心脏的供血，而不能满足工作时心脏的氧耗量。

（四）冠状动脉分支在心肌内的分布与供血特点

冠状动脉及其分支于心室壁外膜下，以直角分出小支深入肌层，这些小旋支一般分为两类：一类很快分成许多很细的支，分布于心肌的外3/4和外4/5；另一类数目较小，分支也很少，垂直深入心肌层，达心内膜下，形成血管丛，营养心肌层近心膜的部分。由于血管垂直穿过肌层，同时又是冠状动脉之末梢，因此易受心肌收缩、冠状动脉内的压力、心室内压等的影响，从而引起内膜下心肌缺血。

（五）心脏的静脉回流

包括3个系统。第一，心最小静脉直接开口于心脏各腔。第二，心前静脉：即右心室前的2～3支心前静脉，跨过冠状沟，直接开口于右心房。第三，心大、中、小静脉：即与左冠状动脉伴行的心大静脉与右冠状动脉伴行的心中静脉，行于心脏后面冠状沟的心小静脉均回流注入右心房冠状窦。心前静脉、冠状窦的各属支之间有许多较大的吻合，当回流受阻时，可沿另一静脉回流。冠脉循环静脉系统由于开口较多和有较丰富的吻合，故较少发生具有临床意义的闭塞和血栓形成。

二、冠状动脉生理及病理变化

（一）冠状动脉的生理作用

冠脉循环通过其左、右冠状动脉及其分支为心肌供给血、氧和营养物质与能量，通过其静脉系统回流低氧血液和代谢物质，与淋巴系统一起维护心肌细胞内环境的稳定。正常动脉由内膜、中层、外膜组成。

1.内膜

内膜由相对薄的结缔组织构成，包括内皮和内弹力层。内皮为覆盖血管腔表面的扁平细胞，具有物质交换和传递、合成多种血管活性物质、维持血管舒缩状态、抑制血栓形成等多种功能。随着年龄的增长，内膜平滑肌细胞数量呈向心性增加。粥样硬化病变即发生在内膜，如果出现不对称增厚，容易出现临床症状。心肌缺氧时的代谢产物对内膜完整的冠脉有最大的扩张作用。如果内膜发生损伤，很多物质如聚集的血小板、麦角新碱、乙酰胆碱对冠脉有收缩作用。内皮细胞产生前列环素、内皮细胞、扩张因子，对血管的舒张有重要作用。

硝酸甘油、异丙肾上腺素等可直接作用于血管平滑肌或其受体，使血管舒张，称为非内皮依赖性舒张因子。乙酰胆碱、P物质、5-羟色胺等均依赖内皮细胞舒张因子发挥舒张血管作用，称为依赖细胞内皮性舒张因子。内皮细胞舒张因子的生成减少和血管平滑肌对其敏感性的降低在冠心病的发生过程中起重要作用。

2.中层

中层为动脉的肌层，介于内外弹力层之间，弹力层由有孔的胶原纤维薄片组成。其孔道可供物质和细胞交换。肌层由互相连接的平滑肌细胞螺旋层组成，每个细胞绕以不连续的基膜，并散布着胶原纤维和糖蛋白原。

3.外膜

外膜由较厚的、致密的结缔组织组成，有大量的胶原纤维束，许多成纤维细胞及少量平滑肌细胞和丰富的神经分布。在有些内膜粥样斑块发生的部位，相对外膜滋养血管分布也增加。也发现斑块内有微血管增生，这对出血和血栓形成起到重要作用，可使斑块不稳定。

（二）冠状动脉的病理变化

冠心病冠状动脉病理变化主要表现在纤维斑块所造成的管腔狭窄、血管功能紊乱、纤维帽破裂、血栓形成、出血、斑块脱落造成远端栓塞等。其后果是引起心肌缺血、缺氧，心肌营养障碍，心肌代谢障碍，心肌梗死，心功能不全以及造成其他脏器损伤。

1.脂质条纹

解剖上可见淡黄色脂质条纹，见于病变较轻的血管，在青年也可以看到，以血管分叉处多见。主要由充满脂质的巨噬细胞、T淋巴细胞和少量的平滑肌细胞构成。虽然脂质条纹可以静止不变，甚至消失，但也可以继续进行性发展成为阻塞血管的动脉粥样硬化斑块，因此可认为脂质条纹是早期病变。如果含有脂质的细胞脂含量进一步增加，则成为泡沫细胞。

2.弥漫性内膜增厚

是动脉血管硬化的进一步发展，可以表现为管腔的狭窄而引起缺血；也可以管腔不狭窄，表现为血管壁的增厚，甚至少数可以表现为管腔的扩张。组织成分为大量的内膜、平滑肌细胞，并包围大量的结缔组织，脂质不仅存在于细胞内也存在于细胞外。平滑肌细胞可以聚集形成垫层，这也可能是血管壁对血压升高的一种病理反应。

3.纤维斑块

突起在管腔内，肉眼呈现白色，可以影响血液的流动。如果斑块涉及出

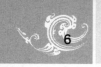

血、血栓形成、钙化，称为复合病变。病变成分主要由大量的平滑肌细胞、巨噬细胞、T淋巴细胞组成，在纤维斑块的表面一般都覆盖着一个纤维帽。纤维帽在冠心病的发作中有重要意义。纤维帽主要由特殊类型的平滑肌细胞构成，这些细胞呈现薄煎饼状，并且被大量的基底膜片、胶原纤维和糖蛋白所包围。纤维帽中的结缔组织非常致密。纤维帽还含有巨噬细胞和大量的淋巴细胞。在富含细胞的区域下面，坏死组织和碎片可包含胆固醇结晶、钙化区和泡沫细胞。

4.斑块溃疡、出血及破裂

斑块内有大量炎性细胞，释放系列金属蛋白酶可溶解斑块纤维帽造成表面溃疡。由于斑块内坏死物质的腐蚀及动脉壁搏动，斑块内新生的小毛细血管破裂造成斑块内出血，形成的局部血肿可使血管狭窄加重。由于斑块表面纤维组织无弹性，在斑块内出血时容易发生破裂形成溃疡，溃疡面粗糙易形成附壁血栓。斑块破裂是引发冠心病心血管事件的病理基础，是一个多因素参与的复杂过程。

5.血栓形成

动脉粥样硬化斑块破裂是诱发血栓形成的主要因素。浅表的小斑块破裂只形成小血栓，斑块深部破裂可导致凝血系统的激活，在斑块破裂部位形成较大的血栓，阻塞血管腔，引起急性冠脉综合征。

三、冠状动脉血流的调节及影响因素

1.冠状动脉的血流动力学

冠脉的血流量与血管两端的压力呈正比，与血管直径呈正比，与血管的长度、血液的黏度呈反比。冠脉直径又受到各种活性物质的调节。一氧化碳是一个重要的调节递质，内皮细胞通过感知灌注压的变化产生一氧化碳，调节血流量。冠状动脉的粥样硬化斑块不但影响到血管直径使冠脉血流减少，而且会造成冠脉血压损失。这主要在狭窄端出口产生涡流，使近端压力增大，从而造成远端血管灌注压力不足。血管阻力的增加，一方面决定于微小动脉的阻力，另一方面决定于心室壁的张力，心室壁的张力增加会使血管阻力增加约30%。心内膜下心肌的供血较脆弱，一方面是小旋支动脉吻合支较少，另一方面与其张力较心外膜下心肌高20%有关。在冠脉狭窄85%时，冠状动脉通过调节尚可保证血流量稳定，首先是心内膜下血管扩张。如果冠脉狭窄大于95%，心脏血管将处于完全扩张状态，失去调节能力。如果存在左心室肥大和心力衰竭，左心室舒张末期压力增高，将会造成心内膜下心肌与心外膜下心肌血流量比值降低。在这种情况下，升高主动脉压力可以增加心内膜下心肌与心外膜下心肌血流量的比值，因为这时心内膜下心肌血管已完全扩张，血流量只与血压有关。这时如果应用扩张血管药物，只会增加心外膜下心肌的血流量，使心内膜下心肌更缺血，即所谓"窃血"作用。应用茶碱或β受体阻断药对改善心内膜下供血有一定作用。

2.血液黏滞度

血液黏滞度即血液流动中的内摩擦力，是影响冠脉血流量的一个重要因素。血液在血管中的流速是不一致的，在血管中轴线上血流速度最快，愈靠近血管壁血流速度愈慢，直至为零。即血液在血管内作稳态流动时可分为许多液层，每层流速不同，愈靠近血管中心部分，流速愈快，距血管中心部分愈远，流速愈慢。血液的这种流动性质称为层流。在血液层流中相对移动的各层之间存在的内摩擦力，经物理公式转换后用黏度来表示。对于非牛顿流体的血液来说，黏度与血液的成分相关。

构成血液的各种成分的比例的改变及各个成分本身的性状、物理特性的改变都会影响到黏度的变化。血流成分中的细胞尤其是红细胞占有绝对优势，因此血细胞比容、红细胞的变形能力、表面电荷是影响黏度的主要因素。胆固醇、甘油三酯等虽然在动脉粥样硬化中起主要作用，但对血液黏滞度的影响并不太大。血液的凝血性和血液黏滞度也不平行，抗凝药物对血液黏滞度的影响也不太大。抗凝药物不能替代降黏度治疗。

3.影响心肌供氧平衡的其他因素

血液氧含量的高低也是影响心肌供氧的因素之一，在严重肺部疾患、高原环境、缺氧时都会造成血氧含量降低。气压降低时冠心病患者增加与氧压降低有关，吸氧在这类患者中有更重要的意义。心肌代谢障碍使氧利用能力下降，氧离合曲线的平移也会造成心肌缺氧。冠脉储备能力的下降，是发生临床症状的主要原因。除非常严重冠脉硬化外，大部分患者的病理基础实质是冠状动脉储备能力的下降。一般正常人的储备量应是静息时冠脉流量的3.5倍以上，如果低于该储备量就有可能出现临床症状。测定冠脉储备量可以判断冠状动脉粥样硬化的狭窄程度。

4.影响冠脉储备的因素

首先是冠脉的狭窄和血管的硬化，调节能力的下降也是因素之一。在临床上更应关注冠脉收缩甚至痉挛，引起心绞痛发作。冠脉血管对扩张血管因子，如一氧化氮、腺苷、血清素、组胺、P物质、EDEF等敏感性减低也造成冠脉储备能力下降。

5.心肌抑制现象

在短暂的心肌缺血事件发生后，可导致持久的心肌功能异常，伴收缩功能

逐步恢复，这种情况称为心肌抑制，也叫心肌顿抑。心脏停搏、人工心肺体外循环、心肌梗死、不稳定型心绞痛、严重心肌缺血，都可以引起心肌抑制现象。影响心肌抑制的因素：一个是缺血事件的严重程度；另一个是缺血事件的持续时间。心肌缺血15min，心肌的缺血程度与心肌抑制程度有相关性，心内膜下心肌发生心肌抑制常较心外膜下心肌程度为高，这可用缺血更为严重解释。短暂的心肌缺血导致持久的心肌收缩功能抑制。这种抑制能短暂地、迅速地被正性肌力刺激物所唤醒。其生化基础可能与细胞内钙负荷增加、肌浆网功能异常、兴奋收缩偶联失调及氧自由基生成过多有关。其次代谢异常造成能量生成和利用障碍、自主神经功能失调以及心肌血液灌注量不足等也是造成心肌抑制的原因。心肌长期慢性缺血造成左心室功能减低时，心肌有可逆性变化称之为心肌冬眠。可以通过ECT、超声心动图等来判断心肌是否存活，从而判定心功能异常是心肌坏死或是由心肌冬眠所引起。心肌纤维的冬眠或抑制状态，不仅影响收缩功能，也会影响舒张功能。

6.波阵现象与再灌注损伤

当心肌严重缺血时，15～20min后发生心肌坏死，首先从心内膜下心肌开始，然后以波阵面向心外膜下心肌推进。如果心肌缺血进一步加重和持续，最终将形成透壁的梗死灶。如果冠状动脉不全阻断和（或）侧支循环发育较好时，坏死波阵面的推进将减缓和静止。这时不论是供血减少的较小变化，还是心肌耗氧的增加都会大大地加快其推进速度。此时冠脉的扩张一般已经达到最大限度，以维持足够的灌注压。积极治疗如纠正心源性休克、减少心肌的耗氧量、纠正心动过速、减少发热、减少紧张恐惧等都能减慢波阵面的推进速度。最重要的是建立心肌的再灌注。再灌注虽然是减少心肌坏死的最有效的方法，但其也有许多不利影响：其一，可以加快缺血细胞的死亡速度，使细胞肿胀加速，集中出现爆炸性肿胀，进而继发电生理异常，也有可能对生命构成威胁；其二，再灌注还可以引起出血，这可能是缺血所造成的微血管损伤。有些微血管损害可使再灌注失败，以致无血流通过，这样也会引发再灌注的损伤。

第二节　冠心病的概念及分类

冠心病是冠状动脉粥样硬化性心脏病的简称。是一种由于冠状动脉固定性（动脉粥样硬化）或动力性（血管痉挛）狭窄或阻塞，发生冠状动脉循环障碍，引起心肌缺血、缺氧或坏死的一种心脏病，亦称缺血性心脏病。1979年WHO

将冠心病分为5型：无症状型心肌缺血、心绞痛、心肌梗死、缺血性心肌病、猝死。近年来提出急性冠脉综合征的概念。

一、冠心病的WHO分型

（一）无症状型心肌缺血

无症状型心肌缺血（asymptomatic myocardial ischemia）是指冠心病患者存在心肌缺血客观证据，如有心肌梗死的病史、血管重建病史和（或）心电图缺血的证据、冠状动脉造影异常或负荷试验异常、放射性核素或超声心动图检查显示缺血性心肌灌注异常、室壁运动异常或心肌代谢异常等而无相应临床症状。无症状型心肌缺血与心绞痛发作一样，可引起室壁运动异常、心脏功能改变、心肌电活动和心肌代谢异常，并可导致严重心律失常、心肌梗死和猝死等冠状动脉急性事件发生。无症状型心肌缺血既可发生在已有心绞痛发作的冠心病患者，亦可发生在无症状型冠心病患者，即冠状动脉造影有明显粥样硬化病变而无任何临床症状者，这些患者只有做心肌缺血的相关客观检查，才能确定是否存在无症状型心肌缺血。

（二）心绞痛

心绞痛（angina pectorts）是冠心病最常见的一种临床表现类型，是在冠状动脉狭窄的基础上，由于心肌负荷的增加引起心肌急剧的、暂时的缺血与胸痛的临床综合征。它的发生是由于心肌的需氧与冠状动脉的供氧失去平衡，致使心肌缺血、缺氧所致。

1.心绞痛的分型

心绞痛可根据病理生理、临床表现的不同特点而分为不同的临床类型。目前仍主要采用WHO的心绞痛分型和Braunwald心绞痛分型两种。

以世界卫生组织分型为基本框架的现今心绞痛分型如下。

① 劳力型心绞痛　稳定劳力型心绞痛；初发劳力型心绞痛；恶化劳力型心绞痛；卧位型心绞痛（因发病机制有其独特性，可作为劳力型心绞痛的独立类型）。

② 自发型心绞痛　单纯自发型心绞痛；变异型心绞痛。

③ 混合型心绞痛。

④ 梗死后心绞痛（先按发作性质进行分类，然后在心绞痛类型前冠以"梗死后"字样，这样既保持了以心绞痛发作性质分型的特点，又包括了目前不稳定型心绞痛分型中的全部亚型）。

以上除稳定劳力型心绞痛外，均为不稳定型心绞痛范围（WHO），除去变异型心绞痛即 Braunwald 不稳定型心绞痛范围。

　　Braunwald 心绞痛分型：可分为稳定型心绞痛、不稳定型心绞痛和变异型心绞痛。1989 年 Braunwald 对不稳定型心绞痛进行了新的分类（表1-1）。

表1-1　Braunwald 的不稳定型心绞痛分类

分类标准	A.有心外因素 （继发性）	B.无心外因素 （原发性）	C.心肌梗死后2周内
Ⅰ.初发或恶化劳力型心绞痛，无休息时发作	ⅠA	ⅠB	ⅠC
Ⅱ.1个月内的安静型心绞痛，48h内无上述发作	ⅡA	ⅡB	ⅡC
Ⅲ.48h内的安静型心绞痛发作	ⅢA	ⅢB	ⅢC

　　注：将心绞痛不稳定化前药物治疗程度分为3类。1——从未经治疗的稳定型心绞痛开始发病。2——接受药物治疗的稳定型心绞痛开始发病。3——心绞痛治疗已十分充分但仍发展至不稳定型心绞痛。举例说明：如果患者心绞痛发生在心肌梗死后2周内，表现为48h内反复发作安静型心绞痛，尽管经内科加强治疗症状缓解仍不满意，此时不稳定型心绞痛可标为ⅢC3。

　　在新的分类中 Braunwald 认为Ⅲ型较Ⅰ型、Ⅱ型病情严重，ⅢC较ⅢA、ⅢB更高危。冠状动脉内新鲜血栓的检出率Ⅲ型高于Ⅰ型、Ⅱ型，提示抗血小板和抗凝治疗在Ⅲ型患者中有更大的临床价值。

　　另外，1985 年 Maseri 提出混合型心绞痛这一概念。是指在具有一定劳力阈值的劳力型心绞痛患者，如在静息时或应能很好地耐受的劳力水平下也发生心绞痛时，可称为混合型心绞痛。属于不稳定型心绞痛的范畴。

　　卧位型心绞痛因其发作系由心肌耗氧增加促发，应属于劳力型心绞痛的范畴。

2.心绞痛临床危险度分层

　　（1）临床评估　典型的心绞痛是主要的预后因子，与冠状动脉病变的程度相关。有外周血管疾病、心力衰竭者预后不良，易增加心血管事件的危险性。心电图有陈旧性心肌梗死、完全性左束支阻滞（left bundle branch block，LBBB）、左室肥厚、Ⅱ～Ⅲ度房室传导阻滞、心房颤动、分支阻滞者，发生心血管事件的危险性也增高。

　　（2）负荷试验　运动心电图可以使用 Duke 活动平板评分来评估其危险性。运动早期出现阳性（ST 段压低＞1mm）预示高危患者；而运动试验能坚持进行是低危患者。超声负荷试验有很好的阴性预测价值，死亡或心肌梗死发生率＜0.5%/年。而静息时室壁运动异常、运动引发更严重的异常是高危患者。

（3）核素检查　　也是主要的无创性危险分层手段，运动时心肌灌注正常则预后良好，心脏性猝死、心肌梗死的发生率＜1％/年，与正常人群相似；相反，运动灌注异常则提示有严重的冠心病，预示高危患者，每年死亡率＞3％，应该做冠状动脉造影及血管重建治疗。

（4）左心室功能进行危险分层　　左心室功能是长期生存率的预测因子，LVEF＜35％的患者死亡率＞3％/年。男性稳定型心绞痛及有三支血管病变，心功能正常者5年存活率为93％；心功能减退者则是58％。因此心功能可以作为稳定型心绞痛患者危险分层的评估指标。

（5）冠状动脉造影　　冠状动脉造影是重要的预后预测指标，最简单、最广泛应用的分类方法为单支、双支、三支病变或左主干病变。正常冠状动脉12年的存活率为91％，单支病变为74％，双支病变为59％，三支病变为50％，左主干病变预后不良。左前降支近端病变也能降低存活率，但血管重建可以降低死亡率。

（三）心肌梗死

心肌梗死（myocardial infarction，MI）是心肌缺血性坏死。是在冠状动脉病变的基础上，发生冠状动脉血供急剧减少或中断，使相应的心肌严重而持久地急性缺血、缺氧导致心肌坏死。临床表现有持久的胸骨后剧烈疼痛、发热、白细胞计数和血清心肌坏死标志物增高以及心电图进行性改变；可发生心律失常、休克或心力衰竭，属冠心病的严重类型。

Q波心肌梗死和非Q波心肌梗死：过去将AMI分为Q波心肌梗死和非Q波心肌梗死，是根据心电图有无病理性Q波形成而做的一种回顾性分类，已不适合临床工作的需要，目前强调以ST段是否抬高进行分类。

ST段抬高型心肌梗死（s-t segment elevation myocardial infarction，STEMI）和非ST段抬高型心肌梗死（non s-t segment elevation myocardial infarction，NSTEMI）：临床从心肌缺血、损伤到坏死是一个快速发展的过程。这一过程在心电图上表现为T波高尖，ST段抬高，Q波形成。当心肌缺血心电图上出现相应区域ST段抬高时，表明此时对应的冠脉已经闭塞而导致心肌全层损伤，伴有心肌坏死标志物升高，临床上诊断为ST段抬高型心肌梗死。此类患者绝大多数进展为较大面积心肌Q波心肌梗死。如果胸痛不伴有ST段抬高，常提示相应的冠状动脉尚未完全闭塞，心肌缺血损伤尚未波及心肌全层，心电图可表现为ST段下移或T波倒置等。此类患者如同时有血中心肌标志物或心肌酶升高，仍说明有心肌坏死，只是范围较小尚未波及心肌全层，临床上列为非ST段抬高型心肌梗死。此类心肌梗死如果处置不当，也可进展为ST段抬高型心肌梗死。目前在临床上一般视ST段抬高型心肌梗死等同于Q波心肌梗死，而无ST段抬高者因处理原则上不同于Q波心肌梗死，而类似于不稳定型心绞痛，则专列为NSTEMI。

心肌梗死并发症主要有急性左心衰竭、心律失常和心源性休克，详见有关章节。

（四）缺血性心肌病

为心肌的血供长期不足，心肌组织发生营养障碍和萎缩，或大面积心肌梗死后纤维组织增生所致。其临床特点是心脏逐渐增大，发生心律失常和心力衰竭。

（五）猝死

猝死（sudden death，SD）指自然发生、出乎意料的突然死亡。在急性症状发生后1h内先有骤然发生的意识丧失，因心脏性原因导致的自然死亡称为心源性猝死。世界卫生组织（WHO）原先的定义是症状发生后在24h内死亡者。Kuller等采用症状发生后2h内死亡者作为研究对象，据他们观察，采用这个猝死的定义，所有自然死亡中12%是猝死，而所有自然发生的猝死中，心源性猝死占88%。猝死患者最常见的基础心脏病是冠状动脉性心脏病。

二、急性冠状动脉综合征

急性冠状动脉综合征（acute coronary syndrome，ACS）是一大类包含不同临床特征、临床危险性及预后的临床症候群，它们有着共同的病理机制，即冠状动脉硬化斑块破裂、血栓形成，并导致病变血管不同程度的阻塞。根据心电图有无ST段持续性抬高，可将ACS区分为ST段抬高型和非ST段抬高型两大类，前者主要为ST段抬高型心肌梗死（大多数为Q波心肌梗死，少数为非Q波心肌梗死），后者包括不稳定型心绞痛和非ST段抬高型心肌梗死（图1-2）。这种划分在临床上较为实用，这不仅反映出两类疾病的病理机制有所差异，而且治疗对策也有明显不同。

（1）ST段抬高型心肌梗死　具有典型的突发胸痛和持续性（超过20min）ST段抬高的患者，一般提示突发冠状动脉完全闭塞。治疗的目标是通过直接血管成形术或溶栓治疗以达到迅速、完全和持续的再灌注。

（2）非ST段抬高型心肌梗死/不稳定型心绞痛（unstable angina）　具有突发胸痛，但没有持续性ST段抬高的患者。主要表现为持续的或一过性的ST段压低或T波倒置、低平和假性正常化，或没有心电图的明显改变。对这些患者

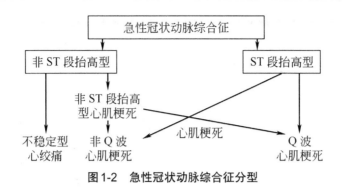

图1-2　急性冠状动脉综合征分型

首先的治疗策略是缓解心肌缺血和症状，进行连续的ECG监测和重复检测心肌坏死标志物。非ST段抬高型心肌梗死与不稳定型心绞痛的区别在于该型有心肌酶谱的改变。

 # 第三节　冠心病的病因病机

一、现代医学对冠心病病因病机的认识

1.冠心病的危险因素

近几十年来心血管疾病已成为我国居民的头号杀手。成年人中常见而危害较大的心血管疾病主要是冠心病和脑卒中等慢性心血管病。在众多的心血管病危险因素中，一些是我们不能控制或目前尚无有效办法控制的因素，如年龄、性别、种族、家族史以及基因和蛋白质的结构和功能改变等，这些因素对于高危个体的筛选和识别具有重要意义；而另外一些因素，我们可以进行有效的干预，如吸烟、饮酒、膳食习惯、血压、血脂、运动减少、社会压力大等，这些因素不仅可以用于高危个体的筛选，对于疾病的控制和预防也具有重要的意义。

2.心血管疾病的主要危险因素

流行病学研究证实，与冠心病、脑卒中等心血管疾病相关的危险因素高达200多种，然而研究较多、对疾病的发生发展起主要作用的相对较少。主要的危险因素如下。

（1）年龄　一般情况下，心血管病的发病随年龄增加而升高，但也有例外，世界上有些人群，如太平洋某些小岛上的居民和我国西南深山区的彝族农民，他们的平均血压很低，且不随年龄增加而上升，在这些人群中很少见高血压和其他心血管疾病。所以年龄可能是机体内外因素长期相互作用结果的一种

反映，这一方面说明心血管疾病是由不良的生活方式引起的，是可以预防的，另一方面也为我们提供了一个筛选高危个体的指标，对年龄较大者尤其是40岁以上的男性和绝经后的女性应列为心血管病筛检的重点对象。

（2）性别　男性心血管病发病率高于女性，我国14个人群监测5年的结果显示，25～74岁男性冠心病的发病率为女性的1.1～6.2倍，男性脑卒中的发病率为女性的1.2～3.1倍。心血管病发病的性别差异随着年龄的增加而减小，绝经期后妇女发病率增高，但男女之比仍在1倍左右。另一方面，资料还显示，心血管病的性别差异在不同人群间也存在显著的不同。这说明心血管病在两性之间的差别除与两性的性激素不同有关外，还与两性间心血管病危险因素暴露水平及敏感程度的差异（例如吸烟，饮酒率的差异）有关。

（3）高血压　血压升高是我国人群脑卒中发病的最重要的危险因素。我国10组人群前瞻性研究表明，血压水平和脑卒中发病的相对危险呈对数线性关系，即在控制了其他危险因素后，基线收缩压每升高10mmHg，脑卒中发病的相对危险增高49%（缺血性脑卒中增高47%，出血性脑卒中增高54%）；舒张压每增加5mmHg，脑卒中发病危险增高46%。研究表明，血压水平与冠心病事件发生率呈连续的正相关，不存在一个低限。然而，血压对冠心病事件的影响强度不如脑卒中那么强烈，约为与脑卒中相关强度的2/3。如东亚人群汇总分析表明，如果舒张压每下降5mmHg，可使脑卒中发病减少44%，而仅能使冠心病发病减少27%。因而，对血压进行有效控制，不仅可以减少高血压的直接危害，更重要的是可以预防和减少冠心病、脑卒中等心血管疾病的发生，减少其间接危害。

（4）血脂异常　血清总胆固醇（total cholesterol，TC）、甘油三酯（triglyceride，TG）及低密度脂蛋白胆固醇（low-density lipoprotein cholesterol，LDL-C）水平过高、高密度脂蛋白胆固醇（high-density lipoprotein cholestrol，HDL-C）水平过低等血脂异常在动脉粥样硬化的发生及发展中起着重要的作用，是冠心病重要的危险因素。脂质在血管壁的积聚是动脉粥样硬化的重要病理基础，而且脂质的含量多少与动脉粥样硬化斑块的稳定性关系密切。脂质含量多、炎性细胞浸润明显、纤维成分少、纤维帽薄的斑块稳定性较差，容易发生破裂，引起急性心肌缺血、梗死或猝死。临床上可以见到随着血脂异常的改善，一些诸如不稳定型心绞痛、急性心肌梗死等冠状动脉事件的发生率，以及对经皮穿刺冠状动脉介入术（percutaneous transluminal coronary intervention，PCI）及冠状动脉旁路移植术（coronary artery bypass graft，CABG）的需求都有明显减少。降低血中TC水平，能预防和逆转动脉粥样硬化病变的发生和发展。

大量的流行病学研究显示血中TC、TG以及LDL-C和HDL-C水平与冠心病发病的关系密切。美国Framingham研究证实LDL-C升高与冠心病日后发病呈正相关，HDL-C升高则与冠心病发病呈负相关。越来越多的资料显示，血中TG、LDL-C水平升高和HDL-C水平的降低，对冠心病发病危险有强的协同作用，同一水平的HDL-C和LDL-C所表现的冠心病危险，取决于血清TG水平的高低。通过药物或非药物的方法对血脂水平进行干预，可显著地降低冠心病发病和死亡的危险。

（5）糖尿病　糖尿病（diabetes mellitus，DM）是由胰岛素分泌不足和/或胰岛素作用受损引起的一组以高血糖为特征的慢性代谢性疾病。国外报道糖尿病人群中，心、脑血管病患病率为非糖尿病人群的2～4倍。大量的流行病学研究也表明糖耐量异常和糖尿病是心血管病的一个独立的危险因素。Framingham研究观察到在糖尿病患者中，无论男女及何年龄组，其心血管病发病率都是糖尿病组高于非糖尿病组。

糖尿病患者多同时具有多种致动脉粥样硬化的危险因素，如高血压、肥胖、血脂紊乱等，这些因素的叠加及相互影响使其发生心血管病的危险较非糖尿病人群大大增加。

（6）超重和肥胖　体重超重和肥胖是能量的摄入超过能量消耗以致体内脂肪蓄积过多的结果。如果脂肪主要在腹壁和腹腔内蓄积过多，则称为"中心型"或"向心性"肥胖。超重和肥胖患者往往同时伴有血压、血脂和葡萄糖耐量异常，这大大增加了罹患心血管病的危险。研究显示，体重指数达到或大于24（BMI≥24kg/m²）者患高血压的危险是体重正常（BMI=18.5～23.9kg/m²）者的3～4倍，患糖尿病的危险是体重正常者的2～3倍，具有2项及2项以上危险因素聚集（主要的5个危险因素包括血压高、血糖高、血清总胆固醇高、血清甘油三酯高和血清高密度脂蛋白胆固醇降低）者的危险是体重正常者的3～4倍。BMI≥28的肥胖者中90%以上有危险因素的聚集。男性腰围达到或超过85cm，女性腰围达到或超过80cm者，患高血压的危险约为腰围低于此界限者的3.5倍，其患糖尿病的危险约为2.5倍；其中有2项及以上危险因素聚集者的危险约为腰围正常者的4倍以上。超重和肥胖还是预测心血管病的一个独立的危险因素。因而，控制体重是心血管病预防工作中的重要的干预目标之一。

（7）吸烟　美国、英国、加拿大和瑞典对1200万人的观察结果表明，男性中吸烟者的总死亡率、心血管病发病率和死亡率比不吸烟者增加1.6倍，吸烟者致死性和非致死性心肌梗死的相对危险较不吸烟者高2.3倍。Framingham研究表明冠心病猝死的发生率，男性吸烟者较不吸烟者高10倍，女性高4.5

倍。MRFIT 结果说明戒烟后可使冠心病的发病减半并减少死亡率。我国10组队列人群的前瞻性研究表明，吸烟者冠心病发病的相对危险比不吸烟者增高约2倍，缺血性脑卒中发病的相对危险增高约1倍，癌症死亡的危险增高45%，总死亡的危险增高21%。据北京心血管病人群监测配对研究表明：吸烟引起急性心肌梗死的危害与吸烟量的平方呈正比，吸烟总量每增加1倍，危害增加4倍。北京监测区人群吸烟对急性心肌梗死的归因危险度为43%。

研究认为因为烟中含有尼古丁等多种有毒物质，对冠脉血管尤其是小血管内皮造成损伤，另外还可使血糖、血脂紊乱，高密度脂蛋白减低，加速动脉硬化，形成冠心病。

（8）饮酒　饮酒与心血管病的关系仍是一个尚未完全解决的问题。有报道显示，饮酒与冠心病死亡率呈"U"形关系，并认为轻中度饮酒可以减少冠心病死亡。大量饮酒则使缺血性脑卒中发生的危险显著增加。由于饮酒本身除增加高血压、肝硬变、胃癌、心肌损伤和意外事故等而增加总死亡率外，还会造成一些经济、精神以及社会问题，因而目前不提倡通过少量饮酒来预防冠心病。

（9）不合理的膳食结构　不良的饮食习惯对心血管病发病的影响是多方面的。过量的热量摄入能导致超重和肥胖，摄入过多的胆固醇、饱和脂肪等可引起血脂紊乱，摄入较多的盐、较少的钾、较少的蔬菜、水果等可以通过影响血压、血液成分、血管内皮功能等影响到心血管疾病的发生。美国的 DASH（Dietary Approaches Stop Hypertension）研究表明：通过改变食谱结构，选择蔬菜、水果、低脂乳制品、果仁、豆类等具有低脂肪、低胆固醇、高钙、高钾、高镁和高纤维素的食物，对预防和控制高血压具有明显的效果。DASH 膳食联合低钠膳食的降压效果比单纯的 DASH 膳食和控制钠盐摄入效果更为显著。OminHeart 研究结果也显示，通过合理的搭配膳食结构，可以有效地降低血压、改善血脂，并且降低心血管疾病预期的发病风险。因而，保持健康的饮食模式对于预防心血管病尤为重要。

（10）其他因素　除了上述因素外，有心血管病家族史、心血管病既往史（例如心衰、脑卒中或小卒中、心肌梗死或不稳定型心绞痛等）或肾脏疾病史者，均可增加心血管病发病的危险。此外，缺乏体力活动、心情压抑、社会压力大、高半胱氨酸血症、高尿酸血症、寒冷气候等也被认为是心血管病的危险因素。

3.冠心病的主要发病机制

冠状动脉粥样硬化性心脏病主要是在冠状动脉粥样硬化改变基础上所发生的一组临床综合征。包括无症状型心肌缺血、心绞痛、心肌梗死、缺血性心肌病、猝死及近几年提出的急性冠状动脉综合征等不同临床表现形式。其发病机制涉及以下几个方面。

（1）血管内皮损伤学说　内皮损伤导致内皮功能紊乱、抗渗透作用减弱和凝血系统激活。内皮细胞的更新转换速度加快会导致血管活性物质、脂质和生长因子等的释放，引起巨噬细胞、血小板的聚集和其他细胞间的相互作用，进而引起动脉粥样硬化病变。

（2）脂质学说　内皮细胞损伤后会改变内皮细胞和白细胞的表面特性，特别是单核细胞的表面特性，增加了单核细胞对内皮细胞的亲和力，进而移行于内皮细胞下层，转化为巨噬细胞吞食脂质。在高胆固醇情况下形成泡沫细胞，并进一步形成脂斑。稳定的斑块不会导致心血管事件，表现为稳定型心绞痛，而不稳定斑块可能导致不稳定型心绞痛、心肌梗死或猝死。

（3）冠状动脉痉挛学说　冠状动脉痉挛多发生在粥样硬化病变的基础上，也可发生在形态正常的冠状动脉。血小板激活后的释放产物如ADP等，参与了冠脉痉挛的发生，冠脉痉挛不仅导致内皮细胞损伤、血管壁损伤、平滑肌细胞增生，严重冠脉痉挛还可诱发斑块破裂，导致冠脉急性闭塞。

（4）斑块破裂和血栓形成　具体内容参阅本书第一章第一节中的"冠状动脉生理及病理变化"。

（5）炎症学说　目前认为，炎症贯穿了冠状动脉硬化发生、发展的全过程。白细胞黏附于内皮细胞、T淋巴细胞和巨噬细胞释放炎性介质、肥大细胞，都反映了炎症在冠心病发病机制中的重要地位。

二、冠心病的中医病因病机

中医将冠心病归为"胸痹"、"真心痛"等，病位在心，病性为本虚标实，本虚为心气虚，心阳不足，阴血亏虚；标实为血瘀、痰浊、寒凝、气滞。

（一）胸痹的病因病机

胸痹的主要病因病机为心脉不通。

1.气虚血瘀

因于思虑烦劳过度，耗伤心气，加之终日伏案少动，胸阳不展；或因年迈体弱，脾肾两虚，心失所养，致心气不足。"气为血之帅，血为气之母"、"气行则血行"，由于心气虚，不得帅血运行，则气虚血瘀，心脉瘀阻发为心痛。

2.年迈体衰

（1）阳气虚衰　肾阳虚衰，不能鼓舞五脏之阳气，致心阳不足，血脉失于温运，血流不畅，痹阻于心系脉络则致心痛。

（2）肾阴亏虚　肾阴亏虚不能濡养于心而致心阴亏虚，脉道不充，血行不畅，瘀阻于心系脉络而致心痛，也有因阴损及阳，致心气虚，故而出现气阴两虚致瘀而痛。

3.气滞血瘀

因于情志所伤，忧思恼怒，气机不利，久则气滞血瘀，瘀阻于心系脉络则发心痛。

4.饮食不节

恣食肥甘厚味，生冷或嗜酒成癖，日久损伤脾胃，运化失常，聚湿生痰，上犯心胸清旷之区，清阳不展，气机不畅，心脉闭阻，发为心痛。

5.寒邪内侵

素体阳虚，或心阳不足者，复感寒邪，则阴寒之邪乘虚而入，寒凝胸中，胸阳失展，心脉痹阻，发为心痛。

（二）真心痛的病因病机

真心痛的主要病因病机为胸阳不振，阴寒之邪内侵与痰浊上扰。

年迈肾气渐衰，脾失健运，痰浊内生；阴寒与痰浊不化，痹阻心脉，进一步导致气滞血瘀，出现以瘀血为特征的胸痹证，严重者甚至心阳暴脱，发为真心痛。

冠心病的病位在心，但其发病也与肝、脾、肾诸脏密切相关。虚实互为因果，可互相转化。总之，胸痹、真心痛之病机复杂多变，临床必须根据证候变化，详加细辨。

三、古籍医书有关冠心病的认识

1.病名及分类

"胸痹"病名最早见于《黄帝内经》，如《灵枢·本脏》云："肺小则少饮，不病喘喝；肺大则多饮，善病胸痹、喉痹、逆气。"《灵枢·厥病》提出"肾心痛"、"胃心痛"、"脾心痛"、"肝心痛"、"肺心痛"五种厥心痛分类及病证表现。

《难经》根据心痛的病因病机、病变程度以及部位和预后的不同将心痛分为"厥心痛"与"真心痛"两种，"厥心痛"是由于五脏病变影响于心而致，"真心痛"是病邪直犯心脉而引起；"真心痛"的疼痛程度较剧，可伴有手足青冷、预后极差、死亡迅速等。如《难经·论病·六十难》所载："其五脏气相干，名厥心痛，其痛甚，但在心，手足青者，即名真心痛。其心真痛者，旦发夕死，夕发旦死。"

2.病因病机

《金匮要略·胸痹心痛短气病脉证治第九》："师曰：夫脉当取太过不及，阳微阴弦，即胸痹而痛，所以然者，责其极虚也。今阳虚知在上焦，所以胸痹、心痛者，以其阴弦故也。"

《辨证录·心痛门》："夫真心痛，原有两症，一寒邪犯心，一火邪犯心也。寒犯心者，乃直中阴经之病，猝不及防，一时感之，立刻身死。死后必有手足尽紫黑者，甚则遍身俱青。多非药食能救，以至急而不遑救也。倘家存药饵，用人参一、二两，附子三钱，急煎救之，可以望生，否则必死。若火犯心者，其势虽急而犹缓，可以远觅药饵，故不可不传方法以救人也。余言前症，正火邪犯心也。但同是心疼，何以辨其一为寒而一为热?盖寒邪舌必滑，而热邪舌必燥耳！"

《临证指南医案·胸痹》："胸痹有暴寒郁结于胸者，有火郁于中者，有寒热互郁者，有气实填胸而痹者，有气衰而成虚痹者，亦有肺胃津液枯涩，因燥而痹者，亦有上焦湿浊弥漫而痹者。若夫胸痹，则但因胸中阳虚不运，久而成痹。"

《类证治裁·胸痹论治》："胸痹，胸中阳微不运，久则阴乘阳位，而为痹结也。"

《医门法律·中寒门》："胸痹心痛，然总因阳虚，故阴得乘之。"

《杂病源流犀烛·心病源流》："总之七情之由作心痛，七情失调可致气血耗逆，心脉失畅，痹阻不通而发心痛"。

3.症状

《素问·脏气法时论》："心病者，胸中痛，胁支满，胁下痛，膺背肩胛间痛，两臂内痛。"

《医述·卷十一·杂证汇参·心胃痛》："真心痛，手足青至节，心痛甚，旦发夕死，夕发旦死。"

《扁鹊心书·心痛》："若卒心痛，六脉沉微，汗出不止，爪甲青，足冷过膝，乃真心痛也，不治。"

《圣济总录·胸痹门》："其症心下坚满痞急，甚者痛抢心如刺，手不得犯，治之稍缓，便致危殆，不可忽也。"

4.治法

《灵枢·五味》："心病者，宜食麦羊肉杏薤"，提出食薤可以治疗心病，是文献中最早应用芳香温通的薤白治疗心痛。

明·王肯堂《证治准绳》首次明确对心痛与胃脘痛作了鉴别，并强调用大剂的桃仁、红花、降香、失笑散等活血化瘀药物治疗死血心痛，开活血化瘀治疗心痛之先河。

清·陈念祖《时方歌括》以丹参饮治疗心腹诸痛。

《医林改错》以血府逐瘀汤治疗胸痹心痛，至今沿用不衰。

5.方药

《金匮要略·胸痹心痛短气病脉证治第九》："胸痹心中痞，留气结在胸，胸满，胁下逆抢心，枳实薤白桂枝汤主之，人参汤亦主之"；"胸痹之病，喘息咳唾，胸背痛，短气，寸口脉沉而迟，关上小紧数，栝蒌薤白白酒汤主之"；"胸痹不得卧，心痛彻背者，栝蒌薤白半夏汤主之"；"心痛彻背，背痛彻心，乌头赤石脂丸主之"；"胸痹，胸中气塞，短气，茯苓杏仁甘草汤主之，橘枳姜汤亦主之"；"胸痹缓急者，薏苡附子散主之"；"心中痞，诸逆心悬痛，桂枝生姜枳实汤主之。"

《医学心悟·心痛》："气痛者，气壅攻刺而痛，游走不定也，沉香降气散主之。血痛者，痛有定处而不移，转侧若刀锥之刺，手拈散主之。热痛者，舌燥唇焦，溺赤便闭，喜冷畏热，其痛或作或止，脉洪大有力，清中汤主方。寒痛者，其痛暴发，手足厥冷，口鼻气冷，喜热畏寒，其痛绵绵不休，脉沉细无力，姜附汤加肉桂主之。饮痛者，水饮停积也，干呕吐涎，或咳，或噎，甚则摇之作水声，脉弦滑，小半夏加茯苓汤主之。食痛者，伤于饮食，心胸胀闷，手不可按，或吞酸嗳腐，脉紧滑，保和汤主之……虫痛者，面白唇红，或唇之上下有白斑点，或口吐白沫，饥时更甚，化虫丸主之。疰痛者，触冒邪祟，卒而心痛，面目青暗，或昏聩谵语，脉来乍大乍小，或两手如出两人，神术散、葱白酒、生姜汤并主之，此治心痛之大法也。"

6.转归预后

《医碥·卷之三·杂症·心痛》："心为君主，义不受邪，若邪伤其脏而痛者，谓之真心痛。其症卒然大痛，切牙噤口，舌青气冷，汗出不休，面黑，手足青过节，冷如冰，旦发夕死，夕发旦死，不治。"

第四节　冠心病的临床检查及其意义

一、心电图

（一）正常心电图

心电图曲线是由波形组成。

1. P波

P波是基线上最早出现的小圆钝波。P波反映心房除极的电位变化，P波前半部代表右心房激动，后半部代表左心房激动。窦性心律时P波在Ⅰ导联、Ⅱ导联、aVF导联、$V_4 \sim V_6$导联直立，aVR导联倒置；正常P波可有轻微切迹，正常切迹的两个波峰间距＜0.03s。成人P波正常时限为0.08 ～ 0.11s。

2. P-R间期

P-R间期是指从P波起始至QRS起始的时间。代表心房除极开始到心室除极开始的时限。P-R间期的时限在一定范围内随窦性心律的频率变化而变化，成人P-R间期正常范围在0.12 ～ 0.20s，上限不超过0.21s；儿童在0.11 ～ 0.18s。

3. QRS波群

反映心室除极过程的电位变化。正常成人QRS时限为0.06 ～ 0.10s，个别可达0.11s，儿童上限为0.09s。QRS时限代表心室激动持续的时间。QRS波振幅测量的原则是负向波振幅从基线下缘量到负向波底点（最低点），正向波振幅从基线上缘量至正向波顶点（最高点）。

4. Q波

当QRS波群初始的除极向量背离某个导联轴时，该导联就记录到一个Q波（负向波）。肢体导联：除Ⅲ导联、aVR导联外，Q波时间＜0.03s；Ⅲ导联＜0.05s，Q波深度一般不超过同导联R波振幅的1/4。胸导联：多数正常人左胸导联可出现小Q波，Q波宽度≤0.03s；Q波深度一般≤0.2mV；V_2导联不应有Q波。诊断心肌梗死时，Q波宽度更为重要。人们常根据Q波出现的导联对心肌梗死的部位进行定位诊断。

5. R波

当QRS最大向量与某个导联轴平行时，该导联R波振幅最高。正常成人R波振幅在Ⅰ导联＜1.5mV；aVL导联＜1.0mV；Ⅱ导联、Ⅲ导联、aVF导联＜1.9mV。胸导联R波振幅从右胸导联（V_1导联、V_2导联）到左胸导联（$V_4 \sim V_6$导联）逐渐递增。V_1导联可呈QS型，但呈rS型时，R波振幅应＜0.6mV。V_4导联R波振幅最高，其次是V_5导联，V_6导联R波振幅＜V_5导联。胸导联R波振幅随年龄增长而逐渐减低；40岁以上V_5导联R波＜2.5mV，年轻人可达3.0mV。

6. S波

常规12导联中右胸导联S波最深，正常成人$V_1 \sim V_3$导联应＜2.1mV，个别健康者可达3.0mV，Ⅰ导联、Ⅱ导联、aVF导联S波应＜0.5mV。如果所有肢体导联QRS波振＜0.5mV，则为肢体导联低电压，所有胸导联QRS波

振幅＜1.0mV为胸导联低电压。

7. ST段

ST段是指QRS波终点至T波起始前的一段水平线。ST段代表心室除极终末至复极开始之间的无电位变化时段。ST段等电位线反映心室复极较长的2相平台期。ST段测量应以R波起始部为参比点，测量QRS终点后0.06～0.08s的水平位置。正常成人肢体导联ST段呈等电位线；ST段抬高或压低＜0.1mV为上限。左胸导联ST段上移可达0.1～0.3mV，右胸导联ST段上移应＜0.1mV。所有胸导联ST段压低均应＜0.05～0.1mV。

T波代表心室复极电位变化。T波方向多与同导联QRS主波相一致。所有肢体导联T波振幅均＜0.6mV，男女无明显差别。在胸导联上男性明显高于女性。V_2导联、V_3导联男性平均0.6mV，最高可达1.2mV；女性平均0.3～0.4mV，最高＜0.8mV。所有以R波为主的导联上，T波振幅均不能低于同导联R波的1/10；不能双向、倒置。

8. Q-T间期

Q-T间期是指从QRS波群起始部至T波终末部的时限，代表心室除极和复极过程的总时程。越来越多的资料表明，Q-T间期和室性心律失常关系密切，Q-T间期延长者猝死危险性显著增加。因此，Q-T间期已日益引起临床重视。Q-T间期随心率的改变而变化，心率加快Q-T间期缩短；心率减慢Q-T间期延长，因此为了消除心率对Q-T间期的影响，有必要计算出校正的Q-T间期（QTc），Bazett公式：QTc=QT/RR（QT为实测的Q-T间期），目前临床认定的QTc正常值为＜440ms。

9. U波

U波是在T波后20～40ms出现的小圆波，正常情况下U波可出现也可不出现。U波产生的确切机制尚未肯定。正常人U波极性和T波一致。U波振幅低于同导联T波的1/4。T波直立时U波倒置，称为孤立性U波倒置，视为异常表现。

（二）心肌缺血的心电图表现

ST-T动态变化是冠心病最可靠的心电图表现，不稳定型心绞痛时静息心电图可出现2个或更多的相邻导联ST段下移≥0.1mV。静息状态下症状发作时记录到一过性ST段改变，症状缓解后ST段缺血改变改善，或者发作时倒置T波呈伪性改善（假性正常化），发作后恢复原倒置状态更具有诊断价值，提示急性心肌缺血，并高度提示可能是严重冠状动脉疾病。发作时心电图显示胸前导联对称的T波深倒置并呈动态改变，多提示左前降支严重狭窄。心肌缺血发作时偶有一过性束支阻滞。持续性ST段抬高是心肌梗死心电图特征性改变。变异型心绞痛ST段常呈一过性抬高。

1.心绞痛的心电图表现

典型心电图可出现ST-T异常改变。如在心绞痛发作当时心电图出现异常，则有诊断意义。

（1）一过性ST段偏移　心内膜下心肌易发生缺血，胸痛发作时ST段水平型或下斜型压低≥0.10mV，持续时间1min以上；ST段与R波下降支所形成的夹角＞90°。原有ST段下移者，在原有基础上再下移＞0.10mV（图1-3）。根据ST段下移的导联判定心肌缺血的部位，准确性和特异性较好，亦可根据其他检查如心彩超和同位素等检查定位。

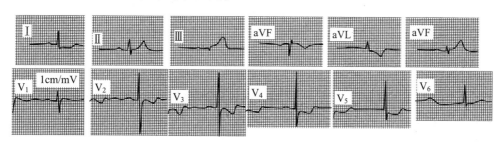

图1-3　心绞痛发作时的心电图

（2）一过性T波变化　多数表现为T波低平、双向或倒置；缺血缓解后，T波很快恢复。平时心电图T波持续倒置者，胸痛发作时可变为直立，称为伪改善。

（3）变异型心绞痛　临床诊断变异型心绞痛，不仅根据卧位或静息状态出现胸痛、疼痛程度加重、疼痛时间延长等特征，而且需参考心电图表现。心电图对变异型心绞痛有诊断意义，常表现为一过性ST段抬高伴T波高尖及对应导联ST段下移。有ST段降低或T波倒置的患者，胸痛发作时心电图抬高，可出现“假性正常化”。ST段抬高导联所对应的部位常为将来发生心肌梗死的部位。

2.心肌梗死的心电图诊断

（1）特征性心电图改变

① 坏死型Q波　其特征为面对梗死区的导联上出现异常Q波或Qs波，宽≥0.04s、深＞1/4R。病理和实验资料表明，心肌梗死时病理型Q波的形成，必须具备以下条件：心肌梗死区直径＞20～25mm；心肌梗死厚度＞左心室厚度的50%；心室除极40ms前已经除极的区域发生梗死。

② 损伤型ST段移位　其特征为面向损伤心肌的导联ST段抬高，甚至与T

波形成单向曲线；损伤心肌对侧导联出现ST段压低。

③ 缺血型T波改变　其特征为面向缺血区的导联T波倒置；而背向缺血区的导联T波直立或高耸。

（2）动态性心电图演变　心肌梗死发生后，心电图表现出一系列动态性改变。如果记录及时，可观察到早期、急性期、近期和愈合期的典型心电图演变过程（图1-4）。

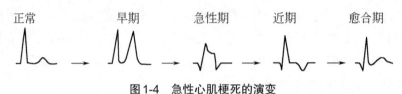

正常　　　　早期　　　　急性期　　　　近期　　　　愈合期

图1-4　急性心肌梗死的演变

① 早期（超急性期）　急性心肌梗死后数分钟，心电图出现高大T波（T波向上、高、尖）；随后ST段抬高，ST-T也可形成单向曲线，但无Q波形成。对应导联可有ST段压低及T波倒置。上述改变仅持续数小时。

② 急性期　坏死型Q波、损伤性ST段及缺血性T波改变在此期中均同时存在，持续2～3周。表现为T波降低，异常Q波，ST段弓背向上抬高并逐渐下降，T波倒置逐渐加深的演变过程。

③ 近期（亚急期）　以坏死及缺血图形为主要特征，Q波持续存在，ST段回复到基线，倒置T波逐渐加深，两支对称呈冠状T波。此期持续数周至数月。

④ 愈合期（陈旧期）　以遗留有坏死型Q波为主要特征，ST段及R波恢复正常，或因冠状动脉供血不足表现为T波持续倒置、低平。此期出现在急性心肌梗死后3～6个月或更久。

（3）心肌梗死的定位诊断　根据不同导联组合出现的特征性心电图改变进行判断。这些改变出现的导联越多，心肌梗死范围越广泛。

① 前壁　前间壁心肌梗死的特征性改变出现在V_1～V_3导联；局限前壁为V_3～V_4导联出现特征性改变；广泛前壁为全部心前导联，尤其是V_2～V_6导联有改变；前侧壁的改变出现在 I 导联、aVL 导联、V_5导联、V_6导联。

② 下壁　II 导联、III 导联、aVF 导联出现改变。

③ 后壁　V_7导联、V_8导联、V_9导联出现改变。

④ 右心室梗死　右心室梗死远比左心室梗死少，且多存在下壁梗死。据报道，右心室梗死发生率约占心肌梗死的3%。临床上常常依靠下壁梗死及右胸导联（V_3R～V_7R）的有关改变考虑右心室梗死。许多研究认为，V_3R～V_6R导联ST段抬高0.1mV或更高是右心室梗死的可靠标记。

（4）心肌梗死合并其他病变

① 急性室壁瘤 对急性室壁瘤，单凭体表心电图难以判断；但对慢性室壁瘤，心电图诊断有重要价值。诊断要点：a. ST段弓背向上持续抬高，至少≥1mV；b. ST段抬高≥1mV存在1个月以上或≥2mV持续半个月；c. 在ST段抬高的同一导联有异常Q波；d. ST段抬高至少在4个导联出现。以上条件具备越多，心电图诊断准确性越高。

② 合并束支传导阻滞 右束支传导阻滞不影响心肌梗死的心电图判断。左束支传导阻滞影响QRS起始向量，可掩盖急性心肌梗死波形。左束支传导阻滞者出现以下心电图变化，提示合并急性心肌梗死：$V_4 \sim V_6$导联出现q波；V_5导联、V_6导联出现S波；V_5导联、V_6导联QRS波振幅显著减低；$V_3 \sim V_6$导联出现QS波；$V_1 \sim V_3$导联原为QS型者，转为rs型；胸导联QRS波振幅小于肢体导联；Ⅱ导联、Ⅲ导联、aVF导联呈qrS型、qR型、Qs型；$V_2 \sim V_4$导联S波升支出现切迹，持续时限0.05s。

心电图正常并不能排除ACS的可能性，应动态观察。胸痛明显发作时心电图完全正常，应该考虑到非心源性胸痛。NSTEMI的心电图ST段压低和T波倒置比UA更明显和持久，并有系列演变过程，如T波倒置逐渐加深，再逐渐变浅，部分还会出现异常Q波。两者鉴别除了心电图外，还要根据胸痛症状以及是否检测到血中心肌损伤标志物。高达25%的NSTEMI可演变为Q波心肌梗死，其余75%则为非Q波心肌梗死。

ST-T异常还可以由其他原因引起。ST段持久抬高的患者，应当考虑到左心室室壁瘤、心包炎、肥厚型心肌病、早期复极和预激综合征、中枢神经系统事件等。三环类抗抑郁药和酚噻嗪类药物也可以引起T波明显倒置。

反复胸痛的患者，需进行连续多导联心电图监测，才能发现ST段变化及无症状的心肌缺血。

3. ACS患者心电图判断和预后评价

心电图应在患者到达急诊室首诊后10min内完成，并迅速由有经验的内科医生来判断。若发现有持续的（>20min）ST段抬高则提示为ST段抬高型心肌梗死，若没有ST段抬高，则在患者症状发作时应额外加做ECG，以与无症状时ECG比较。如果可能与既往的ECG比较是很有价值的，特别是对于同时合并其他心脏异常如左心室肥厚或陈旧性心肌梗死时。ECG应至少在6h和24h，以及在发作胸痛或有症状时复查。在出院前也建议复查。

ECG发现的ST段的变化和T波的改变是不稳定型冠心病的重要提示。ST段压低累及导联的数目和ST段压低的幅度提示心肌缺血的范围和严重程度，并与预后密切相关。两个或更多相应导联的ST段压低≥0.5mm（0.05mV），结合临床表现，可提示ACS的诊断并与预后相关。微小的（0.5mm）ST段压低在临床实践中不易被识别。若ST段压低≥1mm（0.1mV）则1年死亡和心肌梗死的发生率为11%。ST段压低≥2mm则死亡的风险可增加约6倍。ST段压低合并短暂的ST段抬高也提示为高风险的人群。

在以R波为主波的导联出现ST段压低的患者较只有单独的T波倒置者（>1mm）发生心脏事件的风险明显增加，而后者较ECG正常的患者风险又高。一些研究对孤立的T波倒置对预后的预测价值提出质疑。然而，多个前壁胸前导联同时出现对称的、深的T波倒置则多与冠脉前降支近段或左主干明显狭窄有关。

应注意的是ECG完全正常者也不能除外ACS的可能。研究发现在离开急诊室时心电图正常的患者，大约有5%最终被诊断为急性心肌梗死或不稳定型心绞痛。特别是在旋支缺血时经常在常规的12导ECG无明显异常，但在V_4R、V_3R和$V_7 \sim V_9$导联可发现异常。在缺血发生时有时还可出现一过性束支传导阻滞。

（三）动态心电图

标准的静息ECG不足以充分反映动态的冠脉血栓状态和心肌缺血的演变特点。所有处于不稳定阶段的缺血事件有2/3临床表现是无症状的，因此传统的ECG检查是不能发现的。连续的电脑支持的在线12导联ST段监测是很有价值的诊断手段。一些研究发现15%～30%的ACS患者有一过性的ST段改变，主要是ST段压低。这些患者以后发生心血管事件的危险明显增加。ST段监测可增加静息ECG、肌钙蛋白和其他临床指标对预后的预测价值。

1.动态心电图（DCG）的检查方法与特点

受检者随身佩戴心电图记录仪，连续记录静息、站位、卧位、坐位及随意活动状态下的心电图。连续检测完毕，利用回放系统进行阅读和分析，并与普通心电图相比，可以提高对短暂心肌缺血发作的检出率。对临床怀疑冠心病的患者，通过DCG监测ST段变化，有助于明确心肌缺血，特别是对于无症状型心肌缺血的诊断更具有重要意义。

2.DCG的应用范围

DCG可以发现有无心肌缺血的心电图改变；可发现缺血发作的频率、程度、持续时间和昼夜节律变化，以及与心肌缺血相关的症状、患者精神和体力活动状态，并对心肌缺血进行定性、定量分析。

以往常规应用3导联分析ST段以诊断心肌缺血，因为组合导联数目少，以致出现较高的假阴性和假阳性。近年来实时12导联DCG的应用，提高了心肌缺血的检出率；持续24h ST段同步监测，将有可能补充运动平板甚至冠状动脉造影的某些不足，如捕捉某些自发型心绞痛。目前的研究，已经将12导联ST段同步监测应用于冠状动脉造影、经皮球囊冠状动脉腔内成形术和急性心肌梗死早期溶栓疗法的全过程，用于观察和评估冠状动脉开放-闭塞的动态变化。实时12导联DCG还能更好地记录心肌梗死心电图的演变过程，了解疾病的进展情况和发病时期；也能发现梗死后无痛性心肌缺血，指导临床治疗；24h持续分析Q-T间期变化，可了解急性心肌梗死早期24h心室复极动态变化与心电不稳定性的关系。

3.DCG的心肌缺血诊断标准

对ST段移位的评价标准仍采用3个1标准：ST段呈水平型或下斜型压低≥1.0mm（0.1mV）；持续时间≥1.0min；两次发作间隔时间≥1.0min。

由于ST段移位受体位变化及其他技术因素的影响，因此多数人主张DCG用于发现已确诊冠心病的心肌缺血情况。对突然发生的ST段下斜型降低，应注意体位改变或伪差所致。

二、心电图运动试验

（一）心电图运动试验的概念

心电图运动试验（exercise electrocardiographic testing）系指在心电血压监测的情况下，通过运动增加心脏的负荷，使心肌耗氧量增加，当负荷达到一定量时，冠状动脉狭窄患者的心肌供血不能相应增加，从而诱发静息状态下未表现出来的心血管系统的异常，并通过心电图检查记录显示出来。是早期冠心病诊断的重要手段，主要用于冠心病的辅助诊断、冠脉病变严重程度判定及预后判定、疗效及心功能评价等。

（二）临床常用的心电运动试验

临床上开展的运动试验有：活动平板运动试验、踏车试验、二阶梯运动试验。

1.运动当量、运动量和运动终点

（1）代谢当量（metabolic equivalent，MET）　MET是表达运动量的单位。将运动时间或工作负荷转换成代谢当量［即转换成基础代谢下耗氧量的倍数，1代谢当量为每分钟每千克体重消耗3.5ml O_2，1MET＝3.5ml O_2/（kg体重·min）］有利于给出一个通用的测定指标，不管使用哪种运动试验或方案，都能使各种运动方案可以相互比较。

（2）运动量

① 极量运动试验　受试者竭尽全力所达到的运动量为极量。极量运动的目标心率=220-年龄（次/分）。

② 次极量运动试验　其运动量相当于极量的85％～90％，即目标心率为极量运动目标心率的85％。次极量运动的目标心率＝195-年龄（次/分）。

因为在运动中心率和氧耗量的变化呈直线关系，所以临床常以心率作为运动量大小的一个指标。运动心率受年龄、性别、运动习惯的影响。最大心率随年岁的增长而下降。女性心率较男性为低，运动员的最大心率稍低。

③ 症状限制性运动试验　以患者出现心绞痛、全身乏力、气短、运动肌肉疲乏或心电图ST段压低＞0.3mV，或血压下降＞10mmHg，PVC＞连续3个而终止运动。

（3）运动终点　2009年ACC/AHA指南推荐使用ACC/AHA 2002运动试验更新指南的终止运动试验条件。

① 绝对指征　试验中运动负荷增加，但收缩压较基础血压水平下降超过10mmHg，并伴随其他心肌缺血的征象；中、重度心绞痛；增多的神经系统症状（例如共济失调、眩晕、近似晕厥状态）；低灌注表现（发绀或苍白）；由于技术上的困难无法监测心电图或收缩压；受试者要求终止；持续性室性心动过速；在无诊断意义Q波的导联上出现ST段抬高（≥1.0mm）（非V_1导联或aVR导联）。

② 相对指征　试验中运动负荷增加，收缩压比原基础血压下降≥10mmHg，不伴有其他心肌缺血的征象；ST段或QRS波改变，例如ST段过度压低（水平型或下垂型ST段压低＞2mm）或显著的电轴偏移；除持续性室性心动过速之外的心律失常，包括多源性室性期前收缩，室性早搏三联律，室上性心动过速，心脏阻滞或心动过缓；劳累、气促、哮喘、下肢痉挛、跛行；束支传导阻滞或心室内传导阻滞与室速无法鉴别；胸痛增加；高血压反应（SBP＞250mmHg和/或DBP＞115mmHg）。

2.常用的心电图运动负荷试验

常用的心电图运动负荷试验有双倍二级梯运动试验、踏车运动试验和活动平板运动试验，目前多用后两种运动试验。

（1）踏车运动试验　让受试者在特制的自行车功量计上以等量递增负荷进行踏车。从1级至8级，每级运动2～3min。运动量以（kg体重·m）/min为单位（或以瓦为单位），起始负荷量为25～30W，每级增加25W。40岁以下可从50W开始，每级增加50W。踏车的速率保持在35～100r/min，最理想的速率为60r/min。也可采用另一种方式：起始3min无负荷，之后每分钟增加5～30W，如患者不能保持车速40r/min则终止试验。运动试验中连续心电图监护；每3min记录一次心电图，测血压，并逐次增加功量，直到达到预期规定的运动终点。踏车运动氧耗量受体重影响，同级运动氧耗量随体重的减少而减少。活动平板运动试验的氧耗量与体重无关。踏车运动试验较便宜，占地面积小，噪声小，上身活动少，便于测量血压及记录平稳、干扰少的ECG。但应注意避免上肢的等长或阻力运动。

（2）活动平板运动试验　让受试者在带有能自动调节坡度及转速的活动平板仪上行走，按预先设计的运动方案，规定在一定的时间提高一定的坡度及速度。活动平板运动方案有多种，应依据患者体力及测试目的而定。健康个体多采用标准Bruce方案（表1-2）。

表1-2　标准的Bruce方案

分级	速度/（km/h）	坡度/%	时间/min	能量需要/METs	总时间/min
1	1.7	10	3	4	3
2	2.5	12	3	6～7	6
3	3.4	14	3	8～9	9
4	4.2	16	3	15～16	12
5	5.0	18	3	21	15
6	5.5	20	3	—	18
7	6.0	22	3	—	21

注：METs为代谢当量，用来表达工作负荷。

活动平板在分级运动测验中是较好的运动形式，其达到最大耗氧能力比踏车运动时为大，且易达到预计最大心率，因而更符合生理性运动。满意的运动方案应能维持6～12min运动时间，方案应个体化。运动耐力以METs评价而非运动时间。

采用Burce方案，方法为逐渐增加运动量，由1级开始每3min增加1级并相应增加坡度，直到达到次最大心率后（各级之间不休息），立即停止运动并测量血压（卧位或坐位），每分钟1次，直至达到试验前水平。同时记录即刻、2min、4min、6min的心电图，必要时增加记录8min和10min的心电图，直至恢复正常。

运动试验时，连续心电图监护，以每3min间隔增加一级功量。记录一次

心电图，测血压值达到预期规定的运动终点。老年人和冠心病患者可采用改良
Bruce方案（表1-3）。

表1-3　改良Bruce方案

| 分级 | 时间/min | 能量需要 | | 速度/（km/h） | 坡度/% |
		摄氧量/［ml/（kg体重·min）］	代谢当量/METs		
A	2	3.0	1.0	2.4	0
B	2	7.0	2.0	2.4	3
C	2	11.2	3.2	2.74	6
Ⅰ	3	17.5	5.0	2.74	10
Ⅱ	3	24.5	7.0	4.02	12
Ⅲ	3	35.0	10.1	5.5	14
Ⅳ	3	46.5	13.3	6.76	16
Ⅴ	3	56.5	16.1	8.05	18

3.运动试验阳性判定标准

运动中或运动后出现典型的心绞痛；运动中或运动后R波为主的导联出现
缺血性ST段水平或下垂性下降≥1mm，持续0.08s以上者；原有ST段下降者，
运动中或运动后出现缺血性ST段下降，较原来增加1mm者；运动中或运动后
出现严重心律失常；运动中血压下降者。

4.适应证和禁忌证

（1）稳定型冠心病适应证

Ⅰ类：有心绞痛症状怀疑冠心病，可进行运动，静息心电图无明显异常的
患者，为诊断目的；确定为稳定型冠心病且心绞痛症状明显改变者；确诊的稳
定型冠心病患者用于危险分层。

Ⅱa类：血管重建治疗后症状明显复发者。

（2）心肌梗死后行运动试验的适应证

Ⅰ类：出院前行预后评估，运动处方，评估药物治疗（心肌梗死后4～76
日进行次极量运动试验）；出院后早期预后评估，运动处方，评估药物治疗，
了解心脏恢复情况，如未进行出院前运动试验者（症状限制，14～21日）；
出院后晚期预后评估，运动处方，评估药物治疗，了解心脏恢复情况，如早期
进行的是亚极量运动试验者（症状限制，3～6周）。

Ⅱa类：在已进行冠脉血运重建术的患者出院后，运动量咨询和/或运动
训练作为心脏康复的一部分。

（3）禁忌证

① 绝对禁忌证　急性心肌梗死（2日内）；高危的不稳定型心绞痛；未控制的、伴有症状或血流动力学障碍的心律失常；有症状的严重主动脉狭窄；未控制的有症状心力衰竭；急性肺栓塞或肺梗死；急性心肌炎或心包炎；急性主动脉夹层。

② 相对禁忌证　左冠状动脉主干狭窄；中度狭窄的瓣膜性心脏病；电解质异常；严重的高血压；快速性或缓慢性心律失常；肥厚型心肌病和其他形式的流出道梗阻；精神或身体异常不能运动。

5.危险分层

运动试验不仅可以检出心肌缺血，提供诊断信息，而且可以检测缺血阈值，估测缺血范围及严重程度。

Duke活动平板评分是根据运动时间、ST段压低和运动中心绞痛程度来进行危险分层的指标。

Duke评分＝运动时间（min）−5×ST段下降（mm）−4×心绞痛指数

心绞痛指数：0——运动中无心绞痛；1——运动中有心绞痛；2——因心绞痛需终止运动试验。

Duke评分：≥5分低危，1年病死率0.25%；−10～+4分中危，1年病死率1.25%；≤−11分高危，1年病死率5.25%。75岁以上老年人，Duke计分可能会受影响。

6.平板运动测验中临床表现和心电图变化意义

（1）运动诱发心绞痛，同时伴有缺血性ST-T改变，是可靠的缺血征象。

（2）运动耐量差，达不到标准，是左心功能不良的反映，也提示缺血的可能性。

（3）ST段改变　公认的为J点后60～80ms出现ST段的下降或抬高。ST段抬高是弓背型，下降呈水平型或下斜型。

（4）T波改变　在运动中，诱发T波倒置，不能作为心肌缺血的指标。如平静ECG的T波倒置，运动诱发心绞痛T波直立，认为假改善，提示心肌缺血反映（心内膜）。

（5）U波改变　在运动中，诱发U波倒置，提示心肌缺血，并认为是前降支严重狭窄标志。

（6）心律失常改变　在运动中可诱发出多种类型的心律失常，若在低运动量中，出现恶性室性心律失常有意义。若同时伴有ST-T改变，提示多支冠状动脉病变，并预示发生猝死的危险性大。

（7）QRS波群振幅改变　对于QRS波群，在运动中、后出现振幅改变，提示心肌缺血的指征，目前尚有争论。有人认为在运动中、后出现LBBB比RBBB意义大。

7.注意事项

运动试验阳性不等于冠心病，阴性不除外冠心病。无症状者运动试验阳性应作为冠心病危险因素之一，定期（6个月）重复运动试验。根据运动试验时的负荷（METs）可决定患者的心功能分级。试验结果可疑者应做心肌灌注显像检查，进一步明确诊断。

三、冠状动脉造影

左心导管术是经动脉途径插入导管获取左侧循环系统信息的导管技术。目前临床上常用的主要有选择性冠状动脉造影术、左心室造影术及主动脉造影术。

1.适应证

临床上冠心病诊断明确的患者，当考虑进行经皮穿刺冠状动脉介入术（PCI）或冠状动脉旁路移植术（CABG）时，需先行冠状动脉（冠脉）及左心室造影，确定病变部位，评估狭窄程度及左心室功能，以确定治疗方案。

（1）急性心肌梗死

① 发病时间＜12h的急性ST段抬高型心肌梗死（STEMI），或时间已超过12h但仍有胸痛，拟行急诊PCI使梗死相关血管再通时。

② 急性心肌梗死并发心源性休克，血流动力学不稳定者，应在主动脉球囊反搏泵支持下，急诊冠脉造影，若病变适宜，可行介入治疗，若病变累及多支血管或病变弥漫，可进行急诊搭桥。

③ 急性心肌梗死并发室间隔穿孔或乳头肌断裂等机械并发症，出现心源性休克或急性肺水肿，内科治疗仍不能使血流动力学稳定，拟行急诊外科手术时，应急诊冠脉造影，以了解病变血管及间隔穿孔部位，为手术方案提供依据。

④ 心肌梗死后反复心绞痛发作者，是及早冠状动脉造影的指征。梗死后心绞痛往往提示冠脉早期再通但残余狭窄仍很严重，如不及时血运重建治疗，可能发生梗死后延展或再梗死。

⑤ 急性非ST段抬高型心肌梗死高危患者，如肌钙蛋白增高，新近再发ST段压低，心功能不全，有持续性室性心动过速，或血流动力学不稳定，既往有PCI（6个月内）和搭桥病史者，有急诊冠状动脉造影指征。

（2）稳定型心绞痛　研究表明介入治疗或冠状动脉旁路移植术可有效缓解冠心病患者的心绞痛，提高其生活质量，CABG还可延长严重冠状动脉病变患者的寿命。因此，当药物治疗效果不满意时应行冠状动脉造影，以便进行血运重建治疗。

（3）不稳定型心绞痛　心绞痛由稳定转变为不稳定，常提示冠状动脉粥样斑块不稳定，使心绞痛发作加重。不稳定型心绞痛易发展成急性心肌梗死或猝死，故当药物治疗不能控制时，应及早行冠状动脉造影以便血运重建。

（4）陈旧性心肌梗死　陈旧性心肌梗死伴有劳力型心绞痛或自发型心绞痛者，合并室壁瘤、充血性心力衰竭或二尖瓣反流者，该类患者内科治疗效果不好，且预后差。应进行冠脉及左心室造影以明确冠脉病变、室壁瘤大小及部位及二尖瓣反流情况，以决定外科手术。心肌梗死后无症状者，也应做冠状动脉造影评估冠脉病变，如病变严重者应行血运重建。

（5）PCI和搭桥术后心绞痛复发　这类患者心绞痛复发而药物治疗效果不满意时，应再次造影以便评价病变程度。

（6）其他

① 胸痛症状不典型，临床上难以确诊的患者，应行造影以明确诊断。

② 原因不明的心脏扩大、室性心动过速、心力衰竭、心电图异常Q波等，有做冠状动脉造影的指征。

③ 无症状但运动试验阳性，尤其是多导联ST段压低≥2mm或运动时ST段抬高≥2mm，血压下降＞10mmHg，出现室性心动过速者以及原发性心脏骤停复苏成功者，都应进行冠状动脉造影及左心室造影以明确诊断。

④ 瓣膜性心脏病　瓣膜性心脏病可合并冠心病，故如瓣膜性心脏病伴有胸痛时，应行冠状动脉造影以明确诊断。

⑤ 外科手术前的常规检查　各种瓣膜性心脏病、先天性心脏病患者年龄＞45岁，没有胸痛症状，外科手术前也应常规行冠状动脉造影，以除外合并存在的冠状动脉病变。

⑥ 主动脉缩窄、升主动脉瘤、主动脉瓣及二尖瓣反流、左室流出道狭窄等可通过主动脉和左心室造影来诊断。由于彩色超声心动图和多普勒检查可提供明确诊断，故这一适应证已不多用。

⑦ 肥厚型心肌病　肥厚型心肌病可与冠心病合并存在，故有胸痛症状者应行冠脉造影；肥厚梗阻型心肌病如行化学消融治疗应行冠状动脉造影以确定手术方案。

2.禁忌证

（1）凝血功能异常　服用华法钠（华法令）抗凝治疗者，术前48h应停服以防造影后止血困难，应用肝素者术前2h应停用。血小板计数＜5万可增加出血并发症。

（2）不能控制的严重心力衰竭和严重心律失常。

（3）急性心肌炎。

（4）活动性出血或有严重出血倾向。

（5）感染性心内膜炎。

（6）严重的电解质紊乱，如低钾血症。

（7）严重肝病，周身感染或其他不能控制的全身疾病。

（8）肾功能不全　中度或重度肾功能不全患者进行冠脉造影，造影剂可加重肾脏损害。

（9）碘造影剂过敏　术前应行造影剂过敏试验，用非离子碘造影剂可减少变态（过敏）反应。如有严重反应或既往严重过敏者，不能做冠脉造影。

（10）严重的外周血管疾病　股髂动脉严重病变、锁骨下动脉狭窄或闭塞者，导管无法通过外周病变血管。

（11）腹主动脉夹层　不能从股动脉途径，可从桡动脉途径完成。

3.冠脉造影结果分析

（1）冠状动脉血流速度TIMI分级

TIMI 0级	无再灌注或闭塞远端无血流
TIMI 1级	造影剂部分通过闭塞部位，梗死区供血冠状动脉充盈不完全
TIMI 2级	部分再灌注或造影剂能完全充盈冠状动脉远端，但造影剂进入和清除的速度都较正常的冠状动脉慢
TIMI 3级	完全再灌注，造影剂在冠状动脉内能迅速充盈和清除

（2）冠状动脉狭窄Proudilit分级

一级	正常，无冠状动脉狭窄
二级	轻度狭窄，狭窄＜30%
三级	中度狭窄，狭窄介于30%～50%间
四级	重度狭窄，狭窄介于50%～90%间
五级	次全梗阻，狭窄程度＞90%
六级	完全梗阻，管腔完全闭塞，无血流通过

（3）冠状动脉病变支数：单支病变、双支病变、三支病变、左主干病变。

4.冠状动脉狭窄的形态特征

冠状动脉狭窄是冠状动脉粥样硬化引起冠状动脉病理改变中最常见和最具特征性的表现。在冠状动脉造影的影像上所反映的形态特征如下。

（1）向心性狭窄　指狭窄部位的冠状动脉粥样硬化斑块以冠状动脉管腔中心线为中心均匀地向内缩窄，冠状动脉造影显示，在不同的投照角度其狭窄程度均相同。向心性狭窄一般针对没有明显偏心性狭窄而言。

（2）偏心性狭窄　指狭窄部位的冠状动脉粥样硬化斑块向冠状动脉管腔中心线不均匀缩窄或从中心线一侧造成缩窄，冠状动脉造影显示同一狭窄病变在不同的投照角度显示的狭窄程度不同。偏心性狭窄只在某一投照角度才显露出狭窄病变，因此冠状动脉造影时要特别注意采用多个投照角度以避免血管重叠，显露偏心病变。对偏心性狭窄至少要采用两个相互垂直的投照角度进行显示，狭窄程度以狭窄最严重的投照角度所做的判断为准。对冠状动脉某一节段造影剂充盈浅淡或造影正常，而临床上又高度怀疑有冠心病的患者，应对可疑血管补充多个投照角度再行造影。

（3）局限性狭窄　长度＜10mm的狭窄称局限性狭窄，包括向心性狭窄和偏心性狭窄，它是冠状动脉造影时最常见的狭窄。单一局限性狭窄如产生静息性心绞痛，其狭窄程度至少在85%以上。

（4）管状狭窄　长度介于10～20mm的狭窄称管状狭窄，其发生率仅次于局限性狭窄。

（5）弥漫性狭窄　长度＞20mm的狭窄称弥漫性狭窄。该狭窄多发生在高龄冠心病患者或糖尿病患者的冠状动脉上，常伴有较明显的钙化，其对冠状动脉血流动力学的影响远比相同狭窄程度的局限性狭窄来的严重。

（6）管腔不规则　指管腔狭窄程度＜5%的弥漫性狭窄。

（7）A，B，C三型狭窄病变特征，见表1-4。

表1-4　A，B，C三型狭窄病变特征

A型病变	B型病变	C型病变
成功率＞85%	成功率60%～85%	成功率＜60%
低危险性	中等危险性	高危险性
局限（＜10mm）	管状狭窄（10～20mm）	弥漫病变（＞20mm）
中心性	偏心性	
导管容易到达	近段血管中度弯曲	近段血管严重弯曲
管壁光滑	管壁不规则	易碎的静脉桥病变
无血栓	冠脉内血栓	
无或有轻度钙化	中至重度钙化	
未完全阻塞	完全阻塞（＜3个月）	完全阻塞（＞3个月）
非开口处病变	开口处病变	
未累及大分支	分叉处病变	有重要边支不能保护
非成角病变（＜45°）	需导丝保护成角病变（＞45°，＜90°）	严重成角病变（＞90°）

5.冠状动脉造影的并发症

（1）死亡　冠状动脉造影死亡是诊断性冠脉造影最为严重的并发症，对有经验的术者发生率低于0.1%。与造影死亡相关的危险因素有：＞60岁、NYHA心功能Ⅳ级、LVEF＜30%和左主干病变，其中左主干病变的死亡率最大。

（2）心肌梗死　心肌梗死（MI）是诊断性冠脉造影少见而严重的并发症，发生率极低，约为0.05%。原因主要是操作技术不当，导管直接操作左主干和LAD近端至远端夹层以及右冠状动脉夹层所致，还与冠脉严重多支病变和临床不稳定（如不稳定型心绞痛）有关。

（3）脑血管栓塞　脑卒中（stroke）是诊断性冠脉造影又一少见并发症，发生率为0.05%～0.38%，主要是由于升主动脉根部粥样斑块脱落、破裂、夹层等栓塞所致。易患因素包括年龄大于70岁，尤其80岁以上高龄患者；发生在女性约为男性的2.5倍；有糖尿病、高血压、肥胖、左室EF低下、导管腔越大越高（8F＞7F＞6F）、SVG桥血管介入治疗、PCI时间长、术中低血压、预防或应急性使用主动脉球囊反搏泵（IABP）。

（4）主动脉夹层　在导管操作中，导管进入冠状动脉开口时尖端力量较大，可导致冠状动脉开口病变逆行撕裂。另外，导管开口部骑跨、顶壁、同轴性差时，推注造影剂过猛，在主动脉内无引导钢丝时，粗暴进行器械推送，也可导致主动脉内膜撕裂。临床表现：症状隐匿无明显胸痛，一般夹层病变范围局限（瓣上数毫米）、自限或大多为逆行夹层。若出现胸痛则反映主动脉的损伤范围（夹层）大且严重，需要CT明确主动脉夹层的范围，决定主动脉内支架植入或外科手术。

（5）心律失常　冠脉造影过程中出现心律失常和传导障碍很常见，多数（如房性早搏、室性早搏、室速、窦性心动过缓等）呈一过性，不产生临床后果；有些（如房颤或房扑）会产生血流动力学异常，需要积极处理；严重心律失常（如室颤或心室停搏）可危及患者的生命，需紧急处理。心动过缓较常见，咳嗽可减轻；右冠脉注入大量造影剂时易引起室颤，最好的处理方法是减少造影剂用量。

（6）冠脉痉挛　导管插入冠脉时可引起冠脉痉挛，右冠脉容易发生，撤出导管或注射硝酸甘油100～200mg可迅速缓解痉挛。

（7）心力衰竭　造影剂可引起心功能不全，大量注射造影剂（如左心室造影）可引起心力衰竭，尤其易发生于潜在心功能不全患者。减少造影剂用量，应用非离子型造影剂或低渗性造影剂可降低风险。

（8）急性肺栓塞　为严重并发症，但少见，见于经股动脉途径造影者。其原因为卧床及局部加压包扎，下肢深静脉血栓形成，起床活动时血栓脱落致肺栓塞。

（9）血管并发症　血管并发症多见于股动脉径路，包括假性动脉瘤、动静脉瘘、动脉血栓形成、外周血管栓塞等。

① 假性动脉瘤　典型表现为搏动性包块（血肿），听诊收缩期血管杂音；较小的假性动脉瘤（≤2.5cm）可再次加压包扎，减少活动，多数可消失；大的假性动脉瘤可请外科手术矫正，也可超声引导下于瘤体内注射凝血酶，形成血栓堵住破口。

② 动静脉瘘　局部包块不明显，可闻及双期血管杂音，动脉破口＜3mm者，可不处理或局部压迫，多数可自行愈合；破口较大者可行外科手术矫正。

③ 动脉血栓栓塞　穿刺部位血管因导管或导丝损伤血管壁，或局部斑块被导管或导丝触及而脱落导致血栓栓塞，或压迫过紧、时间过长形成血栓。患者肢体疼痛、发麻，动脉搏动减弱或消失，超声多普勒检查有助于诊断，诊断确定股动脉以下血管堵塞，应进行溶栓治疗，尿激酶50万～150万单位（30min内）或阿替普酶（rt-PA）50mg（90min内）；如为股动脉以上血管堵塞应请外科手术取栓。

④ 局部出血及血肿　出血：局部再次出血时应立即手法压迫止血20min，加压包扎，减少肢体活动。血肿：穿刺部位血肿为压迫不当或肢体过度活动所致。一般发生较早，发现后应再次加压包扎止血。桡动脉径路出现前臂血肿时，疼痛明显。血肿一般可在1～2周吸收，有的可形成硬结，持续存在。如股动脉穿刺点高于腹股沟韧带以上，不易压迫止血，血肿可向腹膜后扩散，形成腹膜后血肿。腹部CT可确定诊断。可表现为穿刺点同侧腹疼或腰疼，低血压，严重者可发生出血性休克，血色素下降，一旦发现应严格卧床、输血、停抗凝药，血压不稳定者应请外科手术探查，缝合出血点。

⑤ 桡动脉途径并发症　桡动脉痉挛，桡动脉闭塞；桡动脉、内乳动脉、腋动脉破裂，无名动脉破裂导致纵隔血肿，可以压迫气道引起呼吸困难甚至窒息；前臂挤压综合征发生率很低，但未及时减压处理，可终身致残。

（10）其他并发症

① 变态（过敏）反应　造影剂所致的变态（过敏）反应轻者可表现为皮肤发红，麻疹或血管神经性水肿，重者可出现低血压、休克、喉头水肿、支气管痉挛，甚至死亡。轻者可用异丙嗪（非那根）或苯海拉明，过敏性休克时，应给地塞米松，静脉推注肾上腺素0.5mg。另外局部麻醉时亦可发生利多卡因变态（过敏）反应。

② 迷走反应　迷走反应常发生于冠状动脉造影术中、术后，撤出鞘管及压迫止血时，主要表现为面色苍白、大汗淋漓、头晕、呕吐，最重要的表现为心动过缓和低血压状态。应立即静脉推注阿托品1mg、快速输液扩容、多巴胺3～5mg静脉推注，经过上述处理，多可迅速恢复。

③ 低血压　术后低血压的原因有：低血容量；心排出量下降；血管过分扩张；急性肺栓塞。最重要的是应及时发现和处理血管迷走反应、大量出血（如腹膜后血肿）、心包压塞和急性肺栓塞等严重的并发症。

④ 肾功能损害　肾功能损害是冠脉造影后又一较为常见的潜在的严重并发症。伴有糖尿病、多发性骨髓瘤、血容量不足、已有肾功能损害以及正使用对肾功能有害药物的患者，一过性肾功能损害发生率明显增高。造影剂肾病最危险因素是糖尿病肾病。

附：CT冠状动脉造影（简称冠脉CTA）

1.冠脉CTA的简介

前面所述的冠脉造影是DSA冠脉造影，能够清晰显示冠状动脉管腔，如果发现严重的狭窄可以在其指导下支架扩张狭窄处，从而得到治疗。但该检查费用较高，且要从动脉血管中插管，故有一定的创伤性，需要住院检查。

CT冠脉造影是64层多螺旋CT出现后才被广泛应用的技术。该技术是从手臂里的静脉里输入对比剂，如同平时输液，因此几乎没有创伤性，不用插管，故用时也较短，无需住院检查，门诊即可完成。

对比研究显示，冠脉CTA的图像质量99%与DSA造影相同。如果显示的冠脉正常，则能肯定正常，没有假阴性。另外，冠脉CTA还可以显示冠状动脉壁粥样硬化是否有钙化，有钙化即为硬斑块，比较稳定，常不需要处理。如果没有钙化为软斑块，容易脱落引起远端血管闭塞，这个是DSA冠脉造影所不能显示的。心肌桥是冠状动脉有一部分在心肌中穿行，此种变异亦可以引起心绞痛，只有冠脉CTA可以明确诊断。冠脉CTA检查费用低，为DSA冠脉造影三分之一，故冠脉CTA适合做冠心病的筛查或复查。

2.冠脉CTA的适应证及禁忌证同前DSA冠脉造影。

四、放射性核素心肌显像

放射性核素心肌灌注显像在冠心病的诊断、冠状动脉病变程度和范围的估价、疗效估价以及预后判断的价值已得到了国际公认。临床常用心肌显像技术有单光子发射型计算机断层扫描（SPECT）和正电子发射型计算机断层扫描（PET）。

（一）心肌灌注显像的原理

利用正常或有功能的心肌细胞选择性摄取某些碱性离子或核素标记化合物的作用，通过核素显像可使正常或有功能的心肌显影，而坏死及缺血心肌则不显影或影像变淡，从而诊断心肌疾病和了解心肌供血情况。

目前常用的心肌灌注显像剂为^{201}Tl、^{99m}Tc-MIBI、^{99m}Tc-Tetrofosmin等。^{201}Tl是临床应用最早和最广泛的心肌灌注显像剂。静脉注射后，^{201}Tl在心肌内的初始分布取决于局部心肌血流灌注量，随后，心肌对^{201}Tl的摄取与清除处于一个动态平衡的过程，呈现"再分布"。与^{201}Tl相比，^{99m}Tc标记的MIBI、Tetrofosmin的主要区别是，^{99m}Tc标记的MIBI、Tetrofosmin均没有明显的再分布，因此，对于诊断心肌缺血，需要分别在负荷试验时和静息状态下注射^{99m}Tc-MIBI或^{99m}Tc-Tetrofosmin。

这些显像剂在静脉注射后均能浓集在心肌内，使正常心肌清晰显影。它们在心肌内的浓集量与局部心肌血量呈正比。当冠状动脉使狭窄达到一定程度时，局部心肌血流灌注的绝对降低，或者在运动试验或药物负荷试验时，正常冠状动脉供血区的心肌血流灌注明显增加，而有病变的冠状动脉供血区的心肌血流灌注增加不如正常的冠状动脉供血区，从而导致局部心肌血流分布的不平衡，心肌对显像剂的摄取绝对或相对减少，在心肌显像图上，均可表现为放射性稀疏或缺损区。

（二）心肌灌注显像方法

1.静息显像

检查前空腹或禁食3～4h后，静脉注射^{99m}Tc-MIBI，于静脉注射显像剂后15～30min嘱患者进食牛奶或酸奶250ml，以促进肝内显像剂的清除，1～2h后进行心肌平面或断层显像。若采用^{201}Tl 74～110MBq（2～3mCi）后10min采用γ相机进行平面显像或用SPECT作断层显像。如图像中有明显血流灌注异常，应加做4h延迟显像。

2.负荷试验显像

为了获得理想的显像结果，患者应在负荷试验前3～4h开始禁食，应尽可能地停用所有可能影响患者心率或心肌血流灌注的药物，至少在24h前停用普萘洛尔（心得安），至少4h前停用长效硝酸盐、硝酸甘油、β受体阻断药等。

（1）活动平板　通常采用Bruce方案或改良的Bruce方案；踏车试验，一般从25W开始，每2～3min递增25W。活动平板或踏车运动试验时，应要求患者完成他（她）所能到达的最大负荷量。在达到最大负荷量时，静脉注射 ^{201}Tl 74 ～ 110MBq（2 ～ 3mCi）、^{99m}Tc-MIBI 或 ^{99m}Tc-Tetrofosmin，再鼓励患者运动 30 ～ 60s。

（2）药物负荷试验

① 双嘧达莫（潘生丁）负荷试验　双嘧达莫具有强有力的血管扩张作用，是间接通过增加内源性腺苷而发生作用的。足量的双嘧达莫可使正常冠状动脉的血流量增加 4 ～ 5 倍，而病变的冠状动脉则不可能相应地扩张，病变部位即出现放射性稀疏或缺损，其灵敏度和特异性与运动试验相似。

检查前 48h 内停服茶碱类药物，忌用含咖啡类饮料。静脉缓慢注射双嘧达莫 0.14mg/（kg 体重·min），持续 4min。然后，静脉注射 ^{201}Tl 74MBq（2mCi）或 ^{99m}Tc-MIBI 740 ～ 925MBq（20 ～ 25mCi）。注射过程中，同时记录血压、心率，并记录心电图。双嘧达莫注射过程中或注射后，少数病例可出现心绞痛，若持久明显，可静脉注射氨茶碱（氨茶碱 250 ～ 500mg 加于 10ml 生理盐水中），以加速症状的缓解。

② 多巴酚丁胺负荷试验　作用于心肌的 β_1 受体，使心率加快，收缩压升高，心肌收缩力增强，心肌氧耗量增加，其作用与运动试验相似。

检查前 48h 内停服 β 受体阻断药。静脉滴注多巴酚丁胺，开始时按 5μg/（kg 体重·min）进行滴注，以后逐级增加用量 [每级增加 5μg/（kg 体重·min）]。每级持续滴注 3min，最大可达 40μg/（kg 体重·min）。终止试验指标同心电图运动试验。待达到终止指标时，静脉注射 ^{201}Tl 74MBq（2mCi）或 ^{99m}Tc-MIBI 740 ～ 925MBq（20 ～ 25mCi），并继续静脉滴注多巴酚丁胺 1min。

③ 腺苷负荷试验　基本原理与双嘧达莫试验相似，所不同的是，它通过外源性腺苷而发生作用。

检查前 24h，停用双嘧达莫及茶碱类药物，忌用咖啡。静脉稳速滴注腺苷 0.14mg/（kg 体重·min），持续 6min。于静脉滴注腺苷 3min 末时，静脉注射 ^{201}Tl 74 ～ 111MBq（2 ～ 3mCi）或者 ^{99m}Tc-MIBI 740 ～ 925MBq（20 ～ 25mCi）。滴注腺苷过程中，若出现持续而明显的胸痛，可减缓或停止滴注腺苷，一般 1 ～ 2min 后，症状可自行缓解。

（3）负荷试验的安全性　为了确保负荷试验的安全性，负荷试验时核医学科医师应向患者说明试验过程中可能出现的问题，征得患者或家属的同意；试验时心内科监护医师、核医学科医师及核医学科护士三者必须同时在场。

（4）负荷试验显像的禁忌证

① 运动试验禁忌证　不稳定型心绞痛，急性心肌梗死，充血性心力衰竭，

严重心律不齐，Ⅱ～Ⅲ度房室传导阻滞，急性心肌炎，严重主动脉瓣狭窄，重度高血压，急性感染，年老体弱，因患神经肌肉和骨关节病行动不便者。

② 多巴酚丁胺试验禁忌证　不稳定型心绞痛；高血压患者血压高于24/13kPa（180/97.5mmHg）；严重心律不齐患者。

③ 双嘧达莫（潘生丁）试验禁忌证　不稳定型心绞痛；急性心肌梗死（48h内）；低血压［收缩压低于12kPa（90mmHg）］；支气管哮喘。

④ 腺苷试验禁忌证　与双嘧达莫（潘生丁）试验相仿。由于其有降低窦房结的自律性与房室结的传导速度的作用，对窦房结或房室结有病变的患者要慎用。

（5）负荷试验选择的原则　心脏具有很强的代偿功能，即使冠状动脉存在明显狭窄，由于冠状动脉自身的调节作用，仍能使静息状态的冠状动脉血流保持正常，因此，对于诊断冠心病，单纯的静态心肌显像是不合适的，心肌显像需与运动试验或药物负荷试验相结合。凡是能进行运动试验的患者，应该首先考虑运动试验，对于不能达到适当的运动量、不能或不适合运动试验的患者，应该进行药物负荷试验，在选择药物负荷试验方法时，一般先考虑双嘧达莫（潘生丁）或腺苷，然后考虑多巴酚丁胺等。

3.心肌灌注显像的适应证

① 冠心病的诊断。

② 冠状动脉病变范围和程度的估价。

③ 心肌活力的估测。

④ 冠状动脉再血管化适应证的筛选及术后疗效的评估。

⑤ 急性心肌缺血的诊断和溶栓治疗的疗效估价。

⑥ 预后的评估或危险分级。

⑦ 心肌病的鉴别诊断。

4.心肌灌注的图像分析

（1）正常图形　左心室心肌显影清晰，放射性分布均匀，心腔为放射性稀疏或缺损区，心尖和基底部的放射性分布可能稍稀疏。静息心肌显像图中，右心室通常不显像，肺内放射性较少，负荷试验后心肌显像时，右心室可能显影。

（2）完全可逆性灌注缺损　在运动或药物试验显像的图像中，表现为局部放射性缺损或稀疏。在^{201}Tl再分布显像或^{99m}Tc-MIBI静息显像中，上述放射性稀疏、缺损区呈现放射性填充。这种可逆性心肌灌注异常是心肌缺血的典型表现。

（3）部分可逆性灌注缺损　在运动或药物试验显像图像上，表现为局部放射性缺损或稀疏。有部分再分布或再填充，通常，见于心内膜下心肌梗死或穿壁性心肌梗死病灶周围区域。

（4）不可逆性灌注缺损　负荷试验及静息显像中，均显示局部心肌放射性稀疏或缺损，无再分布或再填充，通常为不可逆的心肌瘢痕或心肌梗死。

（5）反向再分布　在运动或药物试验后显像图像上，心肌放射性分布正常，再分布显像或静态显像时，表现放射性稀疏或缺损；或在运动、药物试验显像图像上，表现心肌放射性稀疏或缺损，在再分布显像或静态显像时更明显。其发生机制和临床意义尚未明确。

5.心肌灌注显像的临床应用

（1）冠心病的诊断　心肌灌注显像已是国际上公认的诊断冠心病的最可靠的无创性检测方法，它明显地优于心电图（ECG）运动试验。

（2）急性心肌梗死　在临床症状、酶学检查和心电图改变不典型的可疑急性心肌梗死患者，静态心肌灌注显像正常可以除外急性心肌梗死和不稳定型心绞痛。心肌灌注显像在急性心肌梗死患者的应用还有：检测心肌梗死后的心肌缺血，估价心肌活力和估测心肌梗死患者的预后。

（3）预后判断　在确诊的或可疑冠心病患者，心肌灌注显像显示的心肌灌注缺损的节段数或范围和可逆性灌注缺损的程度是心脏事件的独立预测因子。

（4）心肌活力的估测　放射性核素显像是临床上应用最广泛的估价心肌活力的方法。目前，在临床上，静态－再分布^{201}Tl显像和负荷试验－再注射^{201}Tl心肌显像是最常用的。PET灌注/代谢显像被公认为是估价心肌存活的最可靠的方法。由于心肌PET代谢显像的费用昂贵，在临床上，需要进行心肌存活的估价时，应当首先选择常规心肌放射性核素显像。

（5）介入治疗的适应证的选择及术后疗效的判断　介入治疗前，心肌灌注显像被广泛地应用于评价心肌缺血的范围和程度以及心肌活力。介入治疗后的心肌灌注显像可以估价冠状动脉旁路移植术（CABG）、经皮穿刺冠状动脉介入术（PCI）等介入治疗的疗效。

（6）心肌病　扩张性心肌病的心肌平面及断层显像均表现为左心室心腔扩大，室壁变薄，放射性分布不均匀，表现为弥漫性放射性稀疏或缺损；缺血性心肌病多表现为节段性放射性稀疏或缺损，可逆性放射性稀疏或缺损为缺血性心肌病的典型表现；肥厚性心肌病的典型图像特点是心肌呈不对称性增厚，以室间隔增厚明显，部分病例可表现为心尖部心肌局部增厚，或整个左心室室壁均增厚。

五、磁共振显像

（一）基本原理

磁共振成像（MRI）是利用体内质子（主要是H）在静磁场中收到一定强度和频率的脉冲激发后产生共振现象并由此产生回波信号经特殊的线圈接收后由计算机重建而获得的图像。它是20世纪80年代初方才应用于临床的影像诊断新技术，但目前已发展成为与超声和CT相鼎立的诊断方法。与CT相比，它无电离辐射，具有任意平面、多参数成像及高度的软组织分辨力等特点，而且不需使用对比剂即可显示心脏和血管结构。

（二）心血管磁共振的临床应用及其诊断价值

MRI扫描既具有类似超声的任意选择层面的特点，又具有类似CT等计算机重建图像的能力，加上其多样的成像序列、高度的软组织分辨力以及不断呈现的新方法、新技术，可对心脏形态、功能、心肌灌注、血管造影、动脉斑块以及分子显像等进行"一站式"检查，是目前唯一集超声、CT、DSA、核医学等其他影像方法于一体的检查技术。概括说来，其在心血管领域的应用及诊断价值包括如下几个方面。

1.心血管解剖形态与功能

胸部的磁共振成像断层图像上，心脏本身显示良好的自然对比，不必应用对比剂。由于肺含气量大，质子密度低而呈现黑色，心肌呈白色，心腔及血管因血液流动不能产生有效的磁共振信号而发黑，所以可清晰显示心脏结构和冠状动脉、搭桥的旁路及其血流的通畅情况。应用特殊的心电图门控技术，可分别拍摄心脏收缩及舒张时的图像，并定量地计算各心功能参数，评价心功能，包括EF值、心输出量（cardial output，CO）、心室收缩和舒张末容积、心指数（cardial index，CI）等；像看电影那样直接观察瓣膜的开放关闭以及评估大血管的血流状态等，定性及定量地评价瓣膜的狭窄及反流程度、计算跨瓣压差。对先天性心脏病还可以计算体肺循环血流量的比值（Qp/Qs）等。

2.心血管造影

磁共振血管造影技术可对全身血管进行无创检查，特别是结合对比剂能够全面而准确地反映大动脉及其主要分支的生理和病理状态，包括形态结构和功能的判断，几乎可与DSA相媲美，目前已在临床得以广泛应用。但对肾动脉以下的小血管狭窄存在过度估计倾向，而且对体静脉的评估仍有待于进一步完善。

3.心肌灌注与延迟增强

磁共振具有类似核素心肌灌注扫描（SPECT）的特点，而且可以动态追踪对比剂在心肌内的分布，因此可用来评估心肌缺血，结合药物负荷试验如腺苷或双嘧达莫（潘生丁）可进一步提高诊断的敏感性。MRI电影结合小剂量多巴酚丁胺负荷试验可识别成活心肌；而心肌灌注与延迟增强识别瘢痕组织的能力则可能发展成为无创性检查方法鉴别非成活心肌的金标准。另外其对附壁血栓以及心内膜下心肌梗死的识别能力甚至是PET都无法比拟的。

4.组织成分及斑块显像

高度的软组织分辨力是MR区别其他影像学方法的一个突出优点，脂肪、纤维、液体、肌肉、血液在MR图像上有各自特点，采用不同的序列成像能够将其一一分开。因此心肌病特别是对致心律不齐性右室心肌病、心肌梗死的纤维瘢痕、心包炎以及各种心血管良恶性肿瘤等均具有重要鉴别能力。近年来随着高场强磁共振的发展和应用，空间分辨力的提高使其能够识别主动脉甚至冠状动脉粥样硬化成分，进一步结合纳米氧化铁颗粒，能够明显提高诊断的准确性。

5.MR频谱（MRS）

目前主要对心肌缺血进行评价，但仍处于实验研究阶段。研究较多的是^{31}P磁共振波谱（^{31}P-MRS），通过波谱能提供磷酸肌酸（Pcr）、无机磷（Pi）和三磷酸腺苷（ATP）等信息。由于心肌缺血时血供减少，细胞内ATP过量消耗，因此过量的Pcr被用来合成ATP，导致Pcr/ATP下降。坏死组织理论上无Pcr或ATP，而冬眠或顿抑心肌则仍含有Pcr或ATP，所以借此可将两者区分。

（三）注意事项

（1）磁共振检查前无需禁食、禁水，但心血管MR检查时间相对较长，一般需要20～30min。扫描时患者应尽可能地保持静止状态，有时需要患者反复屏气，否则难以获得高质量的图像。婴幼儿需使用镇静药使其安静入睡后再行检查，否则会因躁动无法获得满意的图像，危重患者应在磁共振兼容的监护仪监测下检查，临床大夫需全程陪同。

（2）磁共振检查常规扫描无需使用对比剂，心肌灌注和血管造影时所使用的对比剂并不是通常人们所熟悉的含碘X线对比剂，因此无需实施碘过敏试验。MRI对比剂主要是顺磁性金属离子和配体构成的螯合物，目前临床上最常使用的是以Gd-DTPA为代表的对比剂，无毒，经肾脏排泄。

（3）磁共振检查室无论开机与否，均存在高强度磁场，故任何非磁共振兼容金属器械包括普通检查床、金属担架、听诊器、手术器械、除颤器、各种微量泵、球囊反搏器等严禁带入检查室，否则可致严重意外事件。其他铁磁性物品如硬币、磁卡、手表、钥匙等也不能带入检查室。

（4）心脏起搏器乃磁共振检查的绝对禁忌证。对于其他医疗植入体应仔细查询产品说明书，确认是否与磁共振兼容。

（四）冠心病的MR征象

1.心脏解剖结构及功能

显示心腔形态、大小及室壁厚度，区别真假室壁瘤等。轻者可完全正常，重者可见不同程度的左室扩张、区域性室壁变薄。结合MRI电影则可动态地观察左室各个节段的室壁运动状态并计算室壁增厚率及左室射血分数等。冠状动脉供血区域相关的室壁变薄和节段性运动异常（运动减弱、无运动或矛盾运动）是冠心病的一个重要特征。

2.心肌灌注与心肌缺血

静息下心肌首过灌注常无异常发现，结合腺苷或双嘧达莫（潘生丁）负荷实验则可显示缺血心肌的低灌注区。此外小剂量多巴酚丁胺负荷试验结合MRI电影通过恢复缺血区心肌收缩力，从而能够将顿抑或冬眠心肌识别出来。

3.心肌活力与心肌梗死

"亮的就是死的（bright is dead）"，急性心肌梗死时，梗死区水肿及血小板聚集，质子密度增加；而陈旧性心肌梗死的瘢痕组织中质子密度正常或低于正常，因此，磁共振成像不仅可以区别正常的心肌与梗死心肌，还能区分是急性心肌梗死还是陈旧性心肌梗死，并能清楚显示心肌梗死后是否有局部室壁向外膨出，心腔内是否有附壁血栓以及识别心肌梗死所致的心功能障碍。

4."无复流（no-reflow）"与"低复流（low-reflow）"现象

急性心肌梗死有20%～30%患者会出现"无复流"与"低复流"现象。磁共振心肌灌注扫描无论是首过灌注亦或延迟增强均可反映这种两种现象。首过灌注表现为灌注缺损，延迟增强表现为心肌强化，从而能够更深入地反映冠心病患者的病理、生理状态。但应注意与附壁血栓鉴别，后者多见于慢性心肌梗死。

六、血管内超声和光学相干断层成像

血管内超声（intravascular ultrasound，IVUS）是近年来发展起来的一项新影像学技术，是国际上公认的诊断冠状动脉病变及指导冠状动脉内支架治疗效果可靠的手段，有学者称IVUS是诊断冠心病新的"金标准"。血管内超声分辨率可以达到110μm，能够对人体血管腔及血管壁的形态改变提供更可靠的信息，明显优于冠状动脉造影。可精确地发现血管内病灶的细微变化，避免冠心病患者向重症发展，用于评价冠状动脉病变较冠脉造影（CAG）准确，对冠心病的诊断和治疗决策有着很好的指导作用。

随着技术的进步，产生了新的OCT技术。OCT（optical coherence tomography，OCT）就是光学相干断层成像，是近年来发展起来的一项新的光扫描断层显像技术。它可将测量结果直接显示成样品内部结构，还可用光学手段突出不同的测试量，从而多层次测定生物组织结构及成分，在医学上被称为"光学活检"。OCT是目前为止最高分辨率的血管内成像技术，可以达到10～15μm，比血管内超声成像分辨率高10倍，接近观察到组织水平，因此被称为是"体内的组织学显微镜"。OCT可精确地对易损斑块进行鉴别，在评价药物或介入治疗对斑块及血管形态的影响、支架扩张、贴壁情况及内膜增生程度等方面也具有重要价值。

七、超声心动图

在心血管领域中应用的超声诊断方法有M型超声诊断、B型超声诊断（二维超声诊断）、多普勒血流谱、经食管超声、血管内超声诊断等方法。超声心动图可以非常直观的检查心脏的结构、测定心脏大小、诊断心肌梗死后室壁瘤，直接观察可探测到的冠状动脉狭窄情况，观察心肌的运动情况，测定心脏的收缩与舒张功能，作为判断急性心肌梗死的预后的重要指标。

1.冠心病患者超声心动图的特征

（1）心脏扩大　在长期慢性心肌缺血或心肌梗死造成大面积心肌的功能丧失的情况下，可以出现心室腔的增大，超出正常范围则称为心室扩大。

（2）心肌运动异常　可以表现为运动幅度降低和运动方向异常。心肌缺血时可以导致缺血部位心肌的收缩力下降，因而出现运动幅度降低。当心肌突发急性缺血致使心肌功能暂时丧失或心肌坏死、心肌功能永久丧失，则可以见病变部位心肌不运动或与邻近正常心肌运动方向相反（矛盾运动）。

根据特定的冠状动脉供应范围，左心室室壁心肌分为16个节段：前壁的基底段、中间段及心尖段受左前降支支配，前间隔的基底段、中间段及心尖段受左前降支支配，侧壁的心尖段受左前降支支配，前外侧壁的基底段、中间段受左前降支和左旋支支配，下壁的基底段、中间段受右冠状动脉支配，后间隔的基底段、中间段受右冠状动脉支配，下壁的心尖段受右冠状动脉和左前降支支配，后侧壁的基底段、中间段受左旋支支配。每个节段的评分标准是以室壁的内向收缩和室壁增厚程度为基础分为 1 ~ 5 分。1 分＝正常，2 分＝运动减低，3 分＝运动消失，4 分＝矛盾运动，5 分＝室壁瘤。整体的室壁运动计分指数是每个室壁节段的计分总数除以被计分的节段总数，所以正常的整体室壁运动计分和指数分别是 16 和 1。计分和指数越高，心肌缺血和 MI 的范围越广，程度越严重。

对于负荷超声心动图来讲，可对比静息和负荷峰值状态的四种室壁反应类型，推测相应的临床状况：没有冠脉疾病或冠脉疾病的可能性很小；心肌缺血，但没有 MI；缺血，但是有存活心肌；MI 没有存活心肌。

（3）心脏收缩、舒张功能下降 收缩功能降低主要表现为射血分数下降，每搏输出量及每分输出量减少等。左室收缩功能的障碍一般按以下标准分级：射血分数（ejection fraction，EF）在 40% ~ 49% 为轻度，在 30% ~ 39% 为中度，< 30% 为重度。而舒张功能降低则主要表现为多普勒二尖瓣血流指标 E 值降低，A 值升高，A/E 比值增大（大于 1 时有意义）。

（4）冠状动脉内见到动脉粥样硬化斑块 被探测到的冠状动脉发生动脉粥样硬化时可表现为内膜不光滑，高低不平，冠状动脉内径变小等，如有钙化可以见到回声增强等。而且，通过超声心动图检查可以发现如主动脉狭窄、主动脉夹层、肺动脉栓塞或肥厚型心肌病等。因此，超声心动图检查应列为急诊室的检查常规。

2. 超声心动图在冠状动脉疾病中的Ⅰ类适应证

（1）胸痛患者 怀疑急性心肌缺血，基础状态心电图不能确诊，在胸痛时或胸痛后短时间内进行观察严重的不稳定血流动力学改变；有临床表现或怀疑主动脉瓣狭窄、二尖瓣脱垂、肥厚型心肌病或心包炎。

（2）急性冠脉综合征患者的诊断和风险分级 常规诊断方式无依据的急性心肌缺血或 MI；评估 MI 范围或累及心肌的程度或二者皆有；测量整体或局部左心室功能；下壁 MI 同时有床旁指征提示累及右心室 MI 者；评估 MI 后并发症；当基础状态 ECK 不正常时，评估缺血心肌存在与否及程度。

（3）在慢性冠状动脉疾病中的应用 诊断有症状患者的心肌缺血；评估冠脉受损拟进行经皮穿刺冠状动脉介入术的意义；评估冠脉成形术后具有不典型再发症状患者的再狭窄；评估拟进行冠脉成形术的心肌存活性；评估左心室功能指导临床及调整药物治疗。

八、生化标志物

近年来，人们已对数个生化标志物用于 NSTE-ACS 诊断和危险分层的价值进行了研究。这些标志物反映了NSTE-ACS不同的病理、生理情况，其包括微小心肌细胞损伤、炎症、血小板激活和神经体液激活等。对长期预后而言，左心室功能不全、肾功能不全或糖尿病等相关的标志物也起了重要的作用。

1.心肌损伤标志物

（1）AST、CK、CK-MB　为传统的诊断AMI的血清心肌标志物，但应注意到一些疾病可能导致假阳性，如肝脏疾病（通常ALT＞AST）、心肌疾病、心肌炎、骨骼肌创伤、肺动脉栓塞、休克、糖尿病等疾病均可影响其特异性，CK-MB和总CK作为主要诊断依据时，其诊断标准值至少应是正常上限值的2倍。

（2）肌红蛋白　可迅速从梗死心肌释放而作为早期心肌标志物，但是骨骼肌损伤可能影响其特异性，故而早期检出肌红蛋白后，再测定CK-MB、cTnI或cTnT等更具有心脏特异性的标志物予以证实。

（3）肌钙蛋白（Tn）　是横纹肌功能蛋白之一，主要由TnT、TnI、TnC三个亚基组成，大部分以结合型形式存在于细肌丝中。肌钙蛋白的特异性及敏感性均高于其他酶学指标，其中TnT及TnI是心肌特有的，与骨骼肌无交叉反应。在诊断心肌损伤方面，特别在微小心肌损害方面具有较高的敏感性和特异性。

① cTnI或cTnT　目前认为cTnI或cTnT是首选的反映心肌坏死的标志物，因为它们较肌酸激酶（CK）和CK同工酶MB（CK-MB）有更好的特异性和敏感性。而肌红蛋白对检测心肌细胞损伤没有很好的特异性和敏感性，所以不作为常规诊断和危险分层的推荐。

② 肌钙蛋白的升高反映了不可逆的心肌细胞坏死，这种坏死是由来源斑块破裂处的富含血小板的血栓引起远端栓塞造成的。因此，肌钙蛋白也可被认为是活化的血栓形成的标志物。目前国际心脏病学会共识文件提出，在心肌缺血发生时（胸痛、ST段改变）出现肌钙蛋白升高被列为心肌梗死。

③ 肌钙蛋白是预测近期（30日内）预后（心肌梗死和死亡）最理想的指标。肌钙蛋白测定同样也被证实对远期预后（一年及以上）有很好的预测价值。肌钙蛋白的升高是评价病情高危的独立预测因子，并且它的预测价值还可与其他高危因素如静息或连续监测的ECG改变、炎症激活的标志物等相互累加。而且，识别出肌钙蛋白水平升高的NSTE-ACS患者对选择合适的治疗措施是十分有用的。

④ 心肌梗死的患者外周血肌钙蛋白水平最早在发病后3～4h出现升高，并可持续升高2周左右，这是心肌收缩单元发生蛋白水解的作用。NSTE-ACS患

者，在发病48～72h后肌钙蛋白水平只是轻度升高（图1-5）。有1/3的NSTE-ACS患者通过肌钙蛋白可检测到CK-MB未发现的心肌损伤，提示其有很高的敏感性。

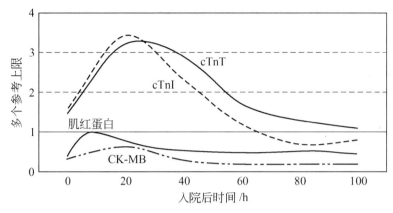

图1-5　NSTE-ACS患者心脏标志物释放的举例（阴影部分表示正常值范围）

血清心肌标志物对评估危险性可提供有价值的信息，血清心肌标志物浓度与心肌损害范围呈正相关。非ST段抬高的稳定型心绞痛患者，约30% cTnI或cTnT升高，可能为非Q波心肌梗死而属高危患者，即使CK-MB正常，死亡危险也增加。肌钙蛋白水平越高，预测的危险越大。CK峰值和cTnI、cTnT浓度可粗略估计梗死面积和患者预后。

患者到达医院时一次肌钙蛋白检测阴性不足以排除酶学升高，因为很多患者只有在发病后数小时后才可以检测到肌钙蛋白水平的升高。因此，应在入院后6～12h和在出现严重胸痛时多次留取血样检测肌钙蛋白水平。一般情况下，应在首次检测肌钙蛋白后的12h做第二次肌钙蛋白检测。

⑤ 其他以胸痛为表现的疾病，例如夹层动脉瘤或肺动脉栓塞，也可能导致肌钙蛋白水平的升高，通常应该进行鉴别。心肌肌钙蛋白的升高可以发生在一些非冠脉相关的心肌损伤（表1-5）。这些情况反映了心肌细胞损伤标志物的敏感性而并非是代表假阳性的检测结果。真正"假阳性"的结果是在肌病或慢性肾功能衰竭时出现的。当未证实NSTE-ACS诊断，在血肌酐水平＞2.5mg/dL（221μmol/L）时，也会出现肌钙蛋白的升高，并与不良预后相关。而不明原因的肌钙蛋白升高是较少见的。

⑥ 为提高对AMI诊断的准确率，推荐于入院即刻、2～4h、6～9h、12～24h采血，要求尽早报告结果。AMI诊断时常规采用的血清心肌标志物及其检测时间见表1-6。

表1-5　非冠脉相关的肌钙蛋白升高的情况

严重充血性心力衰竭：急性和慢性

主动脉夹层，主动脉瓣膜疾病或肥厚型心肌病

心脏挫裂、消融、心脏起搏、心脏转律或心内膜心肌活检

炎症疾病如心肌炎、心内膜炎或心包炎累及心肌

高血压危象

快速性或缓慢性心律失常

肺栓塞或严重肺动脉高压

甲状腺功能减退

心尖球样综合征

慢性或急性肾功能不全

急性神经病变包括卒中、蛛网膜下腔出血

浸润性病变如淀粉样变、血色病、结节病、硬皮病

药物毒性如阿霉素、氟尿嘧啶（5-氟尿嘧啶）、蛇毒

烧伤，累及＞30%体表面积

横纹肌溶解症

危重病患者，特别是呼吸衰竭、脓毒血症

表1-6　AMI诊断时常规采用的血清心肌标志物及其检测时间

| 项目 | 肌红蛋白 | 心脏肌钙蛋白 | | CK | CK-MB | AST[①] |
		cTnI	cTnT			
出现时间/h	1～2	2～4	2～4	6	3～4	6～12
100%敏感时间/h	4～8	8～12	8～12		8～12	
峰值时间/h	4～8	10～24	10～24	24	10～24	24～48
持续时间/日	0.5～1	5～10	5～14	3～4	2～4	3～5

① 应同时测定ALT（丙氨酸氨基转移酶），只有AST＞ALT方有意义！

　　心电图表现可诊断AMI，在血清标志物检测结果报告前即可开始紧急处理。如果心电图表现无决定性诊断意义，早期血液化验结果为阴性，但临床表现高度可疑，则应以血清心肌标志物监测AMI。如临床疑有再发心肌梗死，则应连续测定存在时间短的血清心肌标志物，例如肌红蛋白、CK-MB及其他心肌标志物，以确定再梗死的诊断和发生时间。

　　2.炎症标志物

　　过去研究的很多种炎症标志物中，发现高敏C-反应蛋白（hs-CRP）与不良事件的高发是相关联的。NSTE-ACS患者hs-CRP升高的明确原因目前还不清楚。心肌坏死就是一种重要的炎症刺激，使心肌在慢性炎症环境基础上又叠加了由心肌损伤诱发的急性炎症过程，这两者均会影响ACS患者的远期转归。

有强有力的证据显示肌钙蛋白阴性ACS患者hs-CRP升高是远期（＞6个月）死亡的预测因子。FRISC研究发现hs-CRP升高与心脏事件的死亡率是相关的，并在以后4年继续增加。在一个对准备择期行PCI患者的大规模研究中也有同样发现。但是，hs-CRP对ACS的诊断没有价值。

3.神经递质激活标志物

心脏神经递质的激活可以通过测定体内心脏分泌的尿钠肽的水平来监测。利尿钠肽，如脑钠肽［B型利尿钠肽（BNP）］或其前体N末端片段（NT-proBNP），均是反映左心室功能障碍极其敏感和特异的标志物。有关ACS的回顾研究数据显示BNP或NT-proBNP升高的患者较低水平者死亡率增加3～5倍。在校正了年龄、Killip分级和EF后，BNP或NT-proBNP的水平仍与死亡的风险密切相关。在症状发作后数日的检测值较入院当日的水平有更好的预测价值。利尿钠肽在急诊室是鉴别胸痛或呼吸困难的有用指标，有助于区分心源性呼吸困难和非心源性呼吸困难。但是，它们是预测ACS长期预后的指标，对早期危险分层及选择最初的治疗策略价值有限。

4.肾功能的标志物

肾功能受损是ACS患者远期预后很强的独立预测因子。血清肌酐水平对肾功能的反映没有肌酐清除率或肾小球滤过率（GFR）的可靠性强，因为其可受到多种因素的影响，包括年龄、体重、肌肉重量、种族和各种药物的影响。有很多被推荐使用的计算方法提高了血清肌酐水平的准确性以替代肾小球滤过率来反映肾功能，如Cockcroft-Gault公式法和被简化的MDRD（modification of diet in renal diseases）公式法。远期死亡率是受肾功能的水平影响的，随肌酐清除率或肾小球滤过率的下降，死亡率呈指数递增。与肾功能正常的患者比较，轻度肾功能不全的患者1年死亡的风险比（OR值）是1.76，中度肾功能不全者OR值为2.72，而重度肾功能不全者为6.18。

5.半胱氨酸蛋白酶抑制剂（Cystatin C）

被认为是较肌酐清除率或肾小球滤过率更理想的反映肾功能的替代指标。Cystatin C是半胱氨酸蛋白酶的抑制剂，可由所有有核细胞稳定生成并分泌入血。由于是一小分子蛋白（分子量为13kD），能自由滤过肾小球，由肾小管细胞完全重吸收及分解但不分泌。尽管未被广泛应用，Cystatin C已被证实是一个理想的预测疾病预后的标志物。

6.新型标志物

使用目前现有的常规标志物仍有相当一部分高危患者未能被发现。所以，近年来不少研究都探索了除常规标志物以外的很多新型标志物在疾病诊断和危险分层方面的用途。其中包括氧化应激的标志物（髓过氧化物酶）、血栓形成和炎症标志物（如可溶性CD40配体），或参与炎症过程上游的标志物（如血管炎特异性标志物）。回顾性分析显示这些标志物均可在肌钙蛋白的基础上，增加对预后的预测价值。

第二章
心绞痛的中西医结合治疗

心绞痛是由于暂时性心肌缺血引起的以胸痛为主要特征的临床综合征，是冠心病的最常见临床表现。通常见于冠状动脉至少一支主要血管狭窄，一般管腔直径狭窄在50％以上的患者，当体力活动或精神应激时，冠状动脉血流不能满足心肌代谢的需要，导致心肌缺血，从而引起心绞痛的发作。冠状动脉"正常"者也可由于冠状动脉痉挛或内皮功能障碍等原因发生心绞痛。

心绞痛属于中医"胸痹"、"心痛"范畴。

一、病因病机

（一）中医病因病机

本病的发生与年老肾虚、饮食失节、情志失调、寒邪侵袭等因素引起心、肝、脾、肾诸脏的盛衰相关，兼夹痰浊、气滞、血瘀、寒凝等病变，产生不通则痛和不荣则痛的表现。

胸痹的病机较为复杂，基本病机是本虚标实，本虚以心气亏虚为主，兼有心阳、心阴、心血不足或肝、脾、肾功能失调，标实有痰浊、血瘀、气滞、寒凝等病理改变，血瘀贯穿在整个发病当中。病程日久多阴损及阳，阳损及阴，而见气阴不足、气血两亏、阴阳两亏，甚或阳微阴竭，心阳外越。邪实常见有痰瘀互阻、气滞血瘀、寒凝气滞，因体质不同痰饮又有兼寒、兼热的区别。痰热易伤阴，故阴虚与痰热常常互见。寒痰易伤阳气，阳虚与寒痰、寒饮也常互见等。总之，胸痹之病机复杂多变，临床必须根据证候变化，详审细辨。

（二）西医病因病机

当冠状动脉的供血与心肌的需血之间发生矛盾，冠状动脉血流量不能满足心肌的代谢的需要，引起心肌急剧的、暂时的缺血与缺氧时，即产生心绞痛。

常见病因如下。

① 冠状动脉粥样硬化　90%以上患者至少有一支冠状动脉主干管腔显著狭窄（管腔直径狭窄＞75%）。

② 冠状动脉痉挛伴有或无冠状动脉器质性狭窄　如自发性心绞痛（包括变异性心绞痛）。

③ 冠状动脉（阻力血管）病变　又称"X综合征"。

④ 冠状动脉其他病变　如炎症、栓塞或畸形。

⑤ 其他　如交感神经过度兴奋、儿茶酚胺分泌过多、甲状腺功能亢进等所致心肌代谢异常，严重贫血、血液黏稠度增高所致血流缓慢。

⑥ 非冠状动脉病变引起的心肌缺血　如瓣膜病，尤其主动脉瓣狭窄和（或）关闭不全、肥厚型心肌病、未控制的高血压、梅毒性动脉炎以及二尖瓣脱垂等疾病。

以上病因中最常见的是冠状动脉粥样硬化和（或）冠状动脉痉挛。

心肌氧耗的多少由心肌张力、心肌收缩强度和心率所决定，故常用"心率×收缩压"作为估计心肌氧耗的指标。在多数情况下，劳累诱发的心绞痛常在同一"心率×收缩压"值的水平上发生。

产生疼痛的直接因素，可能是在缺血、缺氧的情况下，心肌内积聚过多的代谢产物，如乳酸、丙酮酸、磷酸等酸性物质；或类似激肽的多肽类物质，刺激心脏内自主神经的传入纤维末梢，经1～5胸交感神经节和相应的脊髓节段，传至大脑，产生疼痛感觉。这种痛觉反映在与自主神经进入水平相同脊髓段的脊神经所分布的皮肤区域，即胸骨后及两臂的前内侧与小指，尤其是在左侧，而多不在心脏解剖位置处。

二、临床表现

（一）症状

1.心绞痛的症状

心绞痛以发作性胸痛为主要临床表现，疼痛的特点如下。

（1）性质　常呈紧缩感、绞榨感、压迫感、烧灼感、胸憋、胸闷或有窒息感、沉重感，主观感觉个体差异较大，有的患者只述为胸部不适，有的表现为乏力、气短，但一般不会是针刺样疼痛。

（2）部位　典型的心绞痛部位是在胸骨后或左前胸，范围常不局限，可以放射到颈部、咽部、颌部、上腹部、肩背部、左臂及左手尺侧，也可以放射至其他部位，心绞痛还可以仅发生在胸部以外如上腹部、咽部、颈部等。每次心绞痛发作部位往往是相似的。

（3）持续时间　呈阵发性发作，持续3～5min，一般不会超过10min，也不会转瞬即逝或持续数小时。疼痛持续仅数秒钟或不适感（多为闷感）持续整天或数天者均不考虑心绞痛。

（4）诱发因素　稳定型心绞痛的发作与劳力或情绪激动有关，如快走、饱餐后步行、爬坡时诱发，停下来休息一会即可缓解，多发生在劳力当时而不是之后。晨间痛阈低，轻微劳力如刷牙、剃须、步行即可引起发作；上午及下午痛阈提高，则较重的劳力亦可不诱发。在体力活动后而不是在体力活动的当时发生的不适感，多不是心绞痛。

（5）缓解方式　舌下含服硝酸甘油可在2～5min内迅速缓解症状。对卧位型心绞痛，硝酸甘油可能无效。在评定硝酸甘油的效应时，还要注意患者所用的药物是否已经失效或接近失效。

除此，还应了解冠心病相关的危险因素，如吸烟、高脂血症、高血压、糖尿病、肥胖、早发冠心病家族史等。

2.心绞痛的分类

根据世界卫生组织"缺血性心脏病的命名及诊断标准"，将心绞痛分为劳力型和自发型两大类。结合近年对心绞痛患者深入观察提出的一些类型，现将心绞痛归纳为如下的三大类。

（1）劳力型心绞痛（angina pectoris of effort）　是由运动或其他增加心肌需氧量的情况所诱发的心绞痛。包括以下3种类型。

① 稳定劳力型心绞痛　简称稳定型心绞痛（stable angina pectoris），亦称普通型心绞痛，是最常见的心绞痛。指由心肌缺血、缺氧引起的典型心绞痛发作，其性质在1～3个月内并无改变。即每日和每周疼痛发作次数大致相同，诱发疼痛的劳累和情绪激动程度相同，每次发作疼痛的性质和疼痛部位无改变，疼痛时限相仿（3～5min），无长达10～20min或以上者，用硝酸甘油后也在相同时间内发生疗效。

② 初发劳力型心绞痛　简称初发型心绞痛（initial onset angina pectoris）。指患者过去未发生过心绞痛或心肌梗死，而现在发生由心肌缺血、缺氧引起的心绞痛，时间尚在1～2个月内。有过稳定型心绞痛但已数月不发生心绞痛的

患者再发生心绞痛时，有人也归入本型。

③恶化劳力型心绞痛　简称恶化型心绞痛，亦称进行型心绞痛（progressive angina pectoris）。指原有稳定型心绞痛的患者，在3个月内疼痛的频率、程度、诱发因素经常变动，进行性恶化，患者的痛阈逐步下降，于是较轻的体力活动或情绪激动即能引起发作，故发作次数增加，疼痛程度较剧，发作的时间延长，可超过10min，用硝酸甘油后不能使疼痛立即或完全消除。发作时心电图示ST段明显压低、T波倒置，但发作后又恢复，且不出现心肌梗死的变化。

（2）自发型心绞痛（angina pectoris at rest）　心绞痛发作与心肌需氧量无明显关系，与劳力型心绞痛相比，疼痛持续时间一般较长，程度较重，且不易为硝酸甘油所缓解。根据发作时ST段压低还是抬高分为单纯自发型心绞痛（ST段压低）和变异型心绞痛（ST段抬高）。

变异型心绞痛（Prinzmetal's variant angina pectoris），本型患者心绞痛发作时心电图显示有关导联的ST段抬高，与之相对应的导联中则ST段压低（其他类型心绞痛则除aVR及V_1外各导联ST段普遍压低）。本型心绞痛是由于在冠状动脉狭窄的基础上，该支血管发生痉挛，引起的心肌缺血所致。但冠状动脉造影正常的患者，也可由于动脉痉挛而引起本型心绞痛。

（3）混合型心绞痛（mixed type angina pectoris）　劳力型心绞痛和自发型心绞痛混合出现，由于冠状动脉的病变使冠状动脉血流储备固定地减少，同时又发生短暂的再减损所致，兼有劳力型心绞痛和自发型心绞痛的临床表现。

（4）梗死后心绞痛（post infartion angina）　急性心肌梗死发病后1个月内，又发生的心绞痛叫梗死后心绞痛。梗死后心绞痛标志着冠状动脉储备能力降低和残余心肌缺血的存在。这种心绞痛的发作往往与动脉粥样斑块破裂、冠状动脉内血栓形成、冠状动脉痉挛、血小板聚集及侧交血流减少等因素有关。

近年临床上较为广泛地应用不稳定型心绞痛（unstable angina pectoris）一词，指介于稳定型心绞痛与急性心肌梗死和猝死之间的临床状态，包括了初发、恶化劳力型心绞痛和各型自发型心绞痛在内。其病理基础是在原有病变上发生冠状动脉内膜下出血、粥样硬化斑块破裂、血小板或纤维蛋白凝集、冠状动脉痉挛等。

3.心绞痛的分级

按劳累时发生心绞痛的情况，根据加拿大心血管学会（CCS）分类，将心绞痛分为四级（表2-1）。

表2-1　加拿大心血管学会心绞痛严重度分级

Ⅰ级	日常活动时无症状。较日常活动重的体力活动，如平地小跑、快速或持重物上三楼、上陡坡等时引起心绞痛
Ⅱ级	日常活动稍受限制。一般体力活动，如常速步行1.5～2km、上三楼、上坡等即引起心绞痛
Ⅲ级	日常活动明显受损。较日常活动轻的体力活动，如常速步行0.5～1km、上二楼、上小坡等即引起心绞痛
Ⅳ级	轻微体力活动（如在室内缓行）即引起心绞痛，严重者休息时亦发生心绞痛

（二）体征

平时一般无异常体征。心绞痛发作时皮肤冷或出汗，心率、血压可升高，有时出现第三或第四心音奔马律。可有暂时性心尖部收缩期杂音，是乳头肌缺血以致功能失调引起二尖瓣关闭不全。第二心音可有逆分裂，还可有交替脉或心尖抬举性搏动等体征。

（三）实验室和其他检查

1.基本实验室检查

（1）了解冠心病危险因素　空腹血糖、血尿酸、血脂检查，包括TC、HDL-C、LDL-C及TG。必要时查糖耐量试验。

（2）了解有无贫血（可能诱发心绞痛）　测量红细胞、血红蛋白等。

（3）甲状腺　必要时检查甲状腺功能和甲状腺B超。

（4）需在冠状动脉造影前进行尿常规、肝肾功能、电解质、肝炎相关抗原、人类免疫缺陷病毒（HIV）检查及梅毒血清试验。

（5）胸痛较明显患者，需查血心肌肌钙蛋白（cTnT或cTnI）、肌酸激酶（CK）及同工酶（CK-MB），以与急性心肌梗死相鉴别。

2.心电图检查

（1）所有胸痛患者均应行静息心电图检查，ST段缺血型（水平型或下斜型）压低0.1mV以上，为心肌缺血改变。

（2）在胸痛发作时争取心电图检查，缓解后立即复查。静息心电图正常不能除外心绞痛，但如果有ST-T改变符合心肌缺血时，特别是在疼痛发作时检出，则支持心绞痛的诊断。心电图显示陈旧性心肌梗死时，则心绞痛可能性增加。静息心电图有ST段压低或T波倒置但胸痛发作时呈"假性正常化"，也有利于冠心病心绞痛的诊断。24h动态心电图表现如有与症状相一致的ST-T变化，则对诊断有参考价值。

（3）静息心电图无明显异常者需进行心电图负荷试验。

3.负荷试验

对有症状的患者，各种负荷试验有助于稳定型心绞痛的诊断及危险分层。但必须配备严密的监测及抢救设备。

（1）心电图运动试验　目的是通过运动增加心脏负担以激发心肌缺血。运动方式主要有分级运动平板或蹬车。阳性标准为：运动中或运动后出现典型的心绞痛；运动中或运动后R波为主的导联出现缺血性ST段水平或下垂性下降≥1mm，持续0.08s以上者；原有ST段下降者，运动中或运动后出现缺血性ST段下降，较原来增加1mm者；运动中或运动后出现严重心律失常；运动中血压下降者。

运动中出现步态不稳，室性心动过速或血压下降时，应立即停止运动。心肌梗死急性期，不稳定型心绞痛，心力衰竭，严重心律失常或罹患急性疾病者禁作运动试验。

心电图运动试验适应证、禁忌证、终止运动试验指标、危险分层、注意事项详见总论。

（2）负荷超声心动图、核素负荷试验（心肌负荷显像）及药物负荷试验

① 运动负荷超声心动图或核素负荷试验的选择对象

Ⅰ类

·静息心电图异常、LBBB、ST段下降＞1mm、起搏心律、预激综合征等心电图运动试验难以精确评估者。

·心电图运动试验不能下结论，而冠状动脉疾病可能性较大者。

Ⅱa类

·既往血管重建（PCI或CABG）患者，症状复发，需了解缺血部位者。

·在有条件的情况下可替代心电图运动试验。

·非典型胸痛，而冠心病可能性较低者，如女性，可替代心电图运动试验。

·评价冠状动脉造影临界病变的功能严重程度。

·已行冠状动脉造影、计划行血管重建治疗，需了解心肌缺血部位者。

② 核素负荷试验

a. ^{201}Tl-心肌显像或兼作负荷试验：休息时铊显像所示灌注缺损主要见于心肌梗死后瘢痕部位。冠状动脉供血不足部位的心肌，则明显的灌注缺损仅见于运动后，静息心肌核素显像可恢复正常，称为"再分布"。

b.放射性核素心腔造影：可测定左心室射血分数及显示节段性室壁运动障碍。

c.正电子发射断层心肌显像（PET）：利用发射正电子的核素示踪剂如^{18}F、^{11}C、^{13}N等进行心肌显像。除可判断心肌的血流灌注情况外，尚可了解心肌的代谢情况。通过对心肌血流灌注和代谢显像匹配分析可准确评估心肌的活力。

③ 药物负荷试验 包括双嘧达莫、腺苷或多巴酚丁胺药物负荷试验，用于不能运动的患者。适应证同运动负荷超声心动图或核素负荷试验。如负荷试验阴性者，冠心病可能性较低；已知有冠心病者负荷试验正常则是低危患者，随后的心血管事件的发生率也较低。

4.胸部X线检查

胸部X线检查对稳定型心绞痛并无诊断性意义，一般情况都是正常的，但有助于了解心肺疾病的情况，如有无充血性心力衰竭、心脏瓣膜病、心包疾病等。

5.超声心动图

通过心脏超声检查，可迅速准确评价心脏结构和功能。如各心腔大小，心壁厚度，心肌、乳头肌的运动情况，心脏瓣膜的结构以及运动和功能、是否存在室壁瘤、心包积液等；还可测出左室舒张和收缩末期内径的大小，计算出左室射血分数（EF值）以及每搏血量等，对收缩功能不全的心衰具有重要的诊断价值。通过对心脏形态、厚度及跨房室瓣血流分析，对心室舒张功能不全也可提供有价值的诊断依据。

6.放射性核素心肌显像

有病变的冠状动脉供血区的心肌血流灌注增加不如正常的冠状动脉供血区，从而导致局部心肌血流分布的不平衡，或心肌血流灌注绝对降低，心肌对显像剂的摄取绝对或相对减少，在心肌显像图上，表现为放射性稀疏或缺损区。

7.多层CT或电子束CT

多层CT或电子束CT平扫可检出冠状动脉钙化并进行积分。人群研究显示钙化与冠状动脉病变的高危人群相联系，但钙化程度与冠状动脉狭窄程度却并不相关，因此，不推荐将钙化积分常规用于心绞痛患者的诊断评价。

CT造影为显示冠状动脉病变及形态的无创检查方法。有较高阴性预测价值，若CT冠状动脉造影未见狭窄病变，一般可不进行有创检查。但CT冠状动脉造影对狭窄病变及程度的判断仍有一定限度，特别当钙化存在时会显著影响狭窄程度的判断，而钙化在冠心病患者中相当普遍，因此，仅能作为参考。

8.核磁共振（MRI）

目前主要是用于在住院过程中对心肌受损程度进行定性，或除外心肌炎的诊断。然而，心脏CT或MRI检查对于鉴别诊断很有价值，可除外肺栓塞或主动脉夹层。

9.有创性检查

（1）冠状动脉造影术　对心绞痛或可疑心绞痛患者，冠状动脉造影可以明确诊断及血管病变情况并决定治疗策略及预后。

冠状动脉造影的适应证：严重稳定型心绞痛（CCS分级3级或以上者），特别是药物治疗不能很好地缓解症状者；无创方法评价为高危的患者，不论心绞痛严重程度如何；心脏停搏存活者；患者有严重的室性心律失常；血管重建（PCI，CABG）的患者有早期中等或严重的心绞痛复发；伴有慢性心力衰竭或左室射血分数（LVEF）明显减低的心绞痛患者；无创评价属中-高危的心绞痛患者需考虑大的非心脏手术时，尤其是血管手术时（如主动脉瘤修复、颈动脉内膜剥脱术、股动脉搭桥等）。

有创的血管造影至今仍是临床上评价冠状动脉粥样硬化和相对较为少见的非冠状动脉粥样硬化性疾病所引起的心绞痛的最精确的检查方法。经血管造影评价冠状动脉和左室功能也是目前评价患者的长期预后的最重要的预测因素。目前常用的对血管病变评估的方法是将冠状动脉病变分为单支病变、双支病变、三支病变和左主干病变。并根据冠状动脉血流速度将冠脉病变分为TIMI0级、TIMI1级、TIMI2级和TIMI3级，具体内容可参考总论相关部分。

（2）血管内超声检查　可较为精确地了解冠状动脉腔径，血管腔内及血管壁粥样硬化病变情况，指导介入治疗操作并评价介入治疗效果，但不是一线的检查方法，只在特殊的临床情况及为科研目的而进行。

三、治疗

（一）中医治疗

1.中药内治

（1）辨证论治

① 痰浊闭阻

【证候特点】胸闷如窒而痛，或痛引肩背，气短喘促，肢体沉重，形体肥胖，痰多。苔浊腻，脉滑。

【治法】宽胸化痰，通阳泄浊。

【代表方剂】瓜蒌薤白半夏汤加减——全瓜蒌20g，薤白15g，法半夏10g，茯苓15g，陈皮10g，白蔻仁15g，红花15g，丹参20g，生姜9g。

【临床加减】脾虚痰盛者，加党参、石菖蒲、枳实、厚朴；痰多咳嗽者，加杏仁、前胡；舌苔黄腻，痰黄者加竹茹、胆南星、黄连；胸闷气塞较甚者，加桔梗、紫苏梗、制香附；便秘燥热者加酒大黄（酒军）、厚朴、枳实。

② 寒凝心脉

【证候特点】猝然胸痛如绞，形寒肢冷，感寒病作或加剧，甚则胸背彻痛，面色苍白，阵出冷汗，短气心悸，舌苔白，脉沉迟。

【治法】祛寒活血，宣痹通阳。

【代表方剂】当归四逆汤加减——当归12g，桂枝10g，芍药9g，甘草、通草各5g，细辛1.5g，大枣8枚。

【临床加减】若寒甚腹中冷痛者，可加乌头赤石脂丸，或于上方中加制附片、蜀椒、薤白；若痛剧不减者，可予苏合香丸含服。

③ 心血瘀阻

【证候特点】心胸疼痛较剧，如刺如绞，痛有定处。伴有胸闷、日久不愈，可因暴怒而致心胸剧痛，苔薄，舌暗红、紫暗或有瘀斑，或舌下脉络青紫，脉弦涩或结代。

【治法】活血化瘀，通脉止痛。

【代表方剂】血府逐瘀汤加减——当归12g，川芎12g，桃仁12g，枳壳12g，红花12g，柴胡12g，丹参30g，赤芍15g，甘草6g。

【临床加减】若气滞明显，胸痛甚者，可酌加降香、郁金、延胡索、三七以活血理气止痛；血瘀明显者，可加水蛭、地龙等。

④ 气虚血瘀

【证候特点】胸痛、胸闷，动则尤甚，休息时减轻，乏力气短，心悸汗出，舌体胖有齿痕，舌质暗有瘀斑或瘀点、苔薄白，脉弦或结代。

【治法】益气活血。

【代表方剂】保元汤合桃红四物汤加减——人参（另煎兑入）5g或党参30g，黄芪30g，桃仁15g，红花12g，川芎15g，赤芍15g，当归15g，生地黄15g，桂枝6g，甘草5g。

【临床加减】若见心悸、盗汗、心烦、不寐等心阴虚明显者，加麦冬、柏子仁、酸枣仁、五味子；兼有小便不利，肢体水肿者，可加泽泻、茯苓、车前子。

⑤ 气阴两虚

【证候特点】胸闷、胸痛，时作时止，心悸气短，倦怠懒言，面色少华，头晕目眩，遇劳则甚。舌偏红或有齿印，脉细弱无力，或结代。

【治法】益气养阴，活血通络。

【代表方剂】生脉散合人参养荣汤加减——党参15g，麦冬15g，赤芍15g，白术12g，茯苓15g，生地黄、熟地黄各12g，黄连10g，当归15g，炙远志12g，陈皮10g，五味子6g，甘草6g。

【临床加减】若阴虚较甚者，可加入玉竹、制何首乌；气虚较甚，见自汗，纳呆，便溏，神倦者，去麦冬、当归、熟地黄，加山药、炒扁豆、木香；心胸疼痛，舌质紫暗者，可加丹参、红花、郁金，另给三七粉冲服，肝肾阴虚头晕、耳鸣者加知母、杜仲、桑寄生。

⑥ 心肾阳虚

【证候特点】胸闷或心痛时作，心悸气短，面色㿠白，畏寒肢冷，神疲乏力，腰膝酸软，或下肢水肿，舌质淡或舌体胖嫩有齿痕、苔薄白，脉沉细或结代。

【治法】温补心肾，调和心脉。

【代表方剂】参附汤合桂枝去芍药汤加味——人参9g，附子12g，桂枝30g，炙甘草15g，生姜片6g，黄芪12g，大枣10枚。

【临床加减】肾阳虚较甚，并见夜尿多者，加巴戟天、锁阳；心阳虚较甚，并见脉结代者，重用人参、炙甘草。

（2）单方验方

① 冠心Ⅱ号

【组成】丹参15g，赤芍10g，川芎10g，红花10g，降香10g。

【用法】水煎服，每日2次。冠心片：每次4～8片，每日3次。

【功效】活血化瘀，通脉止痛。（中国中医科学院西苑医院、阜外医院等单位共同研制）。

② 宽胸丸

【组成】荜茇、高良姜、延胡索、檀香、细辛、冰片。

【用法】将荜茇、良姜、檀香、细辛提取挥发油及浸膏(挥发油与浸膏比例为1∶1)，装入胶囊，每个0.3g，每日3次，每次1个。

【功效】温中散寒，芳香开窍，理气止痛。[西苑医院心血管病研究组.宽胸丸治疗冠心病心绞痛疗效初步观察［J］.新医药学杂志，1973，（3）：9-11]

③ 参七粉冲剂

【组成】西洋参、三七粉。气虚为主西洋参与三七粉比例为2∶1或3∶1，若瘀血为主则为1∶2。

【用法】将上药分别研末，过100目筛，干燥，装入较密闭的容器里，每日早、晚空腹白开水送服，每日1g。30日为1疗程。有效者给予第2个疗程，无效者改用其他药物。半年以后，服药方法简化为每周1次，每次3g以巩固疗效。服药期间可酌情配伍其他治疗冠心病的药物，并忌食萝卜、茶叶、咖啡。

【功效】益气活血。［周来兴.参七粉冲剂治疗冠心病150例临床观察.福建中医药，2000，31（1）：14］

（3）中成药

① 速效救心丸　具有增加冠脉血流量、缓解心绞痛的功能。适应于冠心病心绞痛，症见胸闷憋气、心前区疼痛。每次5粒，每日含服3次，急性发作时含服10～15粒。

② 麝香保心丸　具有芳香开窍，益气温阳，理气止痛之功效，从而使冠心病心绞痛症状缓解，并改善心功能。发作时舌下含服2～6粒。也可每次2丸（每丸22.5mg），每日3次，口服，连服2周。

③ 益心舒胶囊　具有益气复脉，活血化瘀，养阴生津之效。用于气阴两虚，心悸、脉结代、胸闷不舒、胸痛及冠心病心绞痛见有上述症状者。口服，一次3粒，一日3次。

④ 芪参益气滴丸　具有益气通脉、活血止痛之效。用于气虚血瘀型胸痹，症见胸闷、胸痛，气短乏力、心悸、自汗、面色少华，舌体胖有齿痕、舌质暗或紫暗或有瘀斑，脉沉或沉弦。冠心病、心绞痛见上述证候者。餐后半小时服用，一次1袋，一日3次，4周为一个疗程。

⑤ 心悦胶囊　具有益气养心，和血之效。主要成分为西洋参茎叶总皂苷。用于冠心病心绞痛属于气阴两虚证者。口服，一次2粒，一日3次。

⑥ 愈心痛胶囊　具有益气活血，通脉止痛的功效。用于气虚血瘀证的劳累型冠心病心绞痛患者，症见胸部刺痛或绞痛，痛有定处，胸闷气短，倦怠乏力等。口服，每次4粒，每日3次。疗程4周。

⑦ 补心气口服液　具有补益心气、理气止痛之效。用于气短、心悸、乏力、头晕等心气虚损型胸痹心痛。口服，一次10ml，一日3次。

⑧ 芪冬颐心口服液：具有益气养心，安神止悸的功效。用于胸痹、心悸气阴两虚证，症见心悸、胸闷、胸痛、气短、乏力，失眠多梦，心烦，自汗，盗汗，病毒性心肌炎，冠心病心绞痛见上述证候者。口服，一次20ml，一日3次，将吸管插进瓶后直接口服。

⑨ 丹红注射液　具有活血化瘀，通脉舒络之效。用于瘀血闭阻所致的胸痹及中风，症见：胸痛，胸闷，心悸，口眼歪斜，言语謇涩，肢体麻木，活动不利等症；冠心病、心绞痛、心肌梗塞，瘀血型肺心病，缺血性脑病、脑血栓。静脉滴注，一次20～40ml，加入5%葡萄糖注射液100～500ml稀释后缓慢滴注，一日1～2次；伴有糖尿病等特殊情况时，改用0.9%的生理盐水稀释后使用。

2.中药外治

通心膏穴位敷贴。敷心俞、厥阴俞，适用于胸痹之胸闷、胸痛偏阳虚者。每次1贴，10日为1疗程。

心痛贴膏穴位敷贴。敷柱中俞、心俞，由黑顺片、干姜、肉桂、细辛、川芎、丹参、红花、三七、当归、乳香、檀香、降香、延胡索、樟脑、薄荷脑、冰片等16味中药加食醋制成。具有温阳、活血定痛之效，适用于胸痹证属心血瘀组、阴寒凝滞者。每日1次，每穴1贴，7日为1疗程。

3.针灸治疗

（1）主穴　心俞、厥阴俞。

（2）配穴　内关、足三里、间使，每次取主穴一对、配穴一对或一侧，不留针。每日1次，10～14日为1疗程，疗程间休息3～5日。

（3）手法　针斜向脊柱方向与皮肤呈45°角，迅速刺入皮肤，然后慢慢进针，深度为1.5～2寸。

4.耳针治疗

取心、小肠、交感、皮质下为主，辅以脑点、肺、肝、胸、降压沟、兴奋点、枕等。每次选穴3～5个，少数心区刺两根针。针入后接电脉冲治疗仪，留针1h，隔日1次，12次为1疗程。

（二）西医治疗

1.稳定型心绞痛临床危险度分层

危险度主要取决于左心功能状况与冠状动脉病变程度。稳定型心绞痛临床危险度分层见表2-2。

表2-2　稳定型心绞痛临床危险度分层

组别	加拿大心血管学会心绞痛分类（Ⅰ～Ⅳ）	运动实验指标（Bruce或MET方法）	发作时心电图
低危险组	Ⅰ、Ⅱ	Ⅲ级或6METs以上	ST段压低≤1mm
中危险组	Ⅱ、Ⅲ	低于Ⅲ级或6METs，心率>130次/min	ST段压低>1mm
高危险组	Ⅲ、Ⅳ	低于Ⅱ级或4METs，心率<130次/min	ST段压低>1mm

2.稳定型心绞痛的药物治疗

主要目的是：预防心肌梗死和猝死，改善生存质量；减轻症状和缺血发作，改善生活质量。在选择治疗药物时，应首先考虑预防心肌梗死和死亡。此外，应积极处理危险因素。

（1）改善预后的药物

① 阿司匹林 通过抑制环氧化酶和血栓烷（TXA_2）的合成达到抗血小板聚集的作用，所有患者只要没有用药禁忌证都应该服用。随机对照研究证实了稳定型心绞痛患者服用阿司匹林可降低心肌梗死、脑卒中或心血管性死亡的风险。阿司匹林的最佳剂量范围为 75～150mg/日。其主要不良反应为胃肠道出血或对阿司匹林过敏。不能耐受阿司匹林的患者，可改用氯吡格雷作为替代治疗。

② 氯吡格雷 通过选择性的不可逆的抑制血小板 ADP 受体而阻断 ADP 依赖激活的 GP Ⅱ$_b$/Ⅲ$_a$ 复合物，有效地减少 ADP 介导的血小板激活和聚集。主要用于支架植入以后及阿司匹林有禁忌证的患者。该药起效快，顿服 300mg后 2h 即能达到有效血药浓度。常用维持剂量为 75mg/日，1 次口服。

③ β受体阻断药 最近公布的多种β受体阻断药对死亡率影响的荟萃分析显示，心肌梗死后患者长期接受β受体阻断药二级预防治疗，可降低相对死亡率 24％。具有内在拟交感活性的β受体阻断药心脏保护作用较差。推荐使用无内在拟交感活性的β受体阻断药。β受体阻断药的使用剂量应个体化，从较小剂量开始，逐级增加剂量，以能缓解症状，心率不低于 50 次/min 为宜。常用β受体阻断药剂量见表 2-3。

表 2-3 常用β受体阻断药

药品名称	常用剂量/mg	服药方法	选择性
普萘洛尔	10～20	每日 2～3 次口服	非选择性
美托洛尔	25～100	每日 2 次口服	β_1 选择性
美托洛尔缓释片	50～200	每日 1 次口服	β_1 选择性
阿替洛尔	25～50	每日 2 次口服	β_1 选择性
比索洛尔	5～10	每日 1 次口服	β_1 选择性
阿罗洛尔	5～10	每日 2 次口服	α、β 选择性

④ 调脂治疗 从 TC＜4.65mmol/L（180mg/dL）开始，TC 水平与发生冠心病事件呈连续的分级关系，最重要的危险因素是 LDL-C。他汀类药物能有效地降低 TC 和 LDL-C，并因此降低心血管事件。他汀类药物治疗还有延缓斑块进展，使斑块稳定和抗炎等有益作用。冠心病患者 LDL-C 的治疗目标值应＜2.59mmol/L（100mg/dL），对于极高危患者（确诊冠心病合并糖尿病或急性冠状动脉综合征），治疗目标为 LDL-C＜2.07mmol/L（80mg/dL）。为达到更

好的降脂效果，在他汀类药物治疗的基础上，可加用胆固醇吸收抑制药依泽替米贝（依扎麦布）（ezetimibe）10mg/日。高甘油三酯血症或低高密度脂蛋白血症的高危患者可考虑联合服用降低LDL-C药物和一种贝特类药物（非诺贝特）或烟酸。高危或中度高危者接受降LDL-C药物治疗时，治疗的强度应足以使LDL-C水平至少降低30%～40%。

在应用他汀类药物时，应严密监测转氨酶及肌酸激酶等生化指标，及时发现药物可能引起的肝脏损害和肌病，3～5个月定期复查。采用强化降脂治疗时，更应注意监测药物的安全性。临床常用的他汀类药物剂量参见表2-4。

表2-4　临床常用他汀类药物

药品名称	常用剂量/mg	服用方法
洛伐他汀	25～40	晚上1次口服
辛伐他汀	20～40	晚上1次口服
阿托伐他汀	10～20	每日1次口服
普伐他汀	20～40	晚上1次口服
氟伐他汀	40～80	晚上1次口服
舒瑞伐他汀	5～10	晚上1次口服
他汀类物质/不饱和脂肪酸/麦角甾醇/生物碱/γ-氨基丁酸/黄酮类物质（血脂康）	600	每日2次口服

⑤血管紧张素转换酶抑制药（ACEI）　在稳定型心绞痛患者中，合并糖尿病、心力衰竭或左心室收缩功能不全的高危患者应该使用ACEI。所有冠心病患者均能从ACEI治疗中获益。HOPE研究结果显示，雷米普利能使无心力衰竭的高危血管疾病患者的主要终点事件（心血管死亡、心肌梗死和卒中）相对危险性降低22%。EUROPA研究结果显示，培哚普利能使无心力衰竭的稳定型心绞痛患者的主要终点事件（心血管死亡、非致死性心肌梗死及成功复苏的心跳骤停的联合发生率）的相对危险性降低20%。临床常用的ACEI剂量见表2-5。

（2）减轻症状、改善缺血的药物　减轻症状及改善缺血的药物应与预防心肌梗死和死亡的药物联合使用，其中有一些药物，如β受体阻断药，同时兼有两方面的作用。目前减轻症状及改善缺血的主要药物包括三类：β受体阻断药、硝酸酯类药物和钙通道阻滞药。

①β受体阻断药　β受体阻断药能抑制心脏β肾上腺素能受体，从而减慢心率、减弱心肌收缩力、降低血压，以减少心肌耗氧量，可以减少心绞痛发作和增加运动耐量。用药后要求静息心率降至55～60次/min，严重心绞痛患者如无心动过缓症状，可降至50次/min。

表2-5　临床常用的ACEI剂量

药品名称	常用剂量/mg	服用方法	分类
卡托普利	12.5～50	每日3次口服	巯基
依那普利	5～10	每日2次口服	羧基
培哚普利	4～8	每日1次口服	羧基
雷米普利	5～10	每日1次口服	羧基
贝那普利	10～20	每日1次口服	羧基
西那普利	2.5～5	每日1次口服	羧基
赖诺普利	10～40	每日1次口服	羧基
福辛普利	10～20	每日1次口服	磷酸基

只要无禁忌证，β受体阻断药应作为稳定型心绞痛的初始治疗药物。β受体阻断药能降低心肌梗死后稳定型心绞痛患者死亡和再梗死的风险。目前可用于治疗心绞痛的β受体阻断药有很多种，当给予足够剂量时，均能有效预防心绞痛发作。更倾向于使用选择性β_1受体阻断药，如美托洛尔、阿替洛尔及比索洛尔。同时具有α受体和β受体阻滞的药物，在稳定型心绞痛的治疗中也有效。

在有严重心动过缓和高度房室传导阻滞、窦房结功能紊乱、有明显的支气管痉挛或支气管哮喘的患者，禁用β受体阻断药。外周血管疾病及严重抑郁是应用β受体阻断药的相对禁忌证。慢性阻塞性肺病的患者可小心使用高度选择性β_1受体阻断药。没有固定狭窄的冠状动脉痉挛造成的缺血，如变异型心绞痛，不宜使用β受体阻断药，这时钙通道阻滞药是首选药物。

推荐使用无内在拟交感活性的β受体阻断药。β受体阻断药的使用剂量应个体化，从较小剂量开始。常用药物剂量见表2-3。

② 硝酸酯类　硝酸酯类药为内皮依赖性血管扩张药，能减少心肌需氧和改善心肌灌注，从而改善心绞痛症状。硝酸酯类药会反射性增加交感神经张力使心率加快。因此常联合负性心率药物如β受体阻断药或非二氢吡啶类钙通道阻滞药治疗稳定型心绞痛。联合用药的抗心绞痛作用优于单独用药。

舌下含服或喷雾用硝酸甘油仅作为心绞痛发作时缓解症状用药，也可在运动前数分钟使用，以减少或避免心绞痛发作。长效硝酸酯制剂用于减低心绞痛发作的频率和程度，并可能增加运动耐量。长效硝酸酯类不适宜用于心绞痛急性发作的治疗，而适宜用于慢性长期治疗。每日用药时应注意给予足够的无药间期，以减少耐药性的发生。如劳力型心绞痛患者日间服药，夜间停药，皮肤敷贴片白天敷贴，晚上除去。

硝酸酯类药物的不良反应包括头痛、面色潮红、心率反射性加快和低血压，以上不良反应给予短效硝酸甘油更明显。第1次含用硝酸甘油时，应注意可能发生体位性低血压。使用治疗勃起功能障碍药物西地那非者24h内不能应用硝酸甘油等硝酸酯制剂，以避免引起低血压，甚至危及生命。对由严重主动脉瓣狭窄或肥厚型梗阻性心肌病引起的心绞痛，不宜用硝酸酯制剂，因为硝酸酯制剂降低心脏前负荷和减少左心室容量能进一步增加左心室流出道梗阻程度，而严重主动脉瓣狭窄患者应用硝酸酯制剂也因前负荷的降低进一步减少心搏出量，有造成晕厥的危险。临床常用硝酸酯类药物剂量见表2-6。

表2-6　临床常用硝酸酯类药物剂量

药物名称	使用方法/剂型	每次剂量/mg	用法
硝酸甘油	舌下含服	0.5～0.6	一般连用不超过3次，每次相隔5min
	喷雾剂	0.4	15min内不超过1.2mg
	皮肤贴片	5	每日1次，注意要定时揭去
硝酸异山梨酯（二硝酸异山梨酯）	普通片	10～30	每日3～4次口服
	缓释片或胶囊	20～40	每日1～2次口服
单硝酸异山梨酯	普通片	20	每日2次口服
	缓释片或胶囊	40～60	每日1次口服

③ 钙通道阻滞药　早期小规模临床研究，如IMAGE、APSIS、TIBBS和TIBET等比较了β受体阻断药与钙通道阻滞药在缓解心绞痛或增加运动耐量方面的疗效，但结果缺乏一致性。比较两者疗效的荟萃分析显示，在缓解心绞痛症状方面β受体阻断药比钙通道阻滞药更有效；而在改善运动耐量和改善心肌缺血方面β受体阻断药和钙通道阻滞药相当。二氢吡啶类和非二氢吡啶类钙通道阻滞药同样有效，非二氢吡啶类钙通道阻滞药的负性肌力效应较强。

钙通道阻滞药通过改善冠状动脉血流和减少心肌耗氧起到缓解心绞痛的作用，对变异型心绞痛或以冠状动脉痉挛为主的心绞痛，钙通道阻滞药是一线药物。地尔硫䓬和维拉帕米能减慢房室传导，常用于伴有心房颤动或心房扑动的心绞痛患者，这两种药不应用于已有严重心动过缓、高度房室传导阻滞和病态窦房结综合征的患者。

长效钙通道阻滞药能减少心绞痛的发作。ACTION及CAMELOT试验结果显示，长效钙通道阻滞药硝苯地平控释片及氨氯地平对冠心病主要终点事件如心血管性死亡、非致死性心肌梗死、冠状血管重建、由于心绞痛而入院治疗、慢性心力衰竭入院、致死或非致死性卒中及新诊断的周围血管疾病等与安慰剂组比较可使相对危险降低达31%，差异有统计学意义。长期应用钙通道阻滞药的安全性在ACTION以及大规模降压试验ALLHAT和ASCOT中都得到了证实。

长期应用长效钙通道阻滞药较安全。外周水肿、便秘、心悸、面部潮红是所有钙通道阻滞药常见的副作用，低血压也时有发生，其他不良反应还包括头痛、头晕、虚弱无力等。

当稳定型心绞痛合并心力衰竭必须应用长效钙通道阻滞药时，可选择氨氯地平或非洛地平。

β受体阻断药和长效钙通道阻滞药联合用药比单用一种药物更有效。此外，两药联用时，β受体阻断药还可减轻二氢吡啶类钙通道阻滞药引起的反射性心动过速不良反应。非二氢吡啶类钙通道阻滞药地尔硫䓬或维拉帕米可作为对β受体阻断药有禁忌的患者的替代治疗药物。但非二氢吡啶类钙通道阻滞药和β受体阻断药的联合用药能使传导阻滞和心肌收缩力的减弱更明显，要特别警惕。老年人、已有心动过缓或左室功能不良的患者应避免合用。临床常用钙通道阻滞药剂量见第四章第三节。

④ 其他治疗药物

a. 曲美他嗪（trimetazidine）：通过调节心肌能源底物，抑制脂肪酸氧化，优化心肌能量代谢，能改善心肌缺血及左心功能，缓解心绞痛。可与β受体阻断药等抗心肌缺血药物联用。常用剂量为每日60mg，分3次口服。

b. 尼可地尔：尼可地尔（nicorandil）是一种钾通道开放药，与硝酸酯类制剂具有相似的药理特性，对稳定型心绞痛治疗可能有效。常用剂量为每日6mg，分3次口服。

3. 稳定型心绞痛的非药物治疗

（1）血管重建治疗　主要包括经皮穿刺冠状动脉介入术（PCI）和冠状动脉旁路移植术（CABG）等。对于稳定型心绞痛的患者，PCI和CABG是常用的治疗方法。对于稳定型心绞痛患者，治疗的两个主要目的是改善预后和缓解症状。

① CABG　近40年来，CABG逐渐成为了治疗冠心病的最普通的手术。对于低危患者（年死亡率<1%），CABG并不比药物治疗给患者带来更多的预后获益。某些特定的冠状动脉病变解剖类型手术预后优于药物治疗，这些情况包括左主干的明显狭窄；3支主要冠状动脉近段的明显狭窄；2支主要冠状动脉的明显狭窄，其中包括左前降支（LAD）近段的高度狭窄。

根据研究人群不同，CABG总的手术死亡率在1%～4%，目前已建立了

很好的评估患者个体风险的危险分层工具。尽管左胸廓内动脉的远期通畅率很高，大隐静脉桥发生阻塞的概率仍较高。血栓阻塞可在术后早期发生，大约10％在术后1年发生，5年以后静脉桥自身会发生粥样硬化改变。静脉桥10年通畅率为50％～60％。大规模观察性研究显示应用左胸廓内动脉桥改善了预后，应用双侧胸廓内动脉获得了更好的远期生存率。而且应用双侧胸廓内动脉的优越性随着随访时间的延长而更为显著。

②PCI　近30年来，PCI日益普遍应用于临床，由于创伤小、恢复快、危险性相对较低，易于被医生和患者所接受。PCI的方法包括单纯球囊扩张、冠状动脉支架术、冠状动脉旋磨术、冠状动脉定向旋切术等。

③血管重建指征及禁忌证

a.适应证：内科药物治疗症状控制不明显者；无创检查提示较大面积心肌缺血风险者；手术成功率高，而相关的并发症和死亡率在可接受范围内；与药物治疗相比患者意愿倾向于选择血管重建，并且已向患者充分告知治疗可能出现的相关风险。

b.禁忌证：1支或2支血管病变不包括LAD近段狭窄的患者，仅有轻微症状或无症状，未接受充分的药物治疗或者无创检查未显示缺血或仅有小范围的缺血/存活心肌；非左主干冠状动脉边缘狭窄（50％～70％），无创检查未显示缺血；不严重的冠状动脉狭窄；操作相关的并发症或死亡率风险高（死亡率＞10％～15％），除非操作的风险可被预期生存率的显著获益所平衡或者如不进行操作患者的生活质量极差。

（2）顽固性心绞痛的非药物治疗　对于药物治疗难以奏效又不适宜血管重建术的难治性稳定型心绞痛可试用以下治疗方法。

①外科激光血运重建术　目前多数研究均显示该方法能改善患者的症状，但机制尚有争议。

②增强型体外反搏　冠心病稳定型心绞痛患者可接受增强型体外反搏治疗，一般每日1h，12h为1疗程。多中心随机对照的MUST-EECP研究显示，通过35h的增强型体外反搏治疗，能降低患者心绞痛发作频率，改善运动负荷试验中的心肌缺血情况，患者对增强型体外反搏耐受良好。

③脊髓电刺激　自1987年以来，脊髓电刺激用作稳定型心绞痛对药物、介入及外科治疗无效的一种止痛方法，一些小样本的临床研究显示脊髓电刺激能改善患者的症状且无明显不良反应。

4.不稳定型心绞痛的治疗

（1）不稳定型心绞痛患者危险分层（不稳定型心绞痛和非ST段抬高型心

肌梗死诊断与治疗指南，2007年）（表2-7）。

表2-7　不稳定型心绞痛患者死亡或非致死性心肌梗死的短期危险

项目	高度危险性 （具备下列任何一项）	中度危险性 （无高度危险特征但具备 下列任何一条）	低度危险性 （无高度、中度危险特征 但具备下列任何一条）
病史	缺血性症状在48h内恶化	既往心肌梗死，或脑血管疾病，或冠状动脉旁路移植术，或使用阿司匹林	
疼痛特点	长时间（＞20min）静息性胸痛	长时间（＞20min）静息性胸痛目前缓解，并有高度或中度冠心病的可能。静息性胸痛（＜20min）或舌下含服硝酸甘油缓解	过去2周内新发CCS分级Ⅲ级或Ⅳ级心绞痛，但无长时间（＞20min）静息性胸痛，有中度或高度冠心病可能
临床表现	缺血引起的肺水肿，新出现二尖瓣关闭不全杂音加重，S3或新出现啰音或啰音加重，低血压、心动过缓、心动过速，年龄＞75岁	年龄＞70岁	
心电图	静息性心绞痛伴一过性ST段改变（0.05mV），新出现束支传导阻滞或新出现的持续性心动过速	T波倒置＞0.2mV，病理性Q波	心痛期间心电图正常或无变化
心脏标志物	明显升高（即cTNT＞0.1μg/L）	轻度增高（即cTNT＞0.01μg/L，但＜0.1μg/L）	正常

注：评估UA短期死亡或非致死性心脏缺血事件的危险是一个复杂的多变量问题，在此表中不能完全阐明。因此该表只是提供了一个总的原则和解释，并不是僵硬的教条，标准不一致时以最高为准。

（2）不稳定型心绞痛的治疗　　见第三章非ST段抬高型心肌梗死部分。

5.特殊诊疗考虑

（1）无症状冠心病　　无症状冠心病的诊断是依据有心肌梗死的病史、血管重建病史和（或）心电图缺血的证据、冠状动脉造影异常或负荷试验异常而无相应症状。对无症状冠心病患者使用无创方法进行诊断与危险分层同稳定型心绞痛。对无创检查提示心肌缺血达到高危标准者，如Duke活动平板评分达到高危、负荷试验显示大面积心肌灌注缺损、心率不高时超声心动图出现广泛室壁运动障碍等应考虑冠状动脉造影。

对确定的无症状冠心病患者应使用上述药物治疗、预防心肌梗死或死亡，并治疗相关危险因素。必要时对稳定型心绞痛患者可进行血管重建改善预后。

（2）心脏X综合征　　心脏X综合征是稳定型心绞痛的一个特殊类型，又称微血管性心绞痛，患者表现劳力诱发心绞痛，有客观缺血证据或运动试验阳性，但选择性冠状动脉造影正常，且可除外冠状动脉痉挛。心脏X综合征的治疗主要是缓解症状。硝酸酯类药物对半数左右患者有效，可使用长效硝酸酯类药物作为初始治疗药物。如果症状持续，可联合使用长效钙通道阻滞药或β受体阻断药。ACEI和他汀类药物有助于改善基础内皮功能障碍。合并高脂血症的患者使用他汀类药物治疗，合并高血压、糖尿病的患者使用ACEI治疗。其他可使用改善心肌代谢类药物如曲美他嗪。

6.心绞痛缓解期的治疗

（1）宜尽量避免各种确知足以诱致发作的因素。调节饮食，特别是一次进食不应过饱；禁绝烟酒。调整日常生活与工作量；减轻精神负担；保持适当的体力活动，但以不致发生疼痛症状为度；一般不需卧床休息。在初次发作（初发型）或发作加多、加重（恶化型），或卧位型、变异型、中间综合征、梗死后心绞痛等，疑为心肌梗死前奏的患者，应予休息一段时间。

（2）危险因素的处理

① 患者的教育　　当前，医生对患者的教育，应作为重点。有效的教育可以使患者全身心参与治疗和预防，并减轻对病情的担心与焦虑，教育能使患者理解其治疗方案，更好地依从治疗方案和控制危险因素，从而改善和提高患者的生活质量，降低死亡率。

② 吸烟　　临床研究显示，吸烟能增加患者心血管疾病死亡率50％，心血管死亡的风险与吸烟量直接相关。吸烟还与血栓形成、斑块不稳定及心律失常相关。对于所有冠心病患者，均需详细询问吸烟史。资料显示，戒烟能降低心血管事件的风险。医务工作者应向患者讲明吸烟的危害，动员并协助患者完全戒烟并且避免被动吸烟。目前，已有一些行为及药物治疗措施，如尼古丁替代治疗等，可以协助患者戒烟。

③ 坚持运动　　运动应尽可能与多种危险因素的干预结合起来，成为冠心病患者综合治疗的一部分。目前有资料显示，运动能减轻患者症状、改善运动耐量，减轻同位素显像的缺血程度及动态心电图上的ST段压低。建议冠心病稳定型心绞痛患者每日运动30min，每周运动不少于5日。

④ 控制血压　　通过改变生活方式及使用降压药，将血压控制在140/90mmHg以下，对于糖尿病及慢性肾病患者，应控制在130/80mmHg以下。选择降压药

物时，应优先考虑β受体阻断药和（或）ACEI。

⑤ 调脂治疗　脂代谢紊乱是冠心病的重要危险因素。冠心病患者应积极纠正脂代谢紊乱。流行病学资料提示，LDL-C每增加1%，冠状动脉事件的危险性就增加2%～3%。因此，冠心病患者应接受积极的降低LDL-C治疗。美国国家胆固醇教育计划ATP Ⅲ将低HDL-C定义为HDL-C＜1.04mmol/L（40mg/dL）。冠心病患者合并低HDL-C，复发冠状动脉事件的危险度较高，应当积极进行非药物治疗。TG水平在临界范围［1.7～2.3mmol/L（150～200mg/dL）］或升高［＞2.3mmol/L（200mg/dL）］是冠心病的一个独立的预测因素。TG与冠心病危险的相关性多与其他因素（包括糖尿病，肥胖，高血压，高低密度脂蛋白血症和低高密度脂蛋白血症）有关。在进行治疗性生活方式改变的基础上，可根据病情加用药物治疗，常用的药物有他汀类、贝特类和烟酸类，其他还有胆酸螯合剂、胆固醇吸收抑制药等。

⑥ 糖尿病　糖尿病合并冠心病稳定型心绞痛患者应立即开始纠正生活习惯及使用降糖药物治疗，使糖化血红蛋白在正常范围（≤6.5%），同时应对合并存在的其他危险因素进行积极干预。

⑦ 代谢综合征　越来越多的证据表明除降低LDL-C以外，把纠正代谢综合征作为一个特定的二级治疗目标，可以减少未来冠心病事件的危险。诊断为代谢综合征的患者，治疗的目标是减少基础诱因（如肥胖、缺乏锻炼）和治疗相关的脂类和非脂类（如高血压、高血糖）危险因素。

⑧ 肥胖　按照中国肥胖防治指南定义，肥胖指体重指数（BMI）≥28kg/m²；腹形肥胖指男性腰围≥90cm，女性≥80cm。肥胖多伴随其他促发冠心病的危险因素，包括高血压、胰岛素抵抗、HDL-C降低和TG升高等。与肥胖相关的冠心病危险的增加多由上述危险因素导致。减轻体重（控制饮食、活动和锻炼、减少饮酒量）有利于控制其他多种危险因素，是冠心病二级预防的一个重要部分。

⑨ 抗氧化维生素治疗（维生素C、维生素E等）　从理论上讲，抗氧化治疗对冠心病、动脉粥样硬化有益。

⑩ 高同型半胱氨酸血症　高同型半胱氨酸血症与冠心病、外周血管病、颈动脉疾病的风险相关，通常是因为缺乏维生素B_6、维生素B_{12}和叶酸所致。补充这些维生素可以降低已升高的同型半胱氨酸水平。

四、生活调养

1.冠心病心绞痛患者的运动调养

冠心病患者适度、合理的运动，不仅无害，反而对冠心病患者大有帮助。

因为运动能使全身肌肉协调运作，有规律地收缩、放松，从而促进身体的新陈代谢，加快血液循环，提高纤维蛋白的活性，减少血小板聚集，防止血栓形成；运动能增强心脏收缩力，提高心肌对缺氧的耐受力，改善心脏功能；运动还能减少冠心病的危险因素，如运动可以耗去过多热量，保持稳定的体重，以达到减肥的作用，因为肥胖是冠心病患者的大敌。运动不仅扩张冠状动脉，而且能促进冠状动脉侧支循环的建立，这对增加冠状动脉血流量起到重要的作用，从而缓解心绞痛。有报道，每日进行适量运动的人，平均死亡率比很少参加运动的人低1/3，可见运动对冠心病患者是十分有利的。

冠心病患者选择什么运动项目可根据体质、习惯、爱好和疾病程度，因人而异。

（1）散步　这是冠心病患者最容易接受的运动，应长期坚持下去。每日散步1～2次，每次半小时左右，以平缓、逍遥的步伐进行。

（2）慢跑　在散步的基础上可缓缓试行慢跑，开始宜时间短、速度缓慢，慢慢再增加时间与速度。如有心悸、胸闷感觉应立即停止。此锻炼方法较易收到满意效果，但也有发生猝死的报道，所以慢跑时应按上面方法及注意事项进行。

（3）太极拳、气功　它负荷强度不大，且较安全，特别适于老年人或伴有高血压的患者。它能使全身肌肉放松，排除杂念，调节气息，使血流通畅、情绪平和，达到健身目的。

（4）水平运动　近来发现水平运动更有利于冠心病患者。它使人体的各个部位承受一致的地心引力并使血液均衡分配，从而减轻心脏的负担。如爬行运动，身体平躺在地上，向前爬行20～30min，这是简单可行的方法。冠心病患者久坐2～3h后，可平卧5～10min，这种体位改变可改善血液循环和减轻心脏因垂悬状态的紧张程度，是十分有利的。游泳是典型的水平运动。它还可因水的刺激和压力改善血液循环。但游泳并不适合所有的冠心病患者。

（5）骑自行车、打羽毛球、乒乓球　对一些患者而言也是可以进行的运动。

2.冠心病的饮食调养

（1）应限制脂肪摄入量　为了防治冠心病心绞痛发作，每日膳食脂肪的摄入量应控制在占总热量的15%～25%以内，一般宜控制在每日每千克体重0.6～1.0g。对心绞痛伴高胆固醇血症者，应限制每日胆固醇摄入量在300mg以内，应尽量多吃低胆固醇类物质，如鱼类、瘦肉、豆制品等。

（2）蛋白质和糖类的摄入量宜适量并有选择性　冠心病心绞痛者蛋白质摄入量以约占总热量的15%为宜，每日每千克体重可供给1～1.5g蛋白质。心绞痛者，应多选用植物性蛋白质如豆制品、粮食等。特别是豆制品类蛋白质有明显的降胆固醇作用，应该多吃；而动物性蛋白质，虽有修复损伤组织、生理价值高的优点，但多食会损伤血管内壁，可加重动脉粥样硬化，于冠心病心绞痛防治不利，故每日摄入量以占蛋白质总摄入量的1/3左右为宜。冠心病肾病的患者如有血肌酐升高，应忌食豆类等粗制蛋白，改食鱼肉、瘦肉等精致蛋白。糖类的摄入量，以占总摄入热量的50%～60%为宜。应以谷类食物大米、面粉为主，应少用蔗糖、果糖、甜食等，因为他们对甘油三酯含量有增高的影响，于心绞痛防治不利。

（3）应多进含维生素C和维生素PP高的食物　维生素C因可促进胆固醇羟基化，故可减少胆固醇在血液和组织中蓄积；维生素PP能保持细胞和毛细血管壁正常的渗透性，可增加血管的韧性和弹性。新鲜水果和绿叶蔬菜中维生素C含量较高，新鲜菜汁、紫茄子、橘子、柠檬等中维生素PP含量较高，多吃些以上食物，有利于冠心病心绞痛的防治。

（4）应多吃些含碘、锌、铬高的食物　碘有抑制肠道内胆固醇吸收、减轻胆固醇在动脉壁沉积的作用，故对防治心绞痛有利。锌、铬等有防治动脉粥样硬化形成及保护血管等功用，故也对防治心绞痛有利。含碘高的食物有海带、紫菜、淡菜、海参、海蜇、虾皮等；含锌较多的食物有黄豆、小麦、小米、玉米粉、扁豆、白菜、萝卜、茄子等；含铬高的食物有啤酒、动物肝脏、牛肉、粗面粉、红糖、葡萄汁、菌类。

（5）应多吃含食物纤维高的食物　食物纤维具有降脂、降糖、通便、防治结肠癌等功用，其降胆固醇作用有助于心绞痛的防治。

（6）饮食宜清淡，忌暴饮暴食　冠心病心绞痛患者，饮食宜清淡，有条件可采用少量多餐制，晚上一餐尽量少吃为好。早上起床后，先喝一杯水，有利于稀释血液，以防止上午心绞痛发作。忌暴饮暴食，特别是暴饮暴食后马上睡觉，易诱发心绞痛，故应避免。

① 冠心病心绞痛患者忌食肥甘、过咸及寒凉性食物，如肝、脑、鱼子、松花蛋、鲤鱼、肥猪肉、肥牛羊肉、羊油、奶油及各种冰镇的食品、冷饮等。

② 禁烈性酒　一般烈性酒中酒精浓度在五六十度以上，酒精对人体有害，刺激心率加快，诱发心绞痛发作。病情稳定时可少量饮用酒精浓度较低的啤酒、黄酒、葡萄酒等。

③ 忌浓茶　浓茶内咖啡因含量过多，兴奋大脑，影响睡眠，对冠心病不利，并可诱发心绞痛发作。

④ 严格戒烟　烟中含有烟碱（尼古丁），能造成血管痉挛，诱发心绞痛，并促进动脉粥样硬化的发展。

⑤ 适量或少食河蟹、蚌、生菱角、冬瓜、葫芦、苦瓜、香蕉等性凉、损气滞血之品。

3.药膳食疗方

（1）薤白粥　粳米100g煮粥，半熟时加入薤白10～20g，同煮熟食用。有宽胸行气止痛作用。适用于冠心病心绞痛胸闷者。

（2）山药15g，粳米100g，玉竹15g，麦冬10g，共煮成粥，每日1剂。作用：健脾益气养阴。适用于冠心病胸痹心悸、口干、气短者。

（3）桃仁10g，粳米100g。先将桃仁捣烂如泥，加水研汁去渣，与粳米同煮为稀粥。用法：每日1次，7日为1疗程。作用：活血祛瘀，润肠通便。适用于高血压、冠心病、心绞痛等气短、便秘者。

第三章
心肌梗死的中西医结合治疗

心肌梗死（myocardial infarction）是在冠状动脉病变的基础上，发生冠状动脉血供急剧减少或中断，使相应的心肌严重持久缺血而导致的心肌坏死。临床表现有持久的胸骨后剧烈疼痛、发热、白细胞计数和血清心肌坏死标志物增高以及心电图进行性改变；可发生心律失常、休克或心力衰竭等并发症，属冠心病的严重类型。根据心电图ST-T的表现可以将心肌梗死分ST段抬高型心肌梗死和非ST段抬高型心肌梗死。

心肌梗死属于中医学的"胸痹"、"真心痛"等范畴。真心痛为胸痹的进一步发展；症见心痛剧烈，甚则持续不缓解，伴有汗出、肢冷、面白、唇紫、手足青至节、脉微或结代等危重证候。《难经》一书将心痛分为"厥心痛"与"真心痛"两种，"厥心痛"是由于五脏病变影响于心而致，"真心痛"由病邪直犯心脉而引起；"真心痛"的疼痛程度较剧，可伴有手足青冷，预后极差，死亡迅速。

一、病因病机

（一）中医的病因病机

中医学认为，本病发生主要与年迈久病、饮食不节、情志失调、寒邪内侵及劳累过度等有关，其主要病机为脏腑亏虚、心之气血阴阳不足，痰浊、瘀血、寒邪等阻塞心脉。

1.年迈久病

本病多发生于中老年人及素患高脂血症、高血压、糖尿病等的患者。年老久病，肾阳虚衰，不能温暖心阳，则心阳不振，血脉闭阻；或肾阴亏虚，心脉失于滋养而挛急，血行涩滞。久病致心气亏虚，心脉不畅，若复因情志、劳倦、饱食、受寒等，致心脉闭塞，则发为本病。

2.饮食失节

久嗜肥甘厚味，损伤脾胃，脾失健运，聚湿生痰，痰浊上犯胸膈，致胸阳不宣；或痰浊凝聚血脉，致血管阻塞；或烟酒辛燥之品，消烁阴液，熬液成痰，灼血为瘀，痰瘀互结，阻塞脉络，则发为真心痛。

3.情志失调

忧患郁怒，肝气郁滞，气机郁结，血行不畅，血脉瘀滞；或木不疏土，脾运失职，湿聚为痰，痰湿闭阻心脉，若复因情志过极，内外合因，致心脉骤闭，可发为真心痛。

4.寒邪侵袭

患者素体阳虚，突受寒邪，寒凝胸中，胸阳被遏，心脏骤闭，心血不行，则发为真心痛。

（二）西医病因和发病机制

1.基本病因

冠状动脉粥样硬化（偶为冠状动脉栓塞、炎症、先天性畸形、痉挛和冠状动脉口阻塞所致）造成一支或多支血管管腔狭窄和心肌血供不足，而侧支循环未充分建立，在此基础上一旦血供急剧减少或中断，使心肌严重而持久地急性缺血达30min以上，即可发生心肌梗死。绝大多数的心肌梗死是由于不稳定的粥样斑块破溃，继而出血和管腔内血栓形成，使管腔闭塞。少数情况下粥样斑块内或其下发生出血或血管持续痉挛，也可使冠状动脉完全闭塞。

促使斑块破裂出血及血栓形成的诱因如下。

（1）晨起6时至12时交感神经活动增加，机体应激反应增强，心肌收缩力、心率、血压增高，冠状动脉张力增高。

（2）在饱餐特别是进食多量脂肪后，血脂增高，血液黏稠度增高。

（3）重体力活动、情绪过分激动、血压剧升或用力大便时，致左心室负荷明显加重。

（4）休克、脱水、出血、外科手术或严重心律失常，致心排血量骤降，冠状动脉灌流量锐减。心肌梗死可发生于频发心绞痛的患者，也可发生在原来从无症状者。心肌梗死后发生的严重心律失常、休克或心力衰竭，均可使冠状动脉灌流量进一步降低，心肌坏死范围扩大。

2.发病机制

包括内膜损伤、斑块破裂、血管痉挛、血小板聚集以及血栓形成等诸多因素。

（1）动脉粥样斑块形成和不稳定斑块 动脉粥样硬化病变是对局部损伤的一种保护性炎症-纤维增殖性回应。如果损伤持续一段时间，这种回应则变得过度，最终成为疾病即斑块形成。在斑块的形成过程中脂质沉积是最重要的因素，也是损伤反应最早期的表现之一，伴随着脂质的沉积，氧化低密度脂蛋白胆固醇（oxLDL-C）的形成，循环中的白细胞和单核细胞被激活，并迁移到病变处，后者在oxLDL-C作用下变成活化的巨噬细胞，通过他们的清道夫受体，摄取oxLDL-C成为泡沫细胞，泡沫细胞的不断产生和堆积导致脂质条纹的形成。泡沫细胞死亡时释放出的大量胆固醇酯与血浆脂蛋白的沉积构成斑块下脂质的核心。炎症应答继续发展，T细胞活化，则引发纤维增殖反应，最终形成纤维帽。在斑块形成的早期脂质核心小，纤维帽厚，斑块呈稳定状态，伴随着泡沫细胞的不断死亡和血浆脂类的沉积，斑块下的脂质核心不断增大，另一方面大量巨噬细胞浸润释放大量的水解酶，尤其是金属蛋白酶系列，通过降解纤维帽以及抑制胶原纤维的生成使纤维帽逐渐变薄，从而使稳定斑块转变为不稳定斑块，后者在内、外因的作用下，最终发生破裂导致心肌梗死的发生。

（2）血栓形成的类型及其影响因素 一旦斑块发生破裂，迅速招致出血和血小板血栓在破裂处形成，其后腔内血栓的类型及其临床后果大致分为以下三种情况。

① 破裂处的血栓不断增大，突入管腔，最终使管腔接近或完全闭塞，造成AMI。闭塞性血栓自发溶解或经溶栓治疗后血管未完全闭塞，但心肌坏死不可逆转，其左心功能已受损。

② 血栓突入管腔，虽未完全闭塞，但严重阻塞血流，导致不稳定型心绞痛或非Q波性AMI，其后血栓机化使冠状动脉狭窄加重，或血小板血栓脱落栓塞于血管远端，造成非Q波性AMI。

③ 裂隙中的血栓长入管腔，由于阻塞程度不重，未产生临床症状，或腔内血栓形成后又自发溶解，使管腔基本保持通畅状态。

血栓形成的类型又主要取决于以下几个因素。

① 损伤程度 窄的、长度短的破裂口，可仅形成附壁血栓，而长段相对宽的深层损伤，特别是当累及内皮下Ⅰ和Ⅲ型胶原时可产生强烈的、持续性的致血栓形成的作用而易形成闭塞性血栓。

② 脂质池中的脂质含量 对于脂质池大，纤维帽薄的斑块，当脂质核心

呈偏心性并向管腔突起，超过该血管环状面的45%时，其纤维帽的侧缘（肩部）因牵拉力最高，最容易发生破裂，一旦破裂发生，大量胆固醇脂溢出，可通过激活血小板和诱发强烈的血管收缩而产生极强的促凝作用，引发血栓形成。

③ 血栓形成和血栓溶解之间的平衡　在一定时间范围内，血栓的增长和消退呈动态变化的过程。早期的血小板血栓是不稳固的，很容易被血流冲走。在有正常纤溶功能的情况下，血栓形成受到很大的限制。需致血栓形成的病理因素反复、强烈的刺激才有可能。对于有凝血因子基因变异的患者，体内已处于高凝状态，一旦斑块发生破裂，很容易形成闭塞性血栓。

④ 斑块表面的粗糙程度　冠脉内斑块有两种表现形式，多数为斑块破裂后继发血栓形成，附壁血栓一旦机化则斑块趋于稳定，少数表现为斑块糜烂或为溃疡性病变，糜烂面粗糙并长期不愈合，是导致持续性血小板活化和血栓形成的温床。

继发性病理变化在心腔内压力的作用下，坏死心壁向外膨出，可产生心脏破裂（心室游离壁破裂、心室间隔穿孔或乳头肌断裂）或逐渐形成心室壁瘤。坏死组织1～2周后开始吸收，并逐渐纤维化，在6～8周形成瘢痕愈合，称为陈旧性或愈合性心肌梗死（OMI或HMI）。

二、临床表现

（一）心肌梗死的分型

1.临床常用分型

（1）ST段抬高型心肌梗死（STEMI）　具有典型的突发胸痛和持续性（超过20min）ST段抬高的患者，一般提示突发冠状动脉完全闭塞。治疗的目标是通过直接血管成型术或溶栓治疗以达到迅速、完全和持续的再灌注。

（2）非ST段抬高型心肌梗死（NSTEMI）　具有突发胸痛但没有持续性ST段抬高的患者，主要表现为持续的或一过性的ST段压低或T波倒置、低平和假性正常化，或没有ECG的明显改变。对这些患者首先的治疗策略是缓解心肌缺血和症状，进行连续的ECG监测和重复检测心肌坏死标志物。非ST段抬高型心肌梗死与不稳定型心绞痛的区别在于该型有心肌酶谱的改变。

2.临床国际最新分型

以往WHO定义的心肌梗死标准包括缺血症状、心电图（ECG）异常改变和血清心肌酶学变化。然而敏感性和特异性更高的生化标志物——肌钙蛋白（cTnI）的发现以及更精确的无创影像学技术的发展，使得检测到更小的心梗病灶成为可能。因此从流行病学调查、临床研究到公共卫生政策的制定以及临床实践，都需要一个更为精确的心肌梗死定义。基于上述现状，欧洲心脏病学会（ESC）、美国心脏病学会（ACC）、美国心脏学会（AHA）和世界心脏联盟（WHF）于2007年10月联合颁布了全球心肌梗死的统一定义（Circulation.2007，116：2634-2653）。

（1）急性心肌梗死定义　当临床上具有与心肌缺血相一致的心肌坏死证据时，应被称为"心肌梗死"。满足以下任何一项标准均可诊断为心肌梗死。

① 心脏生化标志物（cTnI最佳）水平升高和（或）降低超过参考值上限99百分位值，同时至少伴有下述心肌缺血证据之一：缺血症状、ECG提示新发缺血性改变（新发ST-T改变或新发左束支传导阻滞）、ECG提示病理性Q波形成、影像学证据提示新发局部室壁运动异常或存活心肌丢失。

② 突发心源性死亡（包括心脏停搏），通常伴有心肌缺血的症状，伴随新发ST段抬高或新发LBBB，和（或）经冠脉造影或尸检证实的新发血栓证据，但死亡常发生在获取血标本或心脏标志物升高之前。

③ 基线cTnI水平正常者接受经皮冠脉介入治疗（PCI）后，如心脏标志物水平升高超过99百分位值，则提示围手术期心肌坏死；心脏标志物水平超过99百分位值的3倍被定义为与PCI相关的心肌梗死。

④ 基线cTnI水平正常者接受CABG后，如心脏标志物水平升高超过99百分位值，则提示围手术期心肌坏死。与CABG相关的心肌梗死的定义为心脏标志物水平超过99百分位值的5倍，同时合并下述一项：新发病理性Q波、新发LBBB、冠脉造影证实新发桥血管或冠状动脉闭塞、新出现的存活心肌丢失的影像学证据。

⑤ 病理发现急性心肌梗死。

（2）陈旧性心肌梗死定义　满足以下任何一项标准均可诊断为陈旧性心肌梗死：

① 新出现的病理性Q波（伴或不伴症状）；

② 影像学证据显示局部存活心肌丢失（变薄、无收缩），缺乏非缺血性原因；

③ 病理发现已经愈合或正在愈合的心肌梗死。

（3）心肌梗死临床分型

1型：由原发冠脉事件（如斑块侵蚀/破裂、裂隙或夹层）引起的与缺血相关的自发性心肌梗死。

2型：继发于氧耗增加或氧供减少（如冠脉痉挛、冠脉栓塞、贫血、心律失常、高血压或低血压）导致缺血的心肌梗死。

3型：突发心源性死亡（包括心脏停搏），通常伴有心肌缺血的症状，伴随新发ST段抬高或新发LBBB和（或）经冠脉造影或尸检证实的新发血栓证据，但死亡常发生在获取血标本或心脏标志物升高之前。

4a型：与PCI相关的心肌梗死。

4b型：尸检或冠脉造影证实与支架血栓相关的心肌梗死。

5型：与CABG相关的心肌梗死。

（注：有时患者可能同时或先后出现一种以上类型的心肌梗死。）

心肌梗死不包括CABG中由于机械损伤所致的心肌细胞死亡，也不包括其他混杂因素造成的心肌坏死，如肾功能衰竭、心力衰竭、电复律、电生理消融、脓毒症、心肌炎、心脏毒性药物或浸润性疾病等。

（4）病理学特征和分期　心肌梗死在病理学上可分为急性期、愈合期和陈旧期。急性期心肌梗死的特征是可见多形核白细胞，当缺血至细胞死亡的时间较短（如6h）时，则仅有少量甚至无多形核白细胞。仅有单核细胞和成纤维细胞，未见多形核白细胞则提示梗死已进入愈合期。陈旧期梗死表现为没有细胞浸润的瘢痕组织。从急性期过渡到陈旧期常至少需要5～6周。

根据临床、病理以及其他特征，心肌梗死可分为：进展期（＜6h）、急性期（6h至7天）、愈合期（7～28天）和陈旧期（≥29天）。需要强调的是，临床和ECG所记录的心肌梗死分期与实际病理学分期并不一定完全相符。例如，ECG显示ST-T变化、心脏标志物升高时往往提示新近发生的心肌梗死，但病理学分期可能已处于愈合期。

（二）先兆

50%～81.2%的患者在发病前数日有乏力，胸部不适，活动时心悸、气急、烦躁、心绞痛等前驱症状，其中以新发生心绞痛（初发型心绞痛）或原有心绞痛加重（恶化型心绞痛）最突出。心绞痛发作较以往频繁、性质较剧、持续较久、硝酸甘油疗效差、诱发因素不明显。同时心电图示ST段一时性明显抬高（变异型心绞痛）或压低，T波倒置或增高（假性正常化），即前述不稳定型心绞痛情况，如及时住院处理可使部分患者避免发生心肌梗死。

（三）症状

1.疼痛

疼痛是最先出现的症状，多发生于清晨，疼痛部位和性质与心绞痛相同，但诱因多不明显，且常发生于安静时，程度较重，持续时间较长，可达数小时或更长，休息和含用硝酸甘油片多不能缓解。患者常烦躁不安、出汗、恐惧，或有濒死感。少数患者无疼痛，一开始即表现为休克或急性心力衰竭。部分患者疼痛位于上腹部，被误认为胃穿孔、急性胰腺炎等急腹症；部分患者疼痛放射至下颌、颈部、背部上方，被误认为骨关节痛。

2.全身症状

有发热、心动过速、白细胞增高和红细胞沉降率增快等，是由坏死物质吸收所引起。一般在疼痛发生后24～48h出现，程度与梗死范围常呈正相关，体温一般在38℃左右，很少超过39℃，持续约一周。

3.胃肠道症状

疼痛剧烈时常伴有频繁的恶心、呕吐和上腹胀痛，与迷走神经受坏死心肌刺激和心排血量降低组织灌注不足等有关。肠胀气亦不少见，重症者可发生呃逆。

4.心律失常

见于75％～95％的患者，多发生在起病1～2日，而以24h内最多见，可伴乏力、头晕、晕厥等症状。各种心律失常中以室性心律失常最多，尤其是室性期前收缩，如室性期前收缩频发（每分钟5次以上），成对出现或呈短阵室性心动过速，多源性或落在前一心搏的易损期时（R波落在T波上），常为心室颤动的先兆。室颤是急性心肌梗死早期，特别是入院前主要的死因。房室传导阻滞和束支传导阻滞也较多见，室上性心律失常则较少，多发生在心力衰竭者中。前壁心肌梗死如发生房室传导阻滞表明梗死范围广泛，情况严重。

5.低血压和休克

疼痛期常见血压下降，但未必是休克。如疼痛缓解而收缩压仍低于80mmHg，有烦躁不安、面色苍白、皮肤湿冷、脉细而快、大汗淋漓、尿量减少（＜20ml/h）、神志迟钝，甚至晕厥者，则为体克表现。体克多在起病后数小时至1周内发生，见于约20％的患者，主要是心源性，为心肌广泛坏死，心排血量急剧下降所致，神经反射引起的周围血管扩张属次要因素，有些患者尚有血容量不足的因素参与。

6.心力衰竭

主要是急性左心衰竭，可在起病最初几日内发生，或在疼痛、休克好转阶段出现，为梗死后心脏舒缩力显著减弱或不协调所致，发生率为32%～48%。出现呼吸困难、咳嗽、发绀、烦躁等症状，严重者可发生肺水肿，随后可发生颈静脉怒张、肝大、水肿等右心衰竭表现。右心室心肌梗死者可一开始即出现右心衰竭表现，伴血压下降。

根据有无心力衰竭表现及其相应的血流动力学改变严重程度，按Killip分级法（表3-1）将AMI的心功能分为四级。

表3-1　急性心肌梗死心力衰竭的Killip分级法

分级	分级依据
Ⅰ级	无明显心功能损害证据
Ⅱ级	轻、中度心力衰竭主要表现为肺底啰音（＜50%的肺野）、第三心音及X线胸片上肺淤血的表现
Ⅲ级	重度心力衰竭（肺水肿）——啰音＞50%肺野
Ⅳ级	心源性休克

急性心肌梗死时，重度的左心室衰竭或肺水肿与心源性休克同样是左心室排血功能障碍所引起，二者可以不同程度合并存在，常统称为心脏泵功能衰竭，或泵衰竭。在血流动力学上，肺水肿是以左心室舒张末期压及左房与肺毛细血管压力的增高为主，而休克则以心排血量和动脉压的降低更为突出。心源性休克是较左心室衰竭程度上更为严重的泵衰竭，一定水平的左室充盈后，心排血指数比左心室衰竭时更低，亦即心排血指数与充盈压之间关系的曲线更为平坦而下移。Forrester等对上述血流动力学分级做了些调整，并与临床进行对照，分为如下四类（表3-2）。

表3-2　Forrester等对血流动力学分类

分类	分类依据
Ⅰ类	无肺淤血和周围灌注不足；肺毛细血管楔压（PCWP）和心排血指数（CI）正常
Ⅱ类	单有肺淤血；PCWP增高（＞18mmHg），CI正常 [＞2.2L/（min·m^2）]
Ⅲ类	单有周围灌注不足；PCWP正常（＜18mmHg），CI降低 [＜2.2L/（min·m^2）]，主要与血容量不足或心动过缓有关
Ⅳ类	合并有肺淤血和周围灌注不足；PCWP＞18mmHg，CI＜2.2L/（min·m^2）

（四）体征

1.心脏体征

心脏浊音界可正常也可轻度至中度增大；心率多增快，少数也可减慢；心尖区第一心音减弱；可出现第四心音（心房性）奔马律，少数有第三心音（心室性）奔马律；10%～20%的患者在起病第2～3日出现心包摩擦音，为反应性纤维性心包炎所致；心尖区可出现粗糙的收缩期杂音或伴收缩中晚期喀喇音，为二尖瓣乳头肌功能失调或断裂所致；可有各种心律失常。

2.血压

除极早期血压可增高外，几乎所有患者都有血压降低。起病前有高血压者，血压可降至正常；起病前无高血压者，血压可降至正常以下，且可能不再恢复到起病前的水平。

3.其他

可有与心律失常、休克或心力衰竭有关的其他体征。

(五)实验室和其他检查

心电图常有进行性的改变。对心肌梗死的诊断、定位、定范围、估计病情演变和预后都有帮助。

1.心电图

（1）特征性改变

① ST段抬高型心肌梗死者心电图表现特点　ST段抬高呈弓背向上型，在面向坏死区周围心肌损伤区的导联上出现；宽而深的Q波（病理性Q波），在面向透壁心肌坏死区的导联上出现；T波倒置，在面向损伤区周围心肌缺血区的导联上出现。

在背向心肌梗死区的导联则出现相反的改变，即R波增高、ST段压低和T波直立并增高。

② 非ST段抬高型心肌梗死者心电图有2种类型　无病理性Q波，有普遍性ST段压低（＞0.1mV），但aVR导联（有时还有V_1导联）ST段抬高，或有对称性T波倒置为心内膜下心肌梗死所致；无病理性Q波，也无ST段变化，仅有T波倒置改变。

（2）动态性改变

① ST段抬高型心肌梗死　起病数小时内，可尚无异常或出现异常高大两肢不对称的T波；数小时后，ST段明显抬高，弓背向上，与直立的T波连接，形成单相曲线。数小时至2日内出现病理性Q波，同时R波减低，是为急性期改变。Q波在3～4日内稳定不变，以后70%～80%永久存在；在早期如不进行治疗干预，ST段抬高持续数日至两周左右，逐渐回到基线水平，T波则变为平坦或倒置，是为亚急性期改变；数周至数月后，T波呈V形倒置，两肢对称，波谷尖锐，是为慢性期改变。T波倒置，可永久存在，也可在数月至数年内逐渐恢复。

② 非ST段抬高型心肌梗死　先是ST段普遍压低（除aVR导联，有时V_1导联外），既而T波倒置加深呈对称型，但始终不出现Q波。ST段和T波的改变持续数日或数周后恢复；T波改变在1～6个月内恢复。

（3）心电图定位

① 前壁　前间壁心肌梗死的特征性改变出现在V_1～V_3导联；局限前壁

为 $V_3 \sim V_4$ 导联出现特征性改变；广泛前壁为全部心前导联，尤其是 $V_2 \sim V_6$ 导联有改变；前侧壁的改变出现在Ⅰ导联、aVL导联、V_5 导联、V_6 导联。

② 下壁　Ⅱ导联、Ⅲ导联、aVF导联出现改变。

③ 正后壁　V_7 导联、V_8 导联、V_9 导联出现改变。

④ 右心室梗死　下壁梗死及右胸导联（$V_3R \sim V_5R$ ST段抬高幅度超过0.1mV）的有关改变。

2.放射性核素检查

利用坏死心肌细胞中的钙离子能结合放射性锝焦磷酸盐或坏死心肌细胞的肌凝蛋白可与其特异抗体结合的特点，静脉注射 ^{99m}Tc-焦磷酸盐或 ^{111}In-抗肌凝蛋白单克隆抗体，进行"热点"扫描或照相；利用坏死心肌血供断绝和瘢痕组织中无血管以致 $^{201}T_1$ 或 ^{99m}Tc-MIBI不能进入细胞的特点，静脉注射这种放射性核素进行"冷点"扫描或照相；均可显示心肌梗死的部位和范围。前者主要用于急性期，后者用于慢性期。用门电路γ闪烁照相法进行放射性核素心腔造影（常用 ^{99m}Tc-标记的红细胞或白蛋白），可观察心室壁的运动和左心室的射血分数，有助于判断心室功能、诊断梗死后造成的室壁运动失调和心室壁瘤。目前多用单光子发射计算机化体层显像（SPECT）来检查，新的方法正电子发射体层显像（PET）可观察心肌的代谢变化，判断心肌的死活可能效果更好。具体内容见总论部分。

3.超声心动图

超声心动图可以非常直观的检查心脏的结构、测定心脏大小、诊断心肌梗死后室壁瘤，直接观察可探测到的冠状动脉狭窄情况，观察心肌的运动情况，测定心脏的收缩与舒张功能，作为判断急性心肌梗死预后的一个指标。切面和M型超声心动图也有助于了解心室壁的运动和左心室功能，诊断室壁瘤和乳头肌功能失调等。具体内容在总论部分有详述，可供参考。

4.心肌磁共振

急性心肌梗死时，梗死区水肿及血小板聚集，质子密度增加；而陈旧性心肌梗死的瘢痕组织中质子密度正常或低于正常，因此，磁共振成像不仅可以区别正常的心肌与梗死心肌，还能区分是急性心肌梗死还是陈旧性心肌梗死，并能清楚显示心肌梗死后是否有局部室壁向外膨出，心腔内是否有附壁血栓以及识别心肌梗死所致的心功能障碍。如患者有心力衰竭不要改变体位，即可测出心脏搏出量、射血分数、左心室容积、心肌厚度、心肌运动以及心肌信号强度，作出计算和显示。对心功能的计算因不受体位、胖瘦、肺气量的影响，优于超声心动图。

5.冠脉造影

目前传统的有创冠脉造影仍是金标准。冠脉造影检查、评价"罪犯"血管及其他血管病变的特点和部位对以后进行血运重建是至关重要的。其中复杂、弥漫、严重钙化及成角或极其弯曲的病变属于高危病变。若冠脉造影发现冠脉内充盈缺损提示具有极高危险性，表明冠脉内有血栓形成。

下述指征提示患者应该常规早期行冠状动脉造影术：肌钙蛋白水平升高；ST段或者T波呈动态变化（有或无症状，≥0.5mm）；糖尿病；肾功能减退［GFR＜60ml/（min·1.73m^2）］；LVEF＜40%；早期心肌梗死后心绞痛；6个月内PCI；冠状动脉旁路移植术（CABG）史；危险积分达中到高危。有关冠脉造影的具体内容可参看总论相关部分。

6.实验室检查

（1）起病24～48h后白细胞可增至（10～20）×10^9/L，中性粒细胞增多，嗜酸粒细胞减少或消失；红细胞沉降率增快可持续1～3周，能准确反映坏死组织的被吸收过程；C-反应蛋白（CRP）增高可持续1～3周。起病数小时至2日内血中游离脂肪酸增高。

（2）血心肌坏死标志物增高

① 肌红蛋白　起病后2h内升高，12h内达高峰，24～48h内恢复正常。

② 肌钙蛋白I（cTnI）或T（cTnT）　起病3～4h后升高，cTnI于11～24h达高峰，7～10日降至正常；cTnT于24～48h达高峰，10～14日降至正常。这些心肌结构蛋白含量的增高是诊断心肌梗死的敏感指标。

③ 肌酸激酶同工酶CK-MB升高　在病后4h内增高，16～24h达高峰，3～4日恢复正常，其增高的程度能较准确地反映梗死的范围，其高峰出现时间是否提前有助于判断溶栓治疗是否成功。

对心肌坏死标志物的测定应进行综合评价，如肌红蛋白在AMI后出现最早，也十分敏感，但特异性不很强；TnT和TnI出现稍延迟，而特异性很高，在症状出现后6h内测定为阴性则6h后应再复查，其缺点是持续时间可长达10～14日，对在此期间出现胸痛，判断是否有新的梗死不利。CK-MB虽不如TnT、TnI敏感，但对早期（＜4h）AMI的诊断有较重要价值。

以往沿用多年的AMI心肌酶测定包括：肌酸激酶（CK）、天门冬氨酸氨基转移酶（AST）以及乳酸脱氢酶（LDH），其特异性及敏感性均远不如上述心肌坏死标志物，但仍有一定的参考价值。三者在AMI发病后6～10h开始升高；按序分别于12h、24h及2～3日内达高峰；又分别于3～4日、3～6日及1～2周内回降至正常。详细内容见总论生化标志物部分。

三、治疗

（一）中医治疗

1.中药内治

（1）辨证论治

① 上焦阳虚、寒凝心脉（多见于急性心肌梗死急性期）

【证候特点】心前区剧烈疼痛，可放射至左臂和背部，心胸憋闷，有窒息感、濒死感、恐惧感，唇甲紫暗，出冷汗，手足不温，舌紫暗，苔薄白，脉沉弦或紧。

【治法】芳香温通，散寒通痹。

【代表方剂】宽胸丸加减——细辛3g，荜茇9g，高良姜6g，薤白30g，延胡索（元胡）10g，川芎15g，红花10g。

【临床加减】寒痰凝滞者加瓜蒌、半夏；心脾阳虚脘腹冷胀者，加生姜、茯苓、桂枝。

② 气虚痰瘀交阻（多见于心肌梗死急性期）

【证候特点】心前区痛如刀割、憋闷、持久而剧烈，心悸气短，胃纳呆滞，或恶心、呕吐，大便不调，胸闷气短，倦怠乏力，舌质紫暗有瘀斑、苔白腻或黄腻，脉弦滑。

【治法】益气通阳豁痰，活血止痛。

【代表方剂】陈可冀院士愈梗通瘀汤加减——生晒参10～15g，生黄芪15g，丹参15g，当归10g，延胡索10g，川芎10g，广藿香10g，佩兰10g，陈皮10g，半夏10g，大黄6～10g。

【临床加减】上述两种治法为急则治标的治法，若合并阳虚四末不温者，宜加桂枝、干姜；胸阳不振疼痛较甚者加桂枝、生姜；痞满腹胀甚者加木香、砂仁、厚朴。

③ 阳虚水泛（多见于心肌梗死急性期合并心衰）

【证候特点】胸痛胸闷，发绀，喘促气短，心悸乏力，面色苍白，畏寒肢冷，舌淡胖有齿痕、苔滑，脉沉弦。

【治法】温阳利水，活血化瘀。

【代表方剂】真武汤加减——制附子（先煎）12g，茯苓20g，白术12g，赤芍12g，生晒参15g，丹参15g，泽兰10g。

【临床加减】心痛剧烈者加乳香、没药、水蛭、地龙；腹胀满痛者加火麻仁、厚朴；烦躁大汗出者加炒酸枣仁、生黄芪、山茱萸（山萸肉）；咳嗽喘满加桃仁、杏仁、党参；尿少者加车前子。

④ 心阳欲脱（多见于心肌梗死急性期合并休克）

【证候特点】胸闷气憋，心痛频发，咳吐泡沫稀痰，喘促不已，冷汗淋漓，四肢厥冷，口唇发绀，舌青紫或紫绛，脉微欲绝。

【治法】回阳救逆，益气固脱。

【代表方剂】四逆汤加减——红参（另煎兑入）10g，制附子（先煎）15g，黄芪30g，干姜10g，枳实10g，炙甘草10g，丹参15g。

【临床加减】咳嗽胸闷、喘憋者加葶苈子、大枣；面浮肢肿、脘腹胀满者加大腹皮、茯苓皮、生姜皮。

⑤ 气虚血瘀（多见于心肌梗死恢复期）

【证候特点】胸闷气短，倦怠乏力，神疲自汗，舌淡暗有瘀点、苔薄白，脉细涩或结代。

【治法】益气活血，祛瘀止痛。

【代表方剂】郭士魁名老中医的抗心梗合剂加减——黄芪15～20g，丹参15～20g，党参10～15g，黄精15～20g，赤芍10g，郁金15g。

【临床加减】胸中刺痛、怔忡不安者加三七粉、琥珀粉；胸闷喘甚者加桂枝、五味子；自汗体倦明显者加人参、山茱萸（山萸肉）；阴虚者加麦冬、生地黄、沙参；若伴身寒肢冷、夜尿频数等心肾阳虚证，酌加炮附片、肉桂、补骨脂等。

⑥ 气阴两虚者（多见于心肌梗死恢复期）

【证候特点】胸闷隐痛，时作时止，心悸气短，倦怠懒言，面色少华，头晕目眩，遇劳则甚，口干，口苦，五心烦热，便秘，口唇青紫，舌质暗红或有瘀斑，苔薄白或少苔，舌下系带紫暗，脉细弱无力或结代。

【治法】益气养阴，活血通络。

【代表方剂】生脉饮加减——太子参15g，黄芪30g，麦冬15g，五味子10g，白术15g，茯苓20g，远志20g，丹参30g，桃仁20g，红花20g，枳实1g，甘草10g。

【临床加减】若肝肾阴虚较甚，可加沙参、玉竹、生地黄等滋养阴液；夜寐不安者，可加酸枣仁、合欢皮、珍珠母以养心安神；若脉结代，可加炙甘草、阿胶、苦参，以益气养血，滋阴复脉。

（2）单方验方

① 补气强心汤

【组成】黄芪30g，党参20g，川芎20g，丹参15g，当归15g，红花15g。

【用法】每日1剂，水煎2次，共取药液400ml，分早、晚服，2～4周为1个疗程。

【适应证】益气强心，活血化瘀。适用于冠心病心肌梗死患者。[刘向东.补气强心汤加味治疗冠心病心绞痛38例.江西中医药，1999，30（2）：12]

②验方

【组成】鸡腿肉150g，人参15g，麦冬25g，食盐、味精各少许。

【用法】将洗好去皮的鸡腿肉和适量冷水同时入锅，在文火煨开10min后，下入洁净的药物（人参、麦冬），直煨至肉烂，加入少量食盐、味精，食用。

【适应证】益气，养血，清热。适用于因心肌梗死引起的休克，具有复苏、抗应激、抗休克作用。（偏方大全编写组.偏方大全.北京：北京科学技术出版社，2007）

③验方

【组成】肘子肉250g，榨菜25g，味精少许。

【用法】肘子肉除掉皮及脂肪，用普通清汤制法煨制清汤，肉烂后用手撕碎，加入榨菜丝煮开，下些味精即可。

【适应证】补虚益气。适用于心肌梗死后病情稳定的患者服用。（偏方大全编写组.偏方大全.北京：北京科学技术出版社，2007）

④验方

【组成】丹参30g，菊花30g，黄精30g，赤芍15g，郁金15g，党参15g。

【用法】水煎服。

【适应证】冠心病心肌梗死。（郭爱廷，江景芝.单方验方.北京：北京科学技术出版社，2007）

⑤验方

【组成】党参30g，黄精30g，丹参30g，麦冬20g，五味子20g，赤芍20g，三棱15g，姜黄15g，菖蒲12g，细辛3g。

【用法】水煎服。

【适应证】心肌梗死气阴两虚证。（郭爱廷，江景芝.单方验方.北京：北京科学技术出版社，2007）

⑥验方

【组成】丹参30g，红花12g，赤芍12g，川芎12g，柴胡12g，延胡索（元胡）12g，郁金12g，全瓜蒌20g，枳壳15g，桃仁10g，三七粉（另包冲服）3g。

【用法】水煎服。

【适应证】心肌梗死气滞血瘀证。（郭爱廷，江景芝.单方验方.北京：北京

科学技术出版社，2007）

（3）中成药

① 参麦注射液（或生脉注射液） 益气固脱，养阴生津，生脉。用于治疗气阴两虚型之休克、冠心病、病毒性心肌炎等。静脉滴注：1次10～50ml加入5%～10%葡萄糖注射液或盐水250ml中，每日1次，10～14日为1疗程。

② 丹参酮II_a注射液 活血化瘀，通脉养心。静脉滴注，每次60～80ml，入5%葡萄糖注射液250ml，每日1次，10～14日为1疗程。

③ 生脉注射液 具有益气复脉，养阴生津的功效。用于冠心病的治疗，有增强心肌收缩、改善心肌供血、调节血压、改善微循环等作用。静脉滴注，一般为40～50ml加入5%葡萄糖注射液100～250ml稀释后应用，每日1次，10～14日为1疗程。

④ 黄芪注射液 益气活血。用于冠心病气虚型或气虚兼有它证者。静脉滴注，50ml黄芪注射液加入5%葡萄糖注射液或0.9%生理盐水注射液100ml，每日1次，1～2周为1疗程。

⑤ 血栓通粉针（或水针） 活血化瘀，通脉止痛。用于冠心病心绞痛的治疗。静脉滴注，每次450mg，加入5%葡萄糖注射液250ml，每日1次，10～14日为1疗程。

2.中药外治

穴位贴药：将活血止痛中药（大黄、牡丹皮、乳香、没药、当归、川芎、细辛、白芷等）制成膏药，贴在内关、膻中、心俞和厥阴俞，隔日1次，贴24h，15次为1疗程。

三伏贴：主要由川芎、薤白、冰片等制成膏药，有通阳散寒，活血止痛之功。故适于寒凝心脉、阳虚内寒者。一年之中三伏天为阳气最旺盛时，该贴在每伏前3天进行贴敷，贴在膻中、双侧心俞，每日6h即可。

3.针灸

（1）针刺膻中、内关。留针20～30min，捻转3～5次。

（2）心包经及心经两经的俞穴及募穴为主穴，心包经的经穴内关为配穴。留针20～30min。

（3）主穴：膻中透鸠尾、内关、足三里。配穴：通里、神门、曲池、间使、乳根、命门。

（4）主穴：心俞、厥阴俞。配穴：内关、足三里、间使。

4.耳针

主穴：心、皮质下、神门、肾。配穴：枕、额、肾上腺等。

（二）西医治疗

1. 院前急救

院前急救的基本任务是帮助AMI患者安全、迅速地转运到医院，以便尽早开始再灌注治疗；尽量识别AMI的高危患者，如有低血压（SBP＜100mmHg）、心动过速（HR＞100次/min）或有休克、肺水肿体征，直接送至有条件进行冠状动脉血管重建术的医院。送达医院急诊室后，力争在10～20min内完成病史采集、临床检查和心电图检查以明确诊断。对ST段抬高型AMI患者，应在30min内收住CCU开始溶栓，或在90min内开始行急诊PCI治疗。在典型临床表现和心电图ST段抬高已能确诊为AMI时，绝对不能等待血清心脏标志物检查结果而延误再灌注治疗。

AMI死亡患者中约有50%在发病后1h内于院外猝死，死因主要是可救治的致命性心律失常。应帮助已患有心脏病和有AMI高危因素的患者提高识别AMI的能力，以便自己一旦发病，立即采取以下急救措施：停止任何主动活动或运动；立即舌下含服硝酸甘油片（0.6mg），每5min可重复使用；若含服硝酸甘油3片仍然无效则应拨打急救电话，由急救中心派出配备有专业医护人员、急救药品和除颤器等设备的救护车，将其运送到附近能提供24h心脏急救的医院。

2. ST段抬高型AMI患者住院治疗

（1）一般治疗　急性缺血性胸痛及疑诊AMI的患者，临床上常用初始的18导联心电图来评估其危险性。患者病死率随ST段抬高的心电图导联数的增加而增高。如患者伴有以下任何一项：女性、高龄（＞70岁）、既往梗死史、房颤、前壁心肌梗死、肺部啰音、低血压、窦性心动过速、糖尿病，则属于高危患者。AMI患者来院后应立即开始一般治疗，并与其诊断同时进行，重点是监测和预防AMI不良事件和并发症。

① 监测　持续心电、血压和血氧饱和度监测。

② 卧床休息　可降低心肌耗氧量、减少心肌损害。对血流动力学稳定且无并发症的AMI患者一般卧床休息1～3日，对病情不稳定极高危患者卧床时间应适当延长。

③ 建立静脉通道　保持给药途径畅通。

④ 镇痛　AMI患者剧烈胸痛时交感神经过度兴奋，产生心动过速、血压升高和心肌收缩功能增强，从而增加心肌耗氧量，并易诱发快速性室性心律失常，应迅速给予有效镇痛药，可给吗啡3mg静脉注射，必要时每5min重复1

次，总量不超过15mg。副作用有恶心、呕吐、低血压和呼吸抑制。一旦出现呼吸抑制，可每隔3min给予静脉注射纳洛酮0.4mg（最多3次）以拮抗之。

⑤ 吸氧　AMI患者初起即使无并发症，也应给予鼻导管吸氧，以纠正因肺淤血和肺通气/血流比例失调所致中度缺氧。在严重左心衰、肺水肿合并有机械并发症患者，多伴严重低氧血症，需面罩加压给氧和气管插管并机械通气。

⑥ 硝酸甘油　AMI患者只要无禁忌证通常使用硝酸甘油静脉滴注24～48h，然后口服硝酸酯制剂。

⑦ 阿司匹林　所有AMI患者只要无禁忌证均应立即口服水溶性阿司匹林或嚼服肠溶性阿司匹林150～300mg。

⑧ 纠正水、电解质及酸碱平衡失调。

⑨ 阿托品　主要用于AMI特别是下壁AMI伴有窦性心动过缓或心室停搏、房室传导阻滞患者，可给阿托品0.5～1.0mg静脉注射，必要时每3～5min可重复使用，总量应＜2.5mg。阿托品非静脉注射和用量太小（＜0.5mg）可产生矛盾性心动过缓。

⑩ 饮食和护理　AMI患者需禁食至胸痛消失，然后给予流质、半流质饮食，逐步过渡到普通饮食。所有AMI患者均应使用缓泻药，以防止便秘时用力排便导致心脏破裂或引起心律失常、心力衰竭。在最初2～3日应以流食为主，以后随症状的减轻而逐渐增加其他易消化的半流食，宜少食多餐，钠盐和液体的摄入量应根据汗量、尿量、呕吐量及有无心力衰竭而作适当的估计。急性期12h卧床休息，若无并发症，24h内应鼓励患者在床上行肢体活动，若无低血压，第3日就可在病房内走动；梗死后第4～5日，逐步增加活动直至每日3次步行100～150m。

（2）具体药物治疗

① 硝酸酯类药物　常用的硝酸酯类药物包括硝酸甘油、硝酸异山梨酯、单硝酸异山梨酯（5-单硝酸异山梨醇酯）。AMI患者使用硝酸酯可轻度降低病死率，早期通常给予硝酸甘油静脉滴注24～48h。对AMI伴再发性心肌缺血、充血性心力衰竭、需处理的高血压患者更为适宜。静脉滴注硝酸甘油应从低剂量开始，即10μg/min，可酌情逐步增加剂量，每5～10min增加5～10μg，直至症状控制、血压正常者动脉收缩压降低10mmHg为有效治疗剂量。在静脉滴注过程中如果出现明显心率加快或收缩压≤90mmHg，应减慢滴注速度或暂停使用。静脉滴注硝酸甘油的最高剂量以不超过100μg/min为宜。过高剂量可增加低血压的危险，对AMI患者同样是不利的。硝酸甘油持续静脉滴注的时限为24～48h，开始24h一般不会产生耐药性，后24h若硝酸甘油的疗效减弱

或消失可增加滴注剂量。静脉滴注硝酸异山梨酯（二硝基异山梨酯）的剂量范围2～7mg/h，开始剂量30μg/min，观察30min以上，如无不良反应可逐渐加量。静脉用药后可使用口服制剂如硝酸异山梨酯或单硝酸异山梨酯（5-单硝酸异山梨醇酯）等继续治疗。硝酸异山梨酯口服常用剂量为10～20mg，每日3～4次；单硝酸异山梨酯（5-单硝酸异山梨醇酯）口服常用剂量为20～40mg，每日2次。

硝酸甘油的副作用有头痛和反射性心动过速，严重时可产生低血压和心动过缓，加重心肌缺血，此时应立即停止给药、抬高下肢、快速输液和给予阿托品，严重低血压时可给多巴胺。硝酸甘油的禁忌证有低血压（SBP＜90mmHg）、严重心动过缓（HR＜50次/min）或心动过速（HR＞100次/min）。下壁伴右室梗死时，因更易出现低血压，也应慎用硝酸甘油。

②抗血小板治疗　冠状动脉内斑块破裂诱发局部血栓形成是导致AMI的主要原因。在急性血栓形成中血小板活化起着十分重要的作用，抗血小板治疗已成为AMI的常规治疗，溶栓前即应使用。阿司匹林和噻氯匹定或氯吡格雷是目前临床上常用的抗血小板药物。

a.阿司匹林：阿司匹林通过抑制血小板内的环氧化酶使TXA_2合成减少，达到抑制血小板聚集的作用。AMI急性期阿司匹林使用剂量应在150～300mg/日之间，首次服用时应选择水溶性阿司匹林或肠溶性阿司匹林嚼服以达到迅速吸收的目的。3日后小剂量（50～150mg/日）维持。

b.氯吡格雷：氯吡格雷是新型的ADP受体拮抗药，主要抑制ADP诱导的血小板聚集。口服起效快，不良反应明显低于噻氯匹定，现已成为噻氯匹定的替代药物。初始剂量300mg，以后以75mg/日维持。应用时需注意经常检查血象。

③抗凝治疗　凝血酶是纤维蛋白原转变为纤维蛋白最终形成血栓的关键环节，因此抑制凝血酶至关重要。

a.普通肝素：肝素主要作用机制为对抗凝血酶，对于ST段抬高型AMI，肝素作为溶栓治疗的辅助用药；对于非ST段抬高型AMI患者，静脉滴注肝素亦为常规治疗。使用方法是先静脉推注5000U冲击量，继之以1000U/h维持静脉滴注，每4～6h测定1次部分活化凝血酶原时间（APTT）或ACT，以便于及时调整肝素剂量，保持其凝血时间延长至对照的1.5～2.0倍。静脉肝素一般使用时间为24～72h，以后可改用皮下注射7500U，每12h 1次，注射2～3日。存在体循环血栓形成倾向的患者，如左心室有附壁血栓形成、心房颤动或静脉血栓栓塞史，静脉肝素治疗时间可适当延长或改为口服抗凝药物。

肝素作为AMI溶栓治疗的辅助用药，随溶栓制剂不同用法亦有不同。

rt-PA为选择性溶栓剂，半衰期短，对全身纤维蛋白原影响小，血栓溶解后仍有再次血栓形成的可能，故需要与充分抗凝治疗相结合。溶栓前先静脉推注5000U冲击量，继之以1000U/h维持静脉滴注48h，根据APTT或ACT调整肝素剂量（方法同上）。48h后改皮下注射7500U，每12h 1次，治疗2～3日。

尿激酶或链激酶均为非选择性溶栓剂，对全身凝血系统影响很大，包括消耗因子Ⅴ和Ⅷ，大量降解纤维蛋白原，因此溶栓期间不需要充分抗凝治疗，溶栓后6h开始测定APTT或ACT，待APTT恢复到对照时间2倍以内时（约70s）开始给予皮下肝素治疗。对于大面积前壁心肌梗死的患者有增加心脏破裂的危险。在此情况下，宜采用皮下注射肝素治疗较为稳妥。

b.低分子肝素：目前临床较多应用低分子肝素，低分子肝素具有更合理的抗X_a因子及$Ⅱ_a$因子的活性作用，可皮下应用，但不需要实验室监测，较普通肝素有疗效更肯定、使用方便的优点。使用低分子肝素参考的剂量：依诺肝素（enoxaparin）40～60mg，那曲肝素（fraxiparine或nadroparin）0.4ml或达肝素钠（法安明）（fragmin）5000～7000U皮下注射，每12h 1次，急性期5～6日。

④β受体阻断药　通过减慢心率，降低体循环血压和减弱心肌收缩力来减少心肌耗氧量，对改善缺血区的氧供需平衡，缩小心肌梗死面积，降低急性期病死率有肯定的疗效。在无该药禁忌证的情况下应及早常规应用。常用的β受体阻断药为美托洛尔，常用的剂量为25～50mg，每日2或3次；阿替洛尔6.25～25mg，每日2次。用药需严密观察，使用剂量必须个体化。在较急的情况下，如前壁心肌梗死伴剧烈胸痛或高血压者，β受体阻断药亦可静脉应用，美托洛尔静脉注射剂量为5mg/次，间隔5min后可再给予1～2次，继而口服剂量维持。

β受体阻断药的禁忌证为：心率＜60次/min；收缩压＜90mmHg；中重度心力衰竭（心功能≥Killip Ⅲ级）；Ⅱ、Ⅲ度房室传导阻滞或PR间期＞0.24s；严重慢性阻塞性肺部疾病或哮喘；末梢循环灌注不良。相对禁忌证：哮喘病史；周围血管疾病；1型糖尿病。

⑤血管紧张素转换酶抑制药　主要作用机制是通过影响心肌重塑、减轻心肌过度扩张而减少充盈性心力衰竭的发生率和病死率。对前壁心肌梗死伴有左心室功能不全的患者获益最大。在无禁忌证的情况下，溶栓治疗后血压稳定即可开始使用ACEI。剂量和时限应视患者的情况而定，一般来说AMI早期ACEI应从小剂量开始逐渐增加剂量，例如初始给予卡托普利6.25mg作为试验剂量，1日内可加至12.5mg或25mg，次日加至12.5～25mg，每日2～3次。对于4～6周后无并发症或无左心室功能障碍的患者，可以停服ACEI；

若AMI特别是前壁心肌梗死合并左心功能不全，ACEI治疗期应相应延长。

ACEI禁忌证：AMI急性期收缩压＜90mmHg；临床出现严重肾功能衰竭（血清Cr＞265μmol/L）；双侧肾动脉狭窄；对ACEI类药物过敏；妊娠、哺乳期妇女。

⑥ 钙通道阻滞药　在AMI治疗中不作为一线用药。

a.地尔硫䓬：AMI并发心房颤动伴快速心室率，且无严重左心功能不全的患者，可使用静脉地尔硫䓬，缓慢注射10mg（5min内），随之以5～15μg/（kg体重·min）维持静脉滴注，密切观察心率、血压的变化。如心率低于55次/min，应减少剂量或停用。静脉滴注时间不应超过48h。AMI后频发梗死后心绞痛以及对β受体阻断药禁忌的患者使用此药也可获益。对于AMI合并左心功能不全、房室传导阻滞、严重窦性心动过缓、收缩压＜90mmHg者，该药为禁忌。

b.维拉帕米：在降低AMI病死率方面无益处，但对于不适合使用β受体阻断药者，若无左心衰竭的证据，在AMI数日后开始服用此药，能降低此类患者的死亡和再梗死复合终点的发生率。禁忌证同地尔硫䓬。

⑦ 洋地黄制剂　AMI 24h内一般不使用洋地黄制剂。对于AMI合并左心衰竭的患者24h后常规服用洋地黄制剂是否有益也一直存在争议。目前一般认为，AMI恢复期在ACEI和利尿药治疗下仍存在充血性心力衰竭的患者，可使用地高辛。对于AMI左心衰竭并发快速心房颤动的患者，使用洋地黄制剂较为适合，首次静脉注射毛花苷C（毛花苷丙）0.4mg，此后根据情况追加0.2～0.4mg，然后口服地高辛维持。

⑧ 其他

a.镁：目前AMI不主张常规补镁治疗。以下情况补镁治疗可能有效：AMI发生前使用利尿药，有低镁、低钾的患者；AMI早期出现与Q-T间期延长有关的尖端扭转性室性心动过速的患者。

b.葡萄糖-胰岛素-钾溶液（GIK）静脉滴注：有证据显示大剂量静脉滴注25%葡萄糖-胰岛素50IU/L-氯化钾80mmol/L［以速率1.5ml/（kg体重·h）滴注24h］或低剂量静脉滴注GIK［10%葡萄糖-胰岛素20IU/L-氯化钾50mmol/L，以速率1.0ml/（kg体重·h）静脉滴注］治疗AMI，均可降低复合心脏事件的发生率。

（3）再灌注治疗　起病3～5h最多在12h内，使闭塞的冠状动脉再通，心肌得到再灌注，濒临坏死的心肌可能得以存活或使坏死范围缩小，对梗死后心肌重塑有利，预后改善，是一种积极的治疗措施。

① 溶栓治疗

a.溶栓治疗适应证

• 2个或2个以上相邻导联ST段抬高（胸导联≥0.2mV，肢体导联≥0.1mV），或提示AMI病史伴左束支传导阻滞（影响ST段分析），起病时间＜12h，年龄＜75岁。对前壁心肌梗死、低血压（SBP＜100mmHg）或心率增快（＞100次/min）的患者治疗意义更大。

• ST段抬高，年龄＞75岁。对这类患者，无论是否溶栓治疗，AMI死亡的危险性均很大。

• ST段抬高，发病时间在12～24h，溶栓治疗收益不大，但在有进行性胸痛和广泛ST段抬高并经过选择的患者，仍可考虑溶栓治疗。

• 高危心肌梗死，就诊时收缩压＞180mmHg和/或舒张压＞110mmHg，这类患者颅内出血的危险性比较大，应认真权衡溶栓治疗的益处与出血性脑卒中的危险性，对这些患者首先应镇痛、降低血压（如使用硝酸甘油静脉滴注、β受体阻断药等）治疗，将血压降至150/90mmHg时再行溶栓治疗，但是否能降低颅内出血的危险尚未得到证实。对这类患者若有条件应考虑直接PCI或支架植入术。

• 虽有ST段抬高，但起病时间＞24h，缺血性胸痛已消失或仅有ST段压低者不主张溶栓治疗。

b.溶栓治疗的禁忌证及注意事项

• 既往任何时间发生过出血性脑卒中，1年内发生过缺血性脑卒中或脑血管事件。

• 颅内肿瘤，曾使用链激酶（5日至2年内）或对其过敏的患者，不能重复使用链激酶。

• 近期（2～4周内）活动性内脏出血（月经除外）。

• 可疑主动脉夹层。

• 入院时有严重且未控制的高血压（＞180/110mmHg）或慢性严重高血压病史。

• 目前正在使用治疗剂量的抗凝药物（国际标准化比率2～3），已知有出血倾向。

• 近期（2～4周内）创伤史，包括头部外伤、创伤性心肺复苏术或较长时间（＞10min）的心肺复苏。

• 近期（＜3周）外科大手术。

• 近期（＜2周）在不能压迫部位的大血管穿刺。

• 妊娠。

• 活动性消化性溃疡。

c.溶栓剂的使用方法

（a）尿激酶：150万单位，于30min内静脉滴注，肝素皮下注射7500～10000U，每12h 1次；或低分子量肝素皮下注射，按100IU/kg体重计算用量，每日2次。

（b）链激酶或重组链激酶：150万单位于1h内静脉滴注，配合肝素皮下注射（7500～10000U），每12h 1次，或低分子量肝素皮下注射，按100IU/kg体重计算用量，每日2次。

（c）重组组织型纤溶酶原激活剂（rt-PA）：速给药方案（即GUSTO方案），首先静脉注射15mg，继之在30min内静脉滴注0.75mg/kg体重（不超过50mg），再在60min内静脉滴注0.5mg/kg体重（不超过35mg）。给药前静脉注射肝素5000U，继之以1000U/h的速率静脉滴注，以APTT结果调整肝素给药剂量，使APTT维持在60～80s。中国方案，应用50mg rt-PA（8mg静脉注射，42mg在90min内静脉滴注，配合肝素静脉应用，方法同上），出血需输血及脑出血发生率与尿激酶无显著性差异。

d.治疗前准备：溶栓前检查血常规、血小板计数、出凝血时间、APTT及血型、配血备用。即刻口服阿司匹林300mg，以后每日100mg，长期服用。

e.溶栓再通的判断指标

（a）直接指征：冠状动脉造影检查观察血管再通情况，冠状动脉造影所示血流情况通常采用TIMI（Thrombolysis In Myocardial Infarction）分级：TIMI分级达到2、3级者表明血管再通。

（b）间接指征：心电图抬高的ST段于2h内回降＞50%；胸痛于2h内基本消失；2h内出现再灌注性心律失常（短暂的加速性室性自主节律，房室或束支传导阻滞突然消失，或下后壁心肌梗死的患者出现一过性窦性心动过缓、窦房传导阻滞，或伴低血压状态）；血清CK-MB峰值提前出现在发病14h内。具备上述四项中两项或以上者，考虑再通；但第二项和第三项两项组合不能被判定为再通。

② 介入治疗（PCI） 具备施行介入治疗条件的医院（能在患者住院90min内施行PCI；心导管室每年施行PCI＞100例并有心外科待命的条件；施术者每年独立施行PCI＞30例；急性心肌梗死直接PCI成功率在90%以上；在所有送到心导管室的患者中，能完成PCI者达85%以上）在患者抵达急诊室明确诊断之后，对需施行直接PCI者边给予常规治疗和作术前准备，边将患者送到心

导管室。

a. 直接PCI适应证：在ST段抬高和新出现或怀疑新出现左束支传导阻滞的AMI患者，直接PCI可作为溶栓治疗的替代治疗，在有适宜条件的导管室于发病12h内或虽超过12h但缺血症状仍持续时，对梗死相关动脉进行PCI；急性ST段抬高/Q波心肌梗死或新出现左束支传导阻滞的AMI并发心源性休克患者，年龄＜75岁，AMI发病在36h内，并且血运重建术可在休克18h内完成者，应首选直接PCI；适宜再灌注而有溶栓治疗禁忌证者，直接PCI可作为一种再灌注治疗手段。

b. 直接PCI注意事项：在AMI急性期不应对非梗死相关动脉行选择性PCI。发病12h以上或已接受溶栓治疗且已无心肌缺血证据者，不应进行PCI；直接PCI必须避免时间延误、必须由有经验的术者进行。

c. 补救性PCI：溶栓治疗后仍胸痛、ST段抬高无显著回落、临床提示未再通者，应尽快进行急诊冠脉造影，若TIMI血流0～2级，应立即行补救性PCI，使梗死相关动脉再通。尤其对发病12h内、广泛前壁心肌梗死、再次梗死、血流动力学不稳定者意义更大。

③ 冠状动脉旁路移植术（CABG）　具体情况如下。

适应证：冠脉造影示左主干或三支病变；PTCA失败并发持续缺氧症状及血流动力学不稳定，或对药物治疗无效；合并机械性并发症包括心室间隔缺损，二尖瓣逆流；心源性休克。

该手术需专业胸外科人员进行，不在本书论述范围。手术前后可以内科药物辅助治疗。

（4）心肌梗死的并发症治疗

① 心律失常　心律失常必须及时消除，以免演变为严重心律失常甚至猝死。

发生心室颤动或持续多形室性心动过速时，尽快采用非同步或同步直流电除颤或复律。室性心动过速药物疗效不满意时也应及早用同步直流电复律；一旦发现室性期前收缩或室性心动过速，立即用利多卡因50～100mg静脉注射，每5～10min重复1次，至早搏消失或总量已达300mg，继以1～3mg/min的速度静脉滴注维持（100mg加入5%葡萄糖液100ml，滴注1～3ml/min）。如室性心律失常反复者可用胺碘酮；对缓慢性心律失常者可用阿托品0.5～1mg肌内注射或静脉注射；房室传导阻滞发展到第Ⅱ度或第Ⅲ度，伴有血流动力学障碍者宜用临时心脏起搏器经静脉心内膜右心室起搏治疗，待传导阻滞消失后撤除；室上性快速心律失常用维拉帕米、地尔硫䓬、美托洛尔、洋地黄制剂、胺碘酮等，当药物治疗不能控制时，可考虑用同步直流电转复治疗。

② 休克　根据休克纯属心源性，亦尚有周围血管舒缩障碍或血容量不足等因素存在，而分别处理。

a.补充血容量：估计有血容量不足，或中心静脉压和肺动脉楔压低者，用右旋糖酐或5%～10%葡萄糖液静脉滴注，输液后如中心静脉压上升＞18cmH$_2$O，肺小动脉楔压＞15～18mmHg，则应停止。右心室梗死时，中心静脉压的升高则未必是补充血容量的禁忌。

b.应用升压药：补充血容量后血压仍不升，而肺小动脉楔压和心排血量正常时，提示周围血管张力不足，可用多巴胺起始剂量3～5μg/（kg体重·min）静脉滴注，或去甲肾上腺素2～8μg/（kg体重·min），亦可选用多巴酚丁胺[起始剂量3～10μg/（kg体重·min）]。

c.应用血管扩张药：经上述处理血压仍不升，而肺毛细血管楔压增高，心排血量低或周围血管显著收缩以致四肢厥冷并有发绀时，硝普钠15μg/min开始，每5min逐渐增量至PCWP降至15～18mmHg；硝酸甘油10～20μg/min开始，每5～10min增加5～10μg/min直至左室充盈压下降。

d.其他：治疗休克的其他措施包括纠正酸中毒、避免脑缺血、保护肾功能，必要时应用洋地黄制剂等。为了降低心源性休克的死亡率，有条件的医院主张用主动脉球囊反搏术进行辅助循环，然后做选择性冠状动脉造影，随即施行介入治疗或冠状动脉旁路移植手术，可挽救一些患者的生命。

③ 治疗心力衰竭　主要是治疗急性左心衰竭，以应用吗啡（或哌替啶）和利尿药为主，亦可选用血管扩张药以减轻左心室的负荷，或用多巴酚丁胺10μg/（kg体重·min）静脉滴注或用短效血管紧张素转换酶抑制药从小剂量开始等治疗。洋地黄制剂可能引起室性心律失常宜慎用。由于最早期出现的心力衰竭主要是坏死心肌间质充血、水肿引起顺应性下降所致，而左心室舒张末期容量尚不增大，因此在梗死发生后24h内宜尽量避免使用洋地黄制剂。有右心室梗死的患者应慎用利尿药。

④ 右心室心肌梗死的处理　治疗措施与左心室心肌梗死略有不同。右心室心肌梗死引起右心衰竭常伴低血压，而无左心衰竭的表现时，宜扩张血容量。在血流动力学监测下静脉滴注输液，直到低血压得到纠正或肺毛细血管楔压（PCWP）达15～18mmHg。如输液1～2L低血压未能纠正可用正性肌力药如多巴酚丁胺等。不宜用利尿药，伴有房室传导阻滞者可予以临时起搏。

⑤ 其他并发症的处理　并发栓塞时，用溶解血栓和（或）抗凝疗法。心室壁瘤如影响心功能或引起严重心律失常，宜手术切除或同时做冠状动脉旁路移植手术。心脏破裂和乳头肌功能严重失调都可考虑手术治疗，但手术死亡率

高。心肌梗死后综合征可用糖皮质激素或阿司匹林、吲哚美辛等治疗。

3.非ST段抬高型心肌梗死的治疗

非ST段抬高型心肌梗死其住院期病死率较低，但再梗死率、心绞痛再发生率和远期病死率则较高。由于病理机制不同，NSTEMI治疗措施与STEMI有所区别。非ST段抬高型心肌梗死多是非Q波性，此类患者不宜溶栓治疗，应以抗凝、抗血小板为主。其中低危险组（无并发症、血流动力稳定、不伴反复胸痛者）以阿司匹林和肝素尤其是低分子量肝素治疗为主；中危险组（伴持续或反复胸痛，心电图无变化或ST段压低1mm上下者）和高危险组（并发心源性休克、肺水肿或持续低血压）则以介入治疗为首选。

急性期治疗分四大类：抗缺血药物、抗凝药物、抗血小板药物和冠脉血运重建治疗。

（1）抗缺血药物　如无禁忌证，使用β受体阻断药，尤其对于高血压或者心动过速患者。对于心绞痛发作急性期，静脉或口服硝酸酯类药物以缓解症状。已经接受硝酸酯类药物和β受体阻断药的患者加用钙通道阻滞药可进一步缓解症状；对于存在β受体阻断药使用禁忌的患者或者血管痉挛性心绞痛的患者，使用钙通道阻滞药。

（2）抗凝药

① 普通肝素通过皮下途径吸收较差，静脉途径比较理想。治疗窗较狭窄，需要监测APTT，目标水平在50～75s，相当于正常上限的1.5～2.5倍。如果APTT值更高，不仅没有更多抗凝获益反而增加出血风险。APTT低于50s，抗凝效果受限，缺血事件的数量不能降低。推荐根据体重调整普通肝素剂量，初始按60～70IU/kg体重注射，最大剂量5000IU，以后按12～15IU/（kg体重·h）持续给药，最大不超过1000IU/h。此给药方案目前被认为是最可能获得目标APTT值的有效方法。

② 低分子肝素优点有皮下注射完全吸收，蛋白结合少，血小板活化少，量效关系更明确。而且，低分子肝素与普通肝素相比，诱导血小板减少症的发生率减少。低分子肝素的清除部分通过肾途径，肌酐清除率低于30ml/min时是使用低分子肝素的禁忌。

③ Fondaparinux（磺达肝癸钠）是目前临床使用的唯一选择性X_a因子抑制药。其是以抗凝血酶与肝素结合序列为模板人工合成的戊糖。它以抗凝血酶介导选择性抑制X_a因子，对凝血酶生成抑制呈剂量依赖性，对凝血酶本身没有抑制作用。皮下注射生物利用度100%，清除半衰期为17h，可以一天给药1次，肌酐清除率低于30ml/min为禁忌证。

④ 直接凝血酶抑制药的代表物——水蛭素是从水蛭中提取的。目前可用的直接凝血酶抑制药有水蛭素、阿加曲班（argatroban）、比伐卢定（bivalirudin）。水蛭素及其衍生物是通过肾脏排出的。水蛭素和比伐卢定（bivalirudin）延长APTT和ACT。凝血试验与其血浆浓度相关，因此APTT和ACT可以用于治疗监测。

（3）抗血小板制剂　一旦非ST段抬高的急性冠脉综合征的诊断明确，则需要立即进行抗血小板治疗（表3-3）。

表3-3　临床抗血栓治疗

口服抗血小板治疗

阿司匹林：初始剂量非肠溶性制剂160～325mg，维持剂量75～100mg/日

氯吡格雷：负荷剂量300mg（若需快速起效，应用600mg），维持剂量75mg/日

抗凝药

依诺肝素：1mg/kg体重，皮下注射，12h 1次

达肝素：120IU/kg体重，皮下注射，12h 1次

那曲肝素：86IU/kg体重，皮下注射，12h 1次

普通肝素：60～70IU/kg体重，快速静脉注射（最大剂量为5000IU），随后以12～15IU/（kg体重·h）（最大剂量1000IU/h）静脉滴注，维持APTT在1.5～2.5倍

水蛭素：以0.1mg/kg体重快速静脉注射，然后以0.25mg/（kg体重·h）静脉滴注。若行PCI，之前静脉追加给予0.5mg/kg体重快速静脉注射，静脉滴注量增至1.75mg/kg体重

血小板GP Ⅱ$_b$/Ⅲ$_a$受体抑制药

阿昔单抗：0.25mg/kg体重静脉快速注射，随后以0.125μg/（kg体重·min）（最大10μg/min）静脉滴注，维持12～24h

依替巴肽：180μg/（kg体重·min）静脉快速注射（PCI后10min给予第二次快速静脉注射），随后以2.0μg/（kg体重·min）静脉滴注，维持72～96h

替罗非班：行以0.4μg/（kg体重·min）静脉滴注30min，随后以0.10μg/（kg体重·min）持续静脉滴注48～96h。临床试验也已证实了高剂量应用方案［25μg/kg体重快速静脉注射+15μg/（kg体重·min）静脉滴注18h］

抗血小板治疗对于急性事件以及其后的维持治疗都是必需的。三个相互关联又相互补充的策略提供了有效的抗血小板治疗：一是对环氧化酶-1（COX-1）的抑制（阿司匹林）；二是对二磷酸腺苷（ADP）介导的血小板聚集的抑制［噻氯匹定（抵克力得）和氯吡格雷］；三是对血小板Ⅱ$_b$/Ⅲ$_a$受体的抑制（替罗非班、依替巴肽和阿昔单抗）。

所有患者应即刻应用300mg负荷剂量的氯吡格雷，随后每日给予75mg。除非出血风险过度增加，氯吡格雷需应维持12个月。对阿司匹林有禁忌证的患者，应给予氯吡格雷替代治疗。考虑行侵入性治疗/PCI的患者，300～600mg

负荷量的氯吡格雷可达到快速抑制血小板功能的目的。对已提前应用过氯吡格雷而又欲进行CABG的患者，如果临床情况许可，手术应推迟至停药后的5日后进行。

（4）冠状动脉血运重建　极高危患者有严重的心绞痛发作，明显的或动态的心电图改变，严重心律失常，心力衰竭，入院时或入院后血流动力学不稳定，应该尽早地实施冠脉造影（coronary angiography，CAG）检查。中危至高危的患者，没有前述致命性的临床表现，可早期（72h内）行CAG检查，当有可行性并有再血管化指征时再予血管化治疗；或先予药物治疗使病情稳定后，再根据临床情况择期行CAG检查。对于危险度低的患者，出院前应进行无创的缺血诱发试验。如果结果为阳性，CAG检查是必要的。

非ST段抬高型心肌梗死近期预后虽佳，但长期预后则较差，以致再梗死或猝死。与梗死相关冠状动脉进展至完全闭塞或一度再通后再度阻塞有关。

4.心肌梗死恢复期的处理

如病情稳定，体力增进，可考虑出院。近年主张出院前作症状限制做运动负荷心电图、放射性核素和（或）超声显像检查，如显示心肌缺血或心功能较差，宜行冠状动脉造影检查考虑进一步处理。心室晚电位检查有助于预测发生严重室性心律失常的可能性。近年又提倡急性心肌梗死恢复后，进行康复治疗，逐步作适当的体育锻炼，有利于体力和工作能力的增进。经2～4个月的体力活动锻炼后，酌情恢复部分工作或轻工作，以后部分患者可恢复全天工作，但应避免过重体力劳动或精神过度紧张。

冠心病的预防：预防动脉粥样硬化和冠心病，属一级预防；已有冠心病及心肌梗死病史者还应预防再次梗死及其他心血管事件，称之为二级预防。二级预防应全面综合考虑，为便于记忆可归纳为以A、B、C、D、E为符号的五个方面。

A

① 阿司匹林（aspilin）　如无禁忌，开始并长期连续应用阿司匹林（75～325mg/日），如有禁忌可使用氯吡格雷（75mg/日）。

② 血管紧张素转换酶抑制药　所有心肌梗死后的长期治疗，早期用于高危患者（前壁心肌梗死、既往心肌梗死、心功能Killip Ⅱ级）。

B

① β受体阻断药（β-blocker）　所有心肌梗死后或急性缺血综合征患者需要长期用药，除一般的禁忌证外，对所有的其他需要控制心绞痛、心律或血压的应予以使用。

② 血压控制（blood pressure control）　目标＜140/90mmHg，糖尿病患者降到130/85mmHg以下，伴有肾脏损害或有蛋白尿的患者（24h尿蛋白＞1000mg）应控制到125/75mmHg。

C

① 降低胆固醇（cholesterol lowing）　首要目标LDL-C＜2.59mmol/L（100mg/dL）；次要目标TG＞2.3～5.6mmol/L（200～499mg/dI），待降低LDL后，考虑贝特类或烟酸类药物，鼓励增加ω-3脂肪酸的摄取；TG≥5.6mmol/L（500mg/dI），贝特类或烟酸类药物治疗后，再考虑降低LDL。

② 戒烟（cigarette quitting）。

D

① 控制糖尿病（diabetes control）　FPG 5.1～6.1mmol/L，2hPG 7.0～7.8mmol/L，HbA$_1$c 6.0%～7.0%。

② 限制饮食（diet）　适度饮酒、限制钠盐摄入量、重视水果、蔬菜和低脂乳类食品的正确摄入。

E

① 运动（exercise）　最低目标：每周3～4次，每次30min。理想目标：每日运动30～60min（步行、慢跑、骑自行车等有氧运动）。

② 健康教育（education）　普及有关冠心病的教育，涉及人群包括患者及其家属。

四、生活调养

1.休息与适量运动

急性心肌梗死和不稳定型心绞痛患者必须卧床休息，但卧床时间以多长为宜，观点并不一致。多数学者认为48～72h即可，也有学者主张卧床2～3周。长期卧床的急性心肌梗死患者心排血量和心每搏输出量减少，运动耐量下降，对于后期的康复是不利的。长期卧床对急性心肌梗死患者可造成下列不良影响。

（1）影响呼吸功能，使通气功能降低，易致局限性肺不张和肺炎，也可造成褥疮并发感染。

（2）使机体的抵抗力下降，容易引起真菌、病毒感染或二重感染。

（3）发病后卧床3周以上，活动耐量将下降20%～25%，心每搏输出量也降至最低水平，最大氧耗量从5L/min降至3.5L/min以下。

（4）长期卧床可致消化不良、胃肠道蠕动减少，从而出现腹胀、便秘、食欲下降等。

（5）长期卧床使血容量减少、血黏度增高，加之下肢活动减少，故易致下肢和肺血管血栓形成或栓塞。

故对于急性心肌梗死患者来说，在病情稳定后，应尽早在医护人员的帮助和指导下逐步进行康复活动和锻炼，循序渐进，不可操之过急。对于要求绝对卧床休息的2～3日里，应定时给患者翻身，以防止褥疮的发生。翻身时应注意以下几点：翻身次数相对减少，每日2～3次；翻身动作要轻柔、协调一致，避免拖、拉、拽等暴力动作；患者不可主动用力。

2.心肌梗死的饮食调养

（1）寒冷季节　应多吃些性温且具有活血化瘀作用的食物，以预防心肌梗死的发作。深秋和冬季是心血管疾病好发的季节，心肌梗死也如此，除了保暖防寒外，还应多吃些性温而既具有活血化瘀作用又富含营养的食物，如燕麦、酸牛奶、兔肉、乌骨鸡肉、鲫鱼、泥鳅、海带、大蒜、洋葱、生姜、香菇、胡萝卜、黄酒、桃仁等。

（2）急性期　应以流质饮食为主。发病后1～3日内，必须绝对卧床休息，包括大小便、饮食等一切活动，皆应由旁人护理。此期以流质饮食为主，可给予淡鲜牛奶、豆浆、米汤、薄稀粥、果汁等；并采用少量多餐制，每日分6～7次，每次用100～150ml。每日供给总热量以2084～3349kJ为宜，24h总补液量以1000～1500ml为宜。

（3）缓解期　以半流质饮食为主。发病后4日至4周内，随着病情的好转，可逐步改为半流质饮食，但仍应采用少量多餐制，而每日供给的总热量可适量增加至3349～4189kJ。要以高钾、低钠、低热量饮食为宜，以减轻心脏负担，防止低钾引起的心动过速、心律失常和情绪不安，从而加剧对心脏的损害。此期可进食药粥、麦片、淡奶、兔肉末、家禽肉末、鱼汤、蔬菜和水果等。

（4）恢复期　即发病4周后，随着病情稳定和活动量的增加，应逐渐调整饮食结构及饮食量。一般每日供给的总热量，可保持在4186～5023kJ。足量的优质蛋白质和维生素有利于心肌损伤的修复，日常膳食可选用乳类、蛋类、瘦肉类、鱼类、蔬菜、水果等。特别是绿叶蔬菜和水果等，因富含维生素C，起到疏利通导的作用，宜常用。注意，饮食中还应保持一定量的粗纤维的摄入，以利于保持大便通畅，以防大便用力而使病情加重。

（5）平时饮食宜清淡　避免吃过冷、过热、过量、过咸食物，忌用辛辣刺激性食物如浓茶、浓咖啡、辣椒等，以免加重和诱发心肌损害。

（6）饮食禁忌　除心绞痛的饮食禁忌外，还应注意：避免暴饮暴食和刺激性饮料。暴饮暴食会加重心肌耗气，加重或诱发心肌梗死。特别是高脂饮食后，还易引起血脂增高，血液黏稠度增高，局部血流缓慢，血小板易于聚集凝血，而发心肌梗死；少食易产生胀气的食物（如豆类、土豆、葱、蒜）及过甜食物；禁食辛辣刺激性食物，如浓茶、白酒、辣椒、可可粉、咖啡等以免心肌受到不良刺激；肥胖者忌食或少食白鲢鱼、黄花鱼等助湿、壅滞之品。

3.药膳食疗方

（1）参果茶　丹参10g，山楂10g，麦冬5g，沸水浸泡，闷30min，代茶频饮。功能活血化瘀。防治冠心病。

（2）当归米酒饮　当归60g，米酒1000g，当归浸于米酒内，7日后饮。功能活血通络。适用于胸部瘀血作痛。

（3）乌豆圆肉大枣汤　乌豆50g，桂圆15g，大枣50g，将乌豆洗净，放入砂锅内，煮至六成熟时，加入桂圆、大枣，煮至枣熟即成，分早晚2次服。功能活血通脉，养血安神。适用于心血瘀阻、心悸不安、胸闷不舒等症。

（4）桃仁粥　桃仁10g，粳米50g，先将桃仁去尖，研烂，煮取汁和粳米一同煮粥，经常食之。适用于心脉瘀阻者。

第四章
冠心病常见并发症的中西医结合治疗

第一节　冠心病合并心律失常

正常心律起源于窦房结，频率60～100次/min（成人），比较规则。窦房结冲动经正常房室传导系统顺序激动心房和心室，传导时间恒定（成人0.12～0.20s）；冲动经束支及其分支以及浦肯野纤维到达心室肌的传导时间也恒定（＜0.10s）。冠心病合并心律失常（cardiac arrhythmia）是指冠状动脉粥样硬化使血管腔狭窄或阻塞的基础上发生心脏冲动的起源频率、节律、传导速度与激动次序的异常。冠心病合并心律失常临床表现轻重不一，主要症状是：胸闷，胸痛，可放射至左肩、左臂内侧达无名指和小指，常为压迫、憋闷、紧缩感，轻者仅有心慌、心跳感，重者可有心脏停跳感或心悸如豚状伴有恐惧不安等。

根据其临床表现，冠心病合并心律失常相当于中医学的"胸痹"、"真心痛"、"心悸"、"怔忡"等范畴。

一、病因病机

（一）中医病因病机

1.病因

（1）体虚劳倦　禀赋不足，素体虚弱，或久病伤正，耗损心之气阴，或劳倦太过伤脾，生化之源不足，气血阴阳亏乏，脏腑功能失调，致心神失养，发为心悸。

（2）七情所伤　平素心虚胆怯，突遇惊恐，忤犯心神，心神动摇，不能自主而心悸。《杂病广要》指出："夫惊悸者，心虚胆怯之所致也。"长期忧思不解，心气郁结，阴血暗耗，不能养心而心悸；或化火生痰，痰火扰心，心神失宁而心悸。此外，大怒伤肝，大恐伤肾，怒则气逆，恐则精却，阴虚于下，火逆于上，动撼心神亦可发为惊悸。

（3）感受外邪　风、寒、湿三气杂至，合而为痹。痹证日久，复感外邪，内舍于心，痹阻心脉，心血运行受阻，发为心悸。或风寒湿热之邪，由血脉内侵于心，耗伤心气心阴，亦可引起心悸。温病、疫毒均可灼伤营阴，使心失所养，或邪毒内扰心神，如春温、风温、暑温、白喉、梅毒等病，往往伴见心悸。

（4）药食不当　嗜食醇酒厚味、煎炸炙烤，蕴热化火生痰，痰火上扰心神则为悸。正如清代吴澄《不居集·怔忡惊悸健忘善怒善恐不眠》所谓："心者，身之主，神之舍也。心血不足，多为痰火扰动。"或因药物过量或毒性较剧，耗伤心气，损伤心阴，引起心悸。如中药附子、乌头、雄黄、蟾酥、麻黄等，西药锑剂、洋地黄、奎尼丁、阿托品、肾上腺素等，或补液过快、过多等。

2.病机

心悸的病因虽有上述诸端，然病机不外乎气血阴阳亏虚，心失所养，或邪扰心神，心神不宁。其病位在心，而与肝、脾、肾、肺四脏密切相关。如心之气血不足，心失滋养，搏动紊乱；或心阳虚衰，血脉瘀滞，心神失养；或肾阴不足，不能上制心火，水火失济，心肾不交；或肾阳亏虚，心阳失于温煦，阴寒凝滞心脉；或肝失疏泄，气滞血瘀，心气失畅；或脾胃虚弱，气血乏源，宗气不行，血脉凝留；或脾失健运，痰湿内生，扰动心神；或热毒犯肺，肺失宣肃，内舍于心，血运失常；或肺气亏虚，不能助心以治节，心脉运行不畅，均可引发心悸。

本病以虚为主，而其本虚的程度又常与脏腑虚损的多寡有关。心悸初起以心气虚为常见，可表现为心气不足、心血不足、心脾两虚、心虚胆怯、气阴两虚等证。病久阳虚者则表现为心阳不振，脾肾阳虚，甚或水饮凌心之证；阴虚血亏者多表现为肝肾阴虚、心肾不交等证。若阴损及阳，或阳损及阴，可出现阴阳俱损之候。若病情恶化，心阳暴脱，可出现厥脱等危候。

（二）西医发病机制

1.冠心病对心律失常的影响

冠状动脉粥样硬化导致心肌缺血，心肌细胞营养障碍、萎缩及灶性坏死，纤维组织增生，除影响心脏的泵功能外，也会影响心脏的电功能，导致心肌电的兴奋性异常或传导、起搏及传导功能障碍，从而引发各种心律失常。

2.心律失常的机制和原理

（1）自律性增高　主要包括冲动发生异常、冲动传导异常以及二者联合存在。冲动发生异常见于：心悸细胞自律性正常，但正常起搏点（最高与潜在起搏点）位相4除极过快或过慢；或心悸细胞自律性异常，但正常无自律性的快反应细胞（心室和心房肌）以及正常具自律性的快反应细胞（浦肯野纤维，图4-1）由于病变使膜电位降低达-50～-60mV时，均出现异常自律性，前者由无自律性转为具自律性，后者则自律性增高；1次动作电位后除极触发激动。

（2）折返现象　折返主要是指在合适条件下，冲动自近端共同通道沿两条途径之一传向远端共同通道，继而经另一途径由远端再次传入近端共同通道，形成冲动传导的一次或多次折返，折返可沿固定解剖或电生理传导障碍，在单向阻滞和传导减慢具备

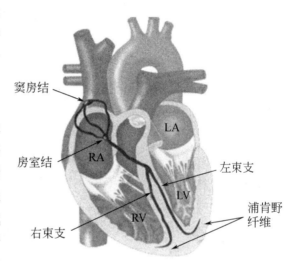

图4-1　房室传导系统解剖示意

的条件下形成；也可呈围绕不激动心肌中心区的传导涡（微折返——leading circle学说）；还可表现为跨过不能应激的心肌间隙的电流逆传（反射——reflection）。临床上有充分依据提示房室结性心动过速和房室旁道所致室上性心动过速的机制为折返，其折返途径分别为房室结内双通道和经心房、房室结、希浦系统和心室再经旁道逆转回心房的折返环。

二、临床表现

1.症状与体征

（1）冠心病出现偶发过早搏动时一般无症状或仅有心悸头晕。频发室性早搏时患者常感心悸、心前区不适、乏力、气短等症状，查体有心尖部第一心音低钝，心律不齐，有早搏，此时为心排血量减少所致。同时还可因过早搏动而出现心绞痛。

（2）冠心病出现心动过速时，可突然感到心悸，心率明显增快且较规则。

发作可持续数秒或数小时甚至数日，伴有恐惧、不安。如果心率每分钟超过200次时，可引起心脏供血不足导致血压下降、头晕、恶心、呕吐、心绞痛、晕厥或心力衰竭，甚至出现阿－斯综合征及猝死。

（3）冠心病出现室扑和室颤时，表现神志不清，无脉搏，皮肤不温，明显灌注不良，如不及时抢救除颤，往往立即死亡。

（4）冠心病出现房室传导阻滞时，因阻滞程度不同而使临床症状不同。Ⅰ度房室传导阻滞很少有症状，仅听诊时第一心音略弱。Ⅱ度房室传导阻滞时，有心脏停跳或心悸感，听诊可见心音脱漏，脉搏也相应脱漏。心室率缓慢时可有头昏、乏力、易疲倦，过度劳累或活动后气促，甚至短暂晕厥。Ⅲ度房室传导阻滞时，除有上述症状外，还可进一步引起心、脑供血不足而出现智力减退，随时发生晕厥。听诊时心率慢而规则，每分钟35～40次，第一心音强弱不等，甚至可闻及"大炮音"。

（5）心室率过慢或心室停搏时，可有短暂意识丧失。心室停搏超过15s时可出现晕厥、抽搐、发绀及阿－斯综合征。

2.心律失常的分类

（1）冲动起源异常

① 窦性心律失常　窦性心动过速、窦性心动过缓、窦性心律不齐、窦性停搏、窦房阻滞。

② 异位心律　被动性异位心律：逸搏（房性、房室交界性、室性）、逸搏心律（房性、房室交界性、室性）。主动性异位心律：过早搏动（房性、房室交界性、室性）、阵发性心动过速（室上性、室性）、心房扑动、心房颤动、心室扑动、心室颤动。

（2）冲动传导异常

① 生理性　干扰及房室分离。

② 心脏传导阻滞　窦房传导阻滞、心房内传导阻滞、房室传导阻滞（Ⅰ度、Ⅱ度、Ⅲ度）、心室内传导阻滞（左、右束支及左束支分支传导阻滞）。

③ 房室间传导途径异常　预激综合征。

（3）激动起源失常伴传导失常　异位心律、反复心律、并行心律。

临床上，心律失常可按其发作时心率的快慢分为快速性和缓慢性两大类。有些学者还提出按心律失常时循环障碍严重程度和预后，将心律失常分为致命性、潜在致命性和良性三类。这两种分类方法简易可行，结合临床实际，对心律失常的诊断和防治有一定帮助。

3.辅助检查

（1）心电图　冠心病并发心律失常主要依靠心电图确定诊断：窦性心律变化有窦性心动过速、窦性心动过缓、窦房传导阻滞及窦性停搏。异常心律变化有阵发性室上速、室速、房颤或预激综合征。急性心肌梗死心电图特征性变化：可见代表急性损伤区ST段抬高、心肌坏死区深而宽Q波以及缺血区T波倒置三种主要波形。局灶性心肌梗死可无特征性心电图表现，合并束支传导阻滞尤其左束支传导阻滞时，心电图不易反映特征性变化，心内膜下心肌梗死仅见ST段压低（胸导联ST段压低0.4～0.8mV）和T波变化，但无Q波，原部位再发梗死心电图变化多不典型。

（2）动态心电图　动态心电图监测（12h、24h）可观察心律失常和ST-T动态性变化，对于心律失常可作出准确的定性和定量分析。它不仅可确定心律失常的有无、种类和数量，而且可确定心律失常的起止时间，以及与日常生活及自觉症状之间的关系，还可了解不同心脏病引起的心律失常的发作特点。

（3）超声心动图　可提供对冠心病心室壁节段性运动障碍、左室收缩和舒张功能测定、室壁瘤等检测，对急性心肌梗死乳头肌腱索断裂或室间隔穿孔以及急性心包积液等能及时检出确诊，对诊断右心室梗死和左室血栓有价值。可提供在多巴酚丁胺负荷下缺血区室壁活动异常的显像，有助于冠心病的诊断。

（4）负荷试验　当心绞痛不典型，静息心电图又无缺血依据时，心电图运动负荷试验（次极量蹬车运动或活动平板运动负荷试验）可协助诊断，敏感性62%，特异性83%。注意假阳性或假阴性的存在。

（5）核素检查　铊心肌灌注显像与运动负荷试验结合判断，提高冠心病的诊断率，特异性约为92%，敏感性约为80%。负荷高峰时出现局限性灌注减少，休息后恢复正常，提示心肌缺血；固定的灌注缺陷反映原有心肌损害。锝焦磷酸盐显像可提高心肌梗死诊断率。核素心室造影较超声心动图更精细测定室壁运动异常和心脏动力学变化。

（6）冠状动脉造影　可检出冠状动脉粥样硬化基本病变和梗死相应部位血管血栓栓塞病变，观察溶栓后梗死血管再通状况及冠脉内血管成形术后血管闭塞或动脉夹层的存在等。

（7）其他　如血浆儿茶酚胺、游离脂肪酸含量检测，与心律失常发生率和严重程度密切相关。C-反应蛋白是非特异性炎症标志物，不稳定型心绞痛患者，其测值＞73mg/L预示不良心性事件发生的可能性。

三、治疗

（一）中医治疗

1.中药内治

（1）辨证论治

① 心虚胆怯

【证候特点】胸闷而痛，心悸怔忡，短气乏力，少寐或不寐、寐易惊醒，倦怠懒言，恶闻声响，舌红少津，脉虚弱无力或结代。

【治法】镇惊定志，养心安神。

【代表方剂】安神定志丸加减——远志6g，石菖蒲5g，茯苓15g，朱砂（冲服）2g，龙齿（先煎）25g，党参9g。

【临床加减】若口唇发绀，舌苔紫暗，可加丹参、三七、益母草等；若脉结代，可合炙甘草汤、桂枝；若心烦梦多加酸枣仁、柏子仁。

② 阳气虚衰

【证候特点】胸闷气短，甚则胸痛彻背，心悸，汗出，畏寒，肢冷，面色苍白，唇甲淡白或青紫，舌淡白或紫暗，脉沉细或微欲绝。

【治法】益气温阳，安神定悸。

【代表方剂】参附汤合右归饮加减——人参15g，附子（先煎）10g，肉桂3g，熟地黄15g，山茱萸12g，枸杞子15g，杜仲10g，菟丝子15g，鹿角胶10g，山药10g，柏子仁15g，丹参15g。

【临床加减】若见面色唇甲青紫、大汗出、四肢厥冷、脉沉微欲绝者，可重用人参，并加龙骨、牡蛎；若见心悸、喘促、不能平卧、小便量少、肢体水肿者，可加汉防己、车前子、猪苓；若心下痞满、纳食不香加半夏、焦四仙。

③ 心阳不振

【证候特点】胸闷气短，心悸不安，面色苍白，形寒肢冷，舌质淡白，脉虚弱或沉细。

【治法】温补心阳，安神定悸。

【代表方剂】桂枝甘草龙骨牡蛎汤加减——桂枝10g，炙甘草10g，龙骨30g，牡蛎30g，人参15g，当归15g，川芎15g。

【临床加减】阳虚明显者可加附子、细辛；若心悸不宁，小便不利，振振欲擗地者，宜加附子、茯苓。

④ 水气凌心

【证候特点】水饮停于心下，心悸易惊，筑筑然动，胸脘痞胀，气短少咳，头晕作眩，舌淡苔白滑，脉弦滑。

【治法】温化水饮，宁心定悸。

【代表方剂】苓桂术甘汤加减——茯苓30g，桂枝10g，甘草6g，白术15g，郁金15g，羌活15g。

【临床加减】若水饮上逆，恶心呕吐者，加半夏、陈皮、生姜；若心悸喘促，寒饮射肺者，可加葶苈子、大枣。

⑤ 心血瘀阻

【证候特点】胸部刺痛，固定不移，入夜更甚，心悸不宁，苔薄，舌暗红、紫暗或有瘀斑，或舌下脉络青紫，脉沉涩。

【治法】活血化瘀，止痛定悸。

【代表方剂】血府逐瘀汤加减——当归15g，赤芍15g，川芎15g，桃仁10g，红花15g，柴胡10g，枳壳10g，白芍15g，生地黄15g，牛膝10g，桔梗10g。

【临床加减】若胸胁闷满，胸痛明显者，加降香、郁金、延胡索（元胡）；气虚明显者，加党参、茯苓。

⑥ 心脾两虚

【证候特点】劳易胸痛，神疲乏力，心悸，食少，面萎少华，舌淡苔薄，脉沉细无力。

【治法】益气养血，健脾安神定悸。

【代表方剂】归脾汤加减——人参15g，炙黄芪30g，白术15g，炙甘草15g，龙眼肉（桂圆肉）15g，当归15g，茯神30g，远志12g，酸枣仁15g，木香10g。

【临床加减】若唇舌淡暗加丹参；若见形寒肢冷，腹中隐痛，可加桂枝、干姜；若血虚甚者，可加熟地黄、阿胶。

⑦ 痰浊壅塞

【证候特点】胸部闷痛，心悸，痞满，纳呆，脘胀，兼有头身困重，痰多体胖，苔腻或黄或白滑，脉滑。

【治法】通阳泄浊，化痰开窍定悸。

【代表方剂】栝楼薤白半夏汤加减——瓜蒌30g，半夏10g，薤白12g，郁金15g，丹参30g，柏子仁15g，远志10g，茯神20g。

【临床加减】痰湿重者可加入干姜、陈皮、白蔻仁；若兼见瘀血内阻之象，加桃仁、红花、三七粉。

⑧ 心肾阴虚

【证候特点】胸闷且痛，心悸盗汗，心烦不寐，腰膝酸软，头晕耳鸣，舌红少苔或无苔，脉细涩。

【治法】滋阴益肾，养心安神定悸。

【代表方剂】左归饮加减——熟地黄15g，山茱萸10g，枸杞子15g，山药10g，茯苓15g，炙甘草10g，柏子仁15g，酸枣仁15g。

【临床加减】若心阴亏虚而见心悸、盗汗、心烦不寐者，可加麦冬、五味子、首乌藤30g；若胸闷、疼痛明显者，可加当归、丹参、川芎、郁金等；若阴虚阳亢而见头晕目眩、舌麻肢麻、面部烘热者，可加制何首乌、女贞子、旱莲草、钩藤、生龙骨、生牡蛎等。

（2）单方验方

① 三参汤

【组成】苦参20g，党参20g，丹参15g，大枣6枚。

【用法】水煎服，每日1剂，每周服6剂为1疗程。

【适应证】益气活血，强心复律。主治顽固性室性早搏。（郝建新，柯新桥，刘建国等.新编心血管病验方荟萃.广州：广东世界图书出版公司，2003）

② 复脉汤

【组成】苦参20g，当归20g，檀香15g，海藻15g。

【用法】每日1剂，水煎2次温服，1周为1疗程。

【适应证】清热活血，理气消痰。主治心律失常（房颤、室性早搏）。（郝建新，柯新桥，刘建国等.新编心血管病验方荟萃.广州：广东世界图书出版公司，2003）

③ 验方

【组成】苦参20g。

【用法】水煎服。每日1剂，1周为1疗程。

【适应证】用于心悸而脉数者。（周玉萍，冯玲.实用中西医结合心律失常学.北京：中医古籍出版社，2002）

④ 验方

【组成】桑寄生。

【用法】每日20～30g，水煎服，10日为1疗程。

【适应证】适用于阵发性心房颤动或心房扑动。（周玉萍，冯玲.实用中西医结合心律失常学.北京：中医古籍出版社，2002）

⑤ 苦参复律汤

【组成】苦参30g，茵陈30g，炙甘草10g。

【用法】每日1剂，水煎2次口服，30日为1疗程。

【适应证】痰热内扰之室性早搏。[石健.冠心病千家妙方（家庭实用

版）.广州：广东旅游出版社，2006〕

⑥ 黄芪苦参饮

【**组成**】黄芪30g，苦参30g，川芎12g。

【**用法**】水煎服，每日1剂，2个月为1疗程。

【**适应证**】各种快速性心律失常。〔石健.冠心病千家妙方（家庭实用版）.广州：广东旅游出版社，2006〕

（3）中成药

① 参松养心胶囊　益气养阴，活血复脉。适用于气虚血瘀兼心阴不足所致的胸闷胸痛，心悸，气短乏力，头晕目眩，心烦失眠，肢体麻木。

② 稳心颗粒　益气养阴，定悸复脉，活血化瘀。适用于气阴两虚兼心脉瘀阻所致的心悸不宁，气短乏力，头晕心烦，胸闷胸痛。

③ 宽胸丸　宽胸理气止痛，适用于阳虚寒凝气滞型。每日3次，每次1～2丸。

④ 心灵丸　活血化瘀，益气通脉，宁心安神之。用于胸痹心痛，心悸气短，头痛眩晕等症，以及心绞痛、心律失常及伴有高血压病者。舌下含服或咀嚼后咽服，一次2丸，一日1～3次。也可在临睡前或发病时服用。

⑤ 振源胶囊　益气通脉，宁心安神，生津止渴。用于胸痹、心悸、不寐，消渴气虚证，症见胸痛胸闷、心悸不安，失眠健忘，口渴多饮，气短乏力；冠心病，心绞痛，心律失常，神经衰弱，2型糖尿病见上述证候者。口服，一次1～2粒，一日3次。

⑥ 血府逐瘀胶囊　活血化瘀，行气疏络。适用于瘀血痹阻型。每日2次，每次6粒。

2.中药外治

唐·孙思邈《备急千金要方》载"治胸中喘急、惊悸……不堪服药"，用"泄胸中喘气方"，"桃皮、芫花各一升"，捣细，用布滤汁，搽于胸部，使四肢温暖，不过数日惊悸即止。《金匮要略》有菖蒲屑吹鼻孔中，治"小儿猝死"的记载。也是采用菖蒲开窍醒脑之功用。其次《备急千金要方》、《外台秘要》、《肘后备急方》亦有半夏研末，吹鼻治"猝死"的记载。因半夏辛温祛痰，故取其辛以散邪，祛痰开窍之功用。

近年杂志上有人报道：用生半夏、生石菖蒲等份研细末备用，用以治疗室上性心动过速，取少许吹患者鼻腔取嚏3～8次，一般5～10min心率恢复正常。

3.针刺疗法

取穴以手少阴经、手厥阴经为主，佐以背俞穴，使用平补平泻法。具体取穴如下。

主穴：间使、神门、灵台、百会、心俞、巨阙。

若心血不足，加膈俞、脾俞、足三里；心虚胆怯，加内关、厥阴俞、太溪等；痰浊阻滞，加肺俞、尺泽、丰隆；水气凌心，加脾俞、三焦俞、气海等；心阴不足，加厥阴俞、肾俞、太溪等。

4.耳针

（1）选穴　心、皮质下、神门、交感、胸区。

（2）方法　每次选择2～3穴，捻转轻刺激，每次留针15～20min。

5.按摩疗法

（1）患者俯卧，医者站于其旁。用手掌揉按后背部数次。按压：心俞、心堂，各3～5min，每日早晚各1次。

（2）患者仰卧，医者站于其旁。用手掌自胸部向上，经肩前至上肢内侧做推法3～5次。然后在心前区做快速的揉搓法3～5min。按压：巨阙、膻中、郄门、内关、神门，各5min，每日早晚各1次。

6.气功疗法

根据病情，可选择使用下列功法。

（1）放松功　选择三线放松功、分段放松功，每日3次，每次1遍，结束时意守丹田15min。

三线放松功是我国传统的气功中从身体的三个侧面依次进行放松的功法。所谓三线，即把人体分为前、后和两边三个侧面，每个侧面为一条线。放松训练时，从每条线的上部，依次向下进行放松。第一条线：从头部两侧开始，经颈部两侧—双肩两上臂外侧—肘部—两前臂外侧—两手腕—两手，到双手十个手指。第二条线：从面部开始，经过颈部前侧—胸部—腹部—两大腿前面—膝关节—两小腿前面—脚背，到十个脚趾。第三条线：从枕部开始，经过颈后—背部—腰部—两大腿后面—两膝窝—两小腿后面，到两脚掌。练功时要求环境安静，思想集中，情绪稳定，松衣解带，采用仰卧靠坐位或平坐位均可。每次20～30min。

（2）调息法　每日2次，每次以稍倦或汗出为止。

调息法则是通过数息、随息等方法逐渐使神气合一，达到口鼻呼吸停止的境界，这种方法的核心就是通过调息安神而实现胎息之境地。具体方法常参照《勿药元诠》所述来修炼："调息之法，不拘时候，随便而坐，平直其身，纵任其体，不倚不屈，解衣宽带，务令调适，口中舌搅数遍，微微呵出浊气，鼻中微微纳之，或三、五遍，或一、二遍，有津咽下，叩齿数通，舌抵上腭，唇齿相着，两目垂帘，令胧胧然，渐次调息。不喘不粗，或数息出，或数息入，从一至十，从十全百，摄心在数，勿令散乱。如心息相依，杂念不生，则止勿数，任其自然，坐久愈妙，若欲起身，则徐徐舒放手足，勿得促起。"

（3）八段锦 选择练站式八段锦中的"摇头摆尾去心火"，每次向左右各转30～50圈，配合保健功中擦涌泉穴50～100次。

摇头摆尾去心火做法：两足横开，双膝下蹲，呈"骑马步"。上体稍向前探，两目平视，双手反按在膝盖上，双肘外撑。以腰为轴，头脊要正，将躯干划弧摇转至左前方，左臂弯曲，右臂绷直，肘臂外撑，头与左膝呈一垂线，臀部向右下方撑劲，目视右足尖；稍停顿后，随即向相反方向，划弧摇至右前方。

（4）行步功 选择吐故纳新法，每日2次，每次20min。

准备式：准备式要求凝神静息，全身放松，身体直立，双脚自然分开，双足相距同肩宽，胸部微内收，头正直，下颌收回，头不左右偏斜，尾闾正直。双目微闭或露一线之光，向前平视，凝神不乱思。心静后将视线收回，双目看自己的鼻尖，或轻闭双眼内视丹田（小腹部），舌尖轻抵上腭（不可用力），双唇轻闭或微微张开，牙齿轻轻叩住（不能咬牙），双手自然下垂，自然呼吸。

吐故纳新：动作开始以意领气，由丹田到上肢、双手。然后双手掌向外、向上、向里划圆圈到与头平齐，双腕交叉再向下落于小腹前，做8～20次。手起时配合吸气，双手下落时配合呼气，上述动作完成后，双手再由小腹前交叉，向上、向外、向下划圆圈，手向上时吸气，向下落时呼气，练习8～20次。

（二）西医治疗

治疗原则：首先应加强针对急性心肌缺血的治疗。溶栓、血运重建术（急诊PCI、CABG）、β受体阻断药、主动脉球囊反搏术（IABP）、纠正电解质紊乱等均可预防或减少心律失常的发生。其次注意心律失常诱因的纠正；掌握抗心律失常药物的适应证；注意抗心律失常药物的不良反应。

治疗目的：减少或终止心律失常，维持正常或接近正常的血液循环状态，减少患者的症状，改善患者的预后。

1. AMI并发窦性、室上性快速心律失常的治疗

（1）窦性心动过速 心肌梗死急性期持续窦性心动过速者需判断有否左心室衰竭、血容量不足、休克甚至肺栓塞等因素存在，如果由于交感神经张力过高引起者，β肾上腺素能阻滞药小量应用，美托洛尔（倍他乐克）12.5～25mg，每日2次，或阿替洛尔（氨酰心安）6.25～12.5mg，每日2次。有心衰或高血压者，可使用血管紧张素转换酶抑制药。

（2）房性或交界区性早搏和心动过速　偶发房性或交界区性早搏，无需处理。心电监测示频发早搏、呈联律或多形性，常为心房纤颤的前兆，需要密切观察心电。房性心动过速与心房纤颤（或心房扑动）交替出现，常继发于左心室衰竭，应及时处理。

① 有心衰存在，可用利尿药，并酌用毛花苷C（西地兰）0.2～0.4mg稀释后静脉推注，梗死24h内用药减半，洋地黄制剂有效，但起效时间较慢。

② 无心衰者给予维拉帕米、地尔硫䓬（硫氮䓬酮）或美托洛尔静脉用药，有效后改为口服：维拉帕米5～10mg（0.075～0.15mg/kg体重）缓慢静脉注射，必要时30min内可重复；地尔硫䓬，缓慢注射10mg（5min内），随之以5～15μg/（kg体重·min）维持静脉滴注，密切观察心率、血压的变化。如心率低于55次/min，应减少剂量或停用。静脉滴注时间不应超过48h；美托洛尔2.5～5.0mg在5min内静脉注射，必要时可以重复，15min内总量不超过15mg。

③ 伴房室传导阻滞的房速并应用洋地黄药物者，应注意蓄积中毒存在的可能性，必要时考虑苯妥英钠100mg稀释推注，并补钾。

（3）阵发性室上性心动过速伴有快速心室率，合并心力衰竭、低血压者可用直流电复律或心房起搏治疗。

（4）心房颤动　常见且与预后有关，治疗如下：血流动力学不稳定者，如出现血压降低、脑供血不足、心绞痛、心力衰竭者，迅速同步电复律；血流动力学稳定的患者，以减慢心室率为首要治疗，无心功能不全、支气管痉挛或房室传导阻滞，可以静脉使用β受体阻断药如美托洛尔2.5～5.0mg在5min内静脉注射，必要时可以重复，15min内总量不超过15mg。同时监测心率、血压、心电图，如收缩压低于100mmHg或心率低于60次/min，停止治疗。有心功能不全者首选洋地黄制剂。如毛花苷C（毛花苷丙）静脉注射，其起效时间较β受体阻断药慢，但是1～2h内可见心率减慢。如治疗无效或禁忌且无心功能不全者，可静脉使用维拉帕米或地尔硫䓬（硫氮䓬酮），用法同上。以上药物静脉注射时必须同时观察血压和心率。胺碘酮对终止心房颤动、减慢心室率及复律后维持窦性心律均有价值，可静脉用药并随后口服治疗。心房扑动：少见且多为暂时性，处理同房颤。

① 房颤的治疗目标　持续数周有症状的房颤患者，应首先给予抗凝治疗及控制心室率，而长期治疗目标为转复成窦性心律。如果心率控制不能明显缓解症状，则恢复窦性心律将是该患者明确的长期治疗目标。如果房颤导致血压下降或使心力衰竭恶化，则恢复并维持窦性心律将是该患者短期和长期治疗目标。

② 房颤发作时心室率控制　心室率的控制标准随年龄而改变，一般认

为安静状态下心室率在60～80次/min，中等量运动后心室率最好控制在90～115次/min。

③ 房颤的窦率转复　建议应用氟卡尼（氟卡胺）、多非利特、普罗帕酮或伊布利特转复房颤；胺碘酮可作为Ⅱ$_a$类药物转复房颤；如房颤患者无窦房结或房室结功能障碍、束支传导阻滞、长QT、Brugada综合征或器质性心脏病者，则可考虑给予普罗帕酮或氟卡尼（氟卡胺）转复。用上药前应给予β受体阻断药或钙通道阻滞药，以预防房扑时发生快速心室率；非快速转复的阵发性或持续性房颤患者，给予胺碘酮转复；地高辛和索他洛尔转复房颤可能有害，不建议应用；不应在院外应用奎尼丁、普鲁卡因酰胺、丙吡胺和多非利特转复房颤。

④ 房颤抗凝治疗　华法林钠（华法林）抗凝治疗可显著降低缺血性脑卒中的发生率，但其出血性事件的危险应需注意。结合国内外资料，建议华法林钠（华法林）抗凝治疗的目标INR在2.0～3.0。阿司匹林的研究结果与剂量明显有关，300～325mg/日有预防血栓栓塞的作用，但其结果远比华法林钠（华法林）差。因此仅在下列情况下应用阿司匹林：对华法林钠（华法林）有禁忌证；脑卒中的低危患者。

2. AMI并发室性快速心律失常的治疗

（1）室速、室颤　心肌梗死最初24h内可能发生。根据国际临床试验数据分析，利多卡因可降低室颤率，但同时有增加死亡率的倾向（可能减弱心脏收缩力）。目前不提倡预防性应用利多卡因，也不用于无症状的恶性心律失常。急性心肌梗死或不稳定型心绞痛，应用β受体阻断药，使室颤发生率降低。急性缺血早期发生原发性室颤时，电除颤成功率高，及早应用β肾上腺素能阻滞药也有利于减少其发生。持续室性心动过速多见于广泛梗死病例，因数分钟或十余分钟内出现严重的血流动力学障碍，也容易发展成室颤，故需及时处理。

① 心室颤动、持续性多形性室性心动过速，立即非同步直流电复律，起始电能量200J，如不成功可予300J重复。

② 持续性单形性室性心动过速伴心绞痛、肺水肿、低血压（<90mmHg），应给予同步直流电复律，电能量同上。

③ 持续性单形性室性心动过速不伴有上述情况，可首先给予药物治疗，如利多卡因50mg静脉注射，需要时每隔15～20min重复。最大负荷量150mg，然后2～4mg/min维持静脉滴注，时间不宜超过24h；或胺碘酮150mg于10min内静脉注射，必要时可重复，然后1mg/min静脉滴注6h，再以0.5mg/min维持静脉滴注。

电转复时注意血压。原发心室纤颤时为保证除颤成功，对患者立即心肺复苏，迅速建立有效的人工循环和气体交换，争取心脏恢复搏动，静脉通道5%碳酸氢钠100～200ml分次推注，纠正代谢性酸中毒。属继发性室颤者，心肺复苏成功率低，抢救较难见效。若心肌梗死并发心源性休克，在临终前出现室性心动过速或心室颤动、扑动，属临终前室颤者，成功率较小。

④ AMI、心肌缺血也可引起短阵多形室性心动过速，酷似尖端扭转型室性心动过速，但是Q-T间期正常，可能与缺血引起的多环路折返机制有关，治疗选用利多卡因、胺碘酮等。

（2）室性早搏　需要治疗的早搏：频发室性早搏，每分钟5次以上；成对室性早搏、非持续性室速；多源性早搏；早搏发生在舒张早期，落在前一个搏动的T波上（R-on-T现象）。

发生室速或室颤等严重心律失常，早期电除颤，或需静脉药物治疗。

① 首选利多卡因　1～4mg/kg体重，静脉推注或滴注，频发早搏或短阵室速继续存在，可重复推注，总量不大于300mg。老年人或有呼吸系统疾患的患者注意中枢神经毒性（昏睡、谵妄、抽搐等）、窦房结起搏抑制或出现传导阻滞等副作用，原有心功能不全者可因减弱心肌收缩力加重心衰。

② 胺碘酮　3～5mg/kg体重，10min静脉推注然后维持静脉滴注，可用于顽固性室性心律失常。只用一种抗心律失常药物为宜，注意药物诱发心律失常作用。偶发室性早搏、加速的心室自主心律可严密观察，不做特殊处理。

（3）加速性室性自搏心律　下后壁心肌梗死患者较常见，与窦性心动过缓合并发生。溶栓治疗后再灌注性心律失常也可短暂出现。一般不会发展成室性持续性心动过速或室颤，且对血流动力学影响较小，大多是良性经过，多次短阵发作，积极观察再予治疗。

3. AMI并发缓慢性心律失常的治疗

窦性心动过缓见于30%～40%的AMI患者，尤其是下壁心肌梗死或右冠状动脉再灌注时（Bezold-Jarisch反射）；心脏传导阻滞见于6%～14%的患者，常与住院病死率增高相关。处理原则如下。

（1）无症状的窦性心动过缓，可以暂作观察，不予特殊处理。

（2）症状性窦性心动过缓、Ⅱ度Ⅰ型房室传导阻滞、Ⅲ度房室传导阻滞伴窄QRS波逸搏心律，患者常有低血压、头晕、心功能障碍、心动过缓（<50次/min）等，可先用阿托品静脉注射治疗，阿托品剂量以0.5mg静脉注射开始，3～5min重复1次，至心率达到60次/min左右，最大剂量可用到2mg，剂量小于0.5mg，有时引起迷走张力增高，心率减慢。异丙肾上腺素1μg/min静脉滴注，因易激起室性异位节律，仅用于重症。酌用皮质激素（氢化可的松）。

（3）临时起搏治疗 适用于有以下情况的患者：Ⅲ度房室传导阻滞伴宽QRS波逸搏、心室停搏；症状性窦性心动过缓、Ⅱ度Ⅰ型房室传导阻滞、Ⅲ度房室传导阻滞伴窄QRS波逸搏经阿托品治疗无效；双侧束支传导阻滞，包括交替性左、右束支传导阻滞或右束支传导阻滞伴交替性左前、左后分支阻滞；新发生的右束支传导阻滞伴左前、左后分支阻滞和新发生的左束支传导阻滞并发Ⅰ度房室传导阻滞。

（4）反复发生窦性停搏（＞3s）用阿托品治疗无效，通常选择单导联的心室起搏，因其安装容易且可靠，但少数患者可能需用房室顺序起搏治疗。

（5）阿-斯综合征 心前区拳击，心肺复苏，阿托品1mg静脉推注，异丙肾上腺素酌用。

4.临床抗快速心律失常药物分类及常用药物使用方法

（1）第一类抗心律失常药物，又称膜抑制药。

① 作用机制 有膜稳定作用，能阻滞钠通道。抑制0相去极化速率，并延缓复极过程。又根据其作用特点分为三组：I_a组对0相除极与复极过程抑制均强；I_b组对0相除极及复极的抑制作用均弱；I_c组明显抑制0相除极，对复极的抑制作用较弱。

② 代表药物

a. I_a组代表药物

（a）奎尼丁：是最早应用的抗心律失常药物。主要用于房颤与心房扑动的复律、复律后窦律的维持和危及生命的室性心律失常。因其不良反应，且有报道本药在维持窦律时死亡率增加，近年已少用。应用奎尼丁转复房颤或房扑，首先给0.1g试服剂量，观察2h如无不良反应，可以选择下列两种方式进行复律：0.2g，1次/8h，连服3日左右，其中有30%左右的患者可恢复窦律或首日0.2g，1次/2h，共5次；次日0.3g，1次/2h，共5次；第三日0.4g，1次/2h，共5次。每次给药前测血压和Q-T间期，一旦复律成功，以有效单剂量作为维持量，每6～8h给药1次。在奎尼丁复律前，先用地高辛或β受体阻断药减缓房室结传导，给了奎尼丁后应停用地高辛，不宜同用。

（b）乙酰卡尼：用于室上性和室性心律失常的治疗，也用于预激综合征房颤合并快速心率，或鉴别不清室性或室上性来源的宽QRS心动过速。治疗室速可先给负荷量15mg/kg体重，静脉注射（静注）速度不超过50mg/min，然后以2～4mg/min静脉滴注（简称静滴）维持。

b. I_b组代表药物

（a）利多卡因：对短动作电位时程的心房肌无效，因此仅用于室性心律失常。给药方法：负荷量1.0mg/kg体重，3～5min内静脉注射，继以1～2mg/min静脉滴注维持。如无效，5～10min后可重复负荷量，但1h内最大用量不超过200～300mg（4.5mg/kg体重）。连续应用24～48h后半衰期延长，应减少维持量。毒性反应表现为言语不清、意识改变、肌肉搐动、眩晕和心动过缓。应用过程中随时观察疗效和毒性反应。

（b）美西律：利多卡因有效者口服美西律亦可有效，起始剂量100～150mg，1次/8h，如需要，2～3日后可增减50mg。宜与食物同服，以减少消化道反应。神经系统副作用也常见，如眩晕、震颤、运动失调、语音不清、视力模糊等。有效血浓度与毒性血浓度接近，因此剂量不宜过大。

c. I$_c$组代表药物

（a）恩卡尼：适用于室性早搏、室性心动过速及心室颤动，也可用于室上性心动过速。对折返性心动过速，尤其是预激综合征有效。与钙通道阻滞药或β受体阻断药合用，效果较好。可静脉注射1～2mg/kg体重，15min以内注完，口服25mg，3～4次/日，可逐渐增至50mg，3～4次/日。注意事项：因可抑制室内传导，不宜与奎尼丁或丙吡胺（吡二丙胺）合用；不良反应有室内传导阻滞、窦性心动过缓、暂时性低血压、胃肠道不适、口舌金属味、头昏、头痛、视力模糊、复视、小腿痉挛、震颤、共济失调等。

（b）氟卡尼：适用于室上性心动过速，房室结或房室折返心动过速，心房颤动，儿童顽固性交界性心动过速及伴有应激综合征者。对其他抗心律失常药无效的患者，氟卡尼（氟卡胺）常有效。用法：静脉注射1～2mg/kg体重，10min以内注完，口服50～100mg，2次/日，可逐渐增至200mg，2次/日。注意事项：不良反应较轻，但易疏忽而导致中毒。常见的不良反应有感觉异常、嗜睡、头昏、视力障碍、恶心、低血压、心动过缓等，严重时可出现心力衰竭；有致快速型心律失常作用；心源性休克、传导阻滞、严重肝肾功能不全者，孕妇和哺乳期妇女忌用。

（c）普罗帕酮：用于阵发性室性心动过速及室上性心动过速（包括伴预激综合征者）。用法：静脉注射70mg/次，3～5min内注完，口服150mg，3～4次/日。注意事项：不良反应较少，主要为口干、舌唇麻木，可能是由于其局部麻醉作用所致；心肌严重损害者慎用；严重的心动过缓，肝、肾功能不全，明显低血压患者慎用；如出现窦房性或房室性传导高度阻滞时，可静注乳酸钠、阿托品、异丙肾上腺素或奥西那林（间羟异丙肾上腺素）等救治。

（2）第二类抗心律失常药物，即β肾上腺素能受体阻滞药。

① 作用机制　其间接作用为β受体阻断作用，而直接作用系细胞膜效应。

具有与第一类药物相似的作用机制。

② 代表药物

a.普萘洛尔（心得安）：主要用于各种原因所致的心律失常，但室性心动过速宜慎用，也用于治疗心绞痛和高血压。用法：静脉注射0.5～1mg，5～10min注完，口服20mg，3～4次/日。注意事项：哮喘、过敏性鼻炎、低血压、窦性心动过缓者禁用；不良反应可见乏力、嗜睡、失眠、低血压、心动过缓等；孕妇、哺乳期妇女、患有糖尿病者、肝肾功能不全者、甲状腺功能低下者、过敏性支气管炎者等慎用；本药个体差异很大，用量宜从小到大，严格掌握；不宜与利舍平（利血平）、降血糖药、洋地黄类等合用；冠心病患者、甲状腺功能亢进者、无论何种情况长期用药者，都不可骤然停药，必须递减剂量，至少3日，一般以2周为佳。

b.阿普洛尔（氨酰心安）：一般用于窦性心动过速及早搏等，也可用于轻、中度高血压，心绞痛及青光眼。用法：口服，25～50mg，1～2次/日。注意事项：不良反应与普萘洛尔相同，但较稍微而短暂，对中枢神经的抑制作用较普萘洛尔少见；心动过缓、心力衰竭、支气管痉挛、胃肠道不适、倦怠、房室传导阻滞、低血压、睡眠欠佳。禁忌Ⅱ～Ⅲ度房室传导阻滞、窦性心动过缓、充血性心力衰竭、心源性休克；有肾功能不全、糖尿病及甲状腺功能亢进者慎用；孕妇禁用。

（3）第三类抗心律失常药物，系指延长动作电位间期的药物。

① 作用机制　阻断钾通道，具有延长动作电位间期和有效不应期的作用。

② 代表药物

a.溴苄铵：适用于各种病因所致的室性心律失常，尤适于兼有心力衰竭及传导阻滞的患者。对锑剂所致阿-斯综合征效果较好。此外对由于器质性心脏病、电解质紊乱、酸碱平衡失调或由于洋地黄、奎尼丁等药物中毒所引起的心律失常也有一定疗效，为抗心律失常的较好药物。用法：静脉注射250mg，每6～8h 1次，口服0.1～0.4g，3～4次/日。注意事项：有时有胸闷、心慌、恶心、呕吐、腹部不适等不良反应，注射后可有暂时升压现象，但均较轻微，无需因此而停药；钙离子可能与本品有拮抗作用，不宜合用。

b.胺碘酮（乙胺碘呋酮）：适用于室性和室上性心动过速和早搏、阵发性心房扑动和房颤、预激综合征等，也可用于伴有充血性心力衰竭和急性心肌梗死的心律失常，对其他β受体阻断药无效的顽固性阵发性心动过速也能奏效，另外也用于慢性冠状动脉功能不全和心绞痛的治疗。用法：静脉注射250～500mg，口服200mg，3～4次/日。注意事项：不良反应主要有胃肠道反应（食欲缺乏、恶心、腹胀、便秘等）及角膜色素沉着（占20%～90%），偶有皮疹及皮肤色素沉着，但停药后可自行消失；房室传导阻滞及心动过缓患者忌用；能使地高辛的血药浓度明显升高，两药合用有导致心脏停跳的报道；与阿普林定（茚满丙二胺或普罗卡因胺）也不宜合用。

（4）第四类抗心律失常药物，即钙通道阻滞药。

① 作用机制　主要通过阻断钙离子内流而对慢反应心肌电活动起到超抑制作用。

② 代表药物

a.维拉帕米（异搏定）：可用于抗心律失常及抗心绞痛，对于阵发性室上性心动过速最有效，对房室交界区心动过速疗效也很好，也可用于心房颤动、心房扑动、房性早搏。用法：静脉注射5～10mg，5～10min注完，口服80mg，3～4次/日。注意事项：可有眩晕、恶心、呕吐、便秘、心悸等不良反应；若与β受体阻断药合用，易引起低血压、心动过缓、传导阻滞，甚至停搏；支气管哮喘患者慎用；心力衰竭者慎用或禁用；低血压、传导阻滞及心源性休克患者禁用；与地高辛合用可使后者的血药浓度升高，如需合用时，应调整地高辛剂量；静脉注射的明显不良反应是低血压、心动过缓以及房室传导失常和充血性心力衰竭的加剧。

b.地尔硫䓬：适用于室上性心动过速，也用于手术时异常高血压的急救处置、高血压急症和不稳定型心绞痛。用法：静脉注射每次75～150μg/kg体重，口服60～90mg，3次/日。注意事项：充血性心衰患者、心肌病患者、急性心肌梗死患者、心动过缓或Ⅰ度房室传导阻滞患者、低血压患者、正使用β受体阻断药的患者、严重肝、肾功能障碍患者慎用；Ⅱ度以上房室传导阻滞或房窦传导阻滞的患者、重度心动过缓患者及孕妇禁用；不良反应有头晕、头痛、心动过缓、倦怠、乏力感，肝功能异常，变态（过敏）反应及胃肠道反应。

（5）第五类抗心律失常药物，即洋地黄类药物。

① 作用机制　其主要是通过兴奋迷走神经而起作用的。

② 代表药物

a.毛花苷C（西地兰）：用于心房颤动和阵发性室上性心动过速，也用于急性和慢性心力衰竭的治疗。用法：静脉注射0.6～0.8mg，2h后再静脉注射0.2～0.4mg。注意事项：过量时，可有恶心、食欲缺乏、头痛、心动过缓等不良反应。

b.地高辛：用于控制伴有快速心室率的心房颤动、心房扑动患者的心室率及室上性心动过速，也用于高血压、瓣膜性心脏病、先天性心脏病等急性和慢性心功能不全，尤其适用于伴有快速心室率的心房颤动的心功能不全。用法：静脉注射0.25～0.5mg，4～6h后再静脉注射0.25mg，口服0.25～0.75mg，3次/日，共2日。注意事项：过量时，可有恶心、呕吐、食欲缺乏、心动过缓等不良反应，由于蓄积性小，一般于停药后1～2日消失；近期用过其他洋地黄类强心药者慎用；不宜与酸、碱类配伍；新霉素、对氨水杨酸会减少地高辛的吸收；红霉素、奎尼丁、维拉帕米、胺碘酮则能使地高辛血中浓度提高，故用药期间忌用钙注射剂。

5.临床抗缓慢心律失常药物的使用方法

（1）异丙肾上腺素　适用于高度或完全房室传导阻滞、病窦、心脏骤停，静脉滴注1～3μg/min（1～2mg置入5%葡萄糖液500ml中静脉滴注，每分钟1ml），舌下含服，每3～4h内注射10～15mg。

（2）麻黄碱　适用于高度或完全性房室传导阻滞，肌内注射或皮下注射，1次15～30mg，口服25mg，3次/日。

（3）肾上腺素　适用于高度或完全性房室传导阻滞、心脏骤停，静脉注射0.5～1mg，静脉滴注1～4μg/min。

（4）阿托品类　适用于病窦、房室传导阻滞，阿托品1mg皮下注射、肌内注射或静脉注射，口服0.3～0.6mg，3次/日。山莨菪碱静脉注射10～20mg/次，口服5～10mg，3次/日；溴丙胺太林（普鲁本辛），口服15～30mg，3次/日。

（5）甲状腺激素　适用于窦性心动过缓或结性心律，尤其是甲状腺功能低下所致者。甲状腺素片口服，0.1～0.2mg/日；三碘甲状腺原氨酸钠片10～20ng/日。

（6）肾上腺皮质激素　适用于房室传导阻滞尤其是炎症所致，静脉滴注氢化可的松200～600mg（24h内），口服泼尼松（强的松）10mg，4次/日。

6.心律失常的非药物治疗

非药物治疗包括机械方法兴奋迷走神经，安装心脏起搏器，电复律，电除颤，导管射频消融和冷冻或激光消融以及手术治疗。

（1）反射性兴奋迷走神经的方法有压迫眼球、按摩颈动脉窦、捏鼻用力呼气和摒气等。

（2）心脏起搏器多用于治疗缓慢心律失常，以低能量电流按预定频率有规律地刺激心房或心室，维持心脏活动；亦用于治疗折返性快速心律失常和心室颤动，通过程序控制的单个或连续快速电刺激中止折返形成。

（3）直流电复律和电除颤分别用于终止异位性快速心律失常发作和心室颤动，用高压直流电短暂经胸壁作用或直接作用于心脏，使正常和异常起搏点同时除极，恢复窦房结的最高起搏点。为了保证安全，利用患者心电图上的R波触发放电，避免易惹期除极发生心室颤动的可能，称为同步直流电复律，适用于心房扑动、心房颤动、室性和室上性心动过速的转复。治疗心室扑动和心室颤动时则用非同步直流电除颤。

（4）电除颤和电复律疗效迅速、可靠而安全，是快速终止上述快速心律失常的主要治疗方法，但并无预防发作的作用。

（5）导管射频消融术与药物治疗相比，可一次性根治，术后不再需要使用抗心律失常药物；与外科手术相比，它不需要开胸和全麻，患者无痛苦，操作方法简便。其特点是创伤小、恢复快，治愈率高，术后24h就可起床活动，住院时间短（一般术后3日出院），并能迅速根治。适应证：阵发性室上速、预激综合征、特发性室速、阵发性房速、房扑、房颤等快速性心律失常。

四、生活调养

在规范性的药物治疗的同时，必须要纠正自己过去的不健康嗜好，建立和培养健康良好的生活习惯。

1.调养原则

（1）正确对待，心胸开阔　心律失常患者要做到心胸开阔，树立战胜疾病的信心。不要因为患了心律失常而忧心忡忡。尽管心律失常是一种病态，但除了严重的心律失常，一般心律失常的患者能够同健康人一样地生活、学习和工作。早发现，早治疗，心律失常并非不能控制。

（2）积极治疗原发病，按时服药。

（3）合理安排休息与活动　心律失常患者宜适当地做些锻炼，如养鱼、种花、散步、练太极拳、保健操、练气功等。只有严重心律失常，心功能极差的患者才应长期休息。

（4）随季节、气候变化调节生活起居　在气候变化大、季节交替的时候要采取措施，预防感冒，以免加重病情。

（5）注意安排合理饮食，戒烟，少饮酒。

（6）养成良好的大便习惯，不要因为便秘而发生意外。

（7）饮食调养　以清淡而富有营养的食物为主。夜间心慌明显者，宜在睡前饮剂莲枣汤。反复心悸且伴胸痛者，宜食蜂蜜、大枣、无花果、核桃仁等。平日忌吸烟、饮酒及喝浓茶、咖啡等；忌大量食用含高脂肪的食物。

2.药膳食疗方

（1）粳米竹沥粥　粳米30g煮粥，兑入竹沥30～60g，稍煮即食。供早、晚餐或上、下午当点心服食。本方有清热化痰的作用，可用于痰火扰心者。

（2）桃仁红花羹 桃仁10g、红花10g、藕粉100g，先煎桃仁红花药汁200ml，再加入藕粉搅拌即成。本方有活血化瘀的作用，用于心血瘀阻者。

（3）黄芪粥 生黄芪30～60g、何首乌30～60g、粳米200g、大枣2～3枚、陈皮10g、红糖少许，煮粥食用。本方有补气生血的作用，用于心血不足者。

（4）虫草羊肉 冬虫夏草30g、精羊肉1500g，小火炖烂后食服。本方有阴阳俱补的作用，用于肾虚者，亦是心阳虚脱者病情稳定后重要的辅助疗法。

第二节 冠心病合并心衰

心力衰竭（简称心衰）是各种心脏病的晚期严重阶段，其5年存活率与恶性肿瘤相仿。心衰的发病率仍将继续增长，正在成为21世纪最重要的心血管病死亡原因。国外统计显示，心衰的患病率为1.5%～2.0%，65岁以上可达6%～10%，且随着年龄增高，心衰的患病率显著上升。在过去的40年中，心衰导致的死亡人数增加了6倍。我国统计心衰住院患者病因中冠心病为45.6%，居各种病因之首。心衰死亡率均高于同期心血管病住院的死亡率，提示心衰的预后严重。心衰的主要死亡原因依次为：泵衰竭（59%）、心律失常（13%）、猝死（13%）。

冠心病合并心衰指心肌长期缺血、缺氧或坏死致心肌收缩力下降，使心排血量不能满足机体代谢的需要，器官、组织血液灌注不足，同时出现肺、体循环淤血的表现。其主要临床表现为胸闷胸痛、活动后气短、甚者气喘、夜间阵发性呼吸困难、端坐呼吸、心悸、咳嗽、喘鸣、唇发绀、尿少、肢肿、两肺底湿啰音等。

中医学认为心衰属中医"喘证"、"水肿"、"心悸"、"怔忡"、"心水"等病证范畴。《金匮要略·水气病脉证并治》明确提出"心水"之名，从其证候表现看，即是今之心衰。

一、病因病机

（一）中医病因病机

心衰是由不同病因引起的心脉"气力衰竭"，心体受损，心阳鼓动无力，血液循行不畅，不能濡养周身，逐渐引起脏腑功能失调，甚至脏腑功能衰竭的一类危重证候群。临床上以心悸怔忡、喘促、水肿、瘀血、尿少等为主要表现。本病的病因有先天不足、感受外邪、痰热壅盛、瘀血阻络、久痹入心、情志为病、年老体衰等。此外，外伤、劳倦、饮食不节、妊娠、分娩等，皆可加重气血阴阳和脏腑功能的失调，而进一步加重心衰的病情。

1.先天不足

素体虚弱，先天禀赋不足，精气亏虚，不能濡养于心或先天心气亏虚，心阳鼓动无力，久则发为心衰。

2.感受外邪

外感风、寒、湿、热之邪，侵袭于肺，缠绵日久，肺虚及肾，肾不纳气，水邪上犯，凌心射肺，发为心衰。

3.久痹入心

风寒湿邪反复侵袭肌肤、关节、脉络发而为痹，痹久内舍于心，心体受损、心阳受累，可发本病。

4.情志失调

肝失疏泄，肝气郁结，横逆乘脾，或思虑过度，损伤脾气，脾虚失运，痰浊内生，蕴久化热，或肝郁化火，致痰火内盛，灼烁心阴，心阴亏损，心火亢盛，亦可损及心之阴阳气血而发为本病。

5.年老体衰

久病年老之人，五脏亏虚，心气虚则血行无力，瘀血阻滞；脾气虚则运化失健，痰湿内生；肾阴虚则水火不济，心火亢盛；肾阳虚无以温助脾阳则痰湿内生，痰停于肺，肺失宣肃，肺气上逆为咳，久则伤肺损心。以上诸因可致心之气血阴阳受损，脏腑功能失调，血脉通行受阻，水湿瘀血内停而发为本病。

6.血瘀水停

心主血脉，心气虚，血行不畅则瘀血内生；疾病后期，肺、脾、肾均伤，肺为水之上源，虚则水道通调不利，脾主运化水谷，肾主水液，司二便，三脏功能失常，则水液代谢紊乱，停积于内，泛溢于外而成水肿。另外，血瘀则水停，水停则血阻，二者可并存而为病。

心衰的主要病变在心，却不局限于心，与肺、脾、肝、肾均有关，其病机关键为心肾阳虚，肺肝血瘀。

（二）西医发病机制

心衰是由于任何原因的初始心肌损伤（如心肌梗死、心肌病、血流动力学负荷过重、炎症等），引起心肌结构和功能的变化，最后导致心室泵血和（或）充盈功能低下。

（1）冠心病心肌梗死后心力衰竭是正常人的6倍。主要的机制如下。

① 冠状动脉粥样硬化不断发展，心绞痛多次发作，致心肌长期慢性缺血，心肌细胞发生营养障碍与萎缩，纤维组织弥漫性增生，心脏功能减退。另外缺血致乳头肌营养障碍，纤维组织弥漫性增生时，可出现二尖瓣关闭不全，加速心功能不全的发生。

② 心肌梗死时，梗死区心肌薄弱，收缩无力或不收缩，甚至发生心室壁瘤，这将进一步降低左室的泵血功能。

③ 冠心病引起严重心律失常时，心排血量减少，血压下降，冠状动脉灌注压降低，心肌血液灌注量减少，缺氧加重，心功能障碍。

（2）其次是高血压左心室肥厚，易发生心衰，是没有高血压的2～3倍。

（3）再次是糖尿病。目前已明确，导致心衰发生、发展的基本机制是心肌重构。心肌重构是由于一系列复杂的分子和细胞机制造成的心肌结构、功能和表型的变化。其特征为：伴有胚胎基因再表达的病理性心肌细胞肥大，导致心肌细胞收缩力降低，寿命缩短；心肌细胞凋亡，这是心衰从代偿走向失代偿的转折点；心肌细胞外基质过度纤维化或降解增加。临床上可见心肌肌重和心室容量的增加，以及心室形状的改变，横径增加呈球状。

在初始的心肌损伤以后，肾素-血管紧张素-醛固酮系统和交感神经系统兴奋性增高，多种内源性的神经内分泌因子和细胞因子激活；其长期、慢性激活促进心肌重构，加重心肌损伤和心功能恶化，又进一步激活神经内分泌因子和细胞因子等，形成恶性循环。

二、临床表现

（一）症状与体征

1. 心衰分类

（1）左心衰竭

① 症状　呼吸困难是左心衰竭的主要症状，是由于肺淤血或肺水肿所致。程度由轻至重表现为，活动时气短乏力、不能平卧或平卧后咳嗽，咳白色泡沫痰；夜间阵发性呼吸困难、端坐呼吸、心源性哮喘和急性肺水肿。急性肺水肿时多伴咳粉红色泡沫痰或咯血（二尖瓣狭窄时），因低氧血症和二氧化碳潴留而并发呼吸功能衰竭，同时伴随心悸、头晕、嗜睡（CO_2潴留时）或烦躁等体循环动脉供血不足的症状，严重时发生休克、昏厥甚至猝死。

② 体征　出汗、呼吸增快、血压升高、心脏扩大、心率快（＞100次/min），

第一心音减弱、心尖部可闻及S3奔马律肺动脉瓣区第二心音亢进，若有瓣膜病变可闻及二尖瓣、主动脉瓣和三尖瓣区的收缩期或舒张期杂音。两肺底可闻及细湿啰音。慢性左心衰竭患者可伴有单侧或双侧胸腔积液和双下肢水肿，脉细数，可有交替脉，严重缺氧时可有口唇发绀。急性左心衰竭时大汗淋漓、端坐呼吸、焦虑不安、呼吸急促（＞30次/min），严重时血压降低甚至休克。两肺满布粗湿啰音或水泡音（肺水肿时），初起时常伴有哮鸣音，甚至有哮喘（心源性哮喘时）存在。

（2）右心衰竭

① 症状　主要是由体循环和腹部脏器淤血引起的症状，如食欲缺乏、恶心、呕吐、腹胀、腹泻、右上腹痛等，伴有心悸、气短、乏力等心脏病和原发病的症状。

② 体征　颈静脉充盈、怒张，肝脏肿大伴压痛、肝颈静脉反流征（+），双下肢或腰骶部水肿、腹水或胸水，可有周围性发绀和黄疸。心率快，可闻及与原发病有关的心脏杂音，P_2亢进或降低（如肺动脉狭窄或法洛四联症），若不伴左心衰竭和慢性呼吸道肺疾病时，通常两肺呼吸音清晰，无干、湿啰音。

（3）全心衰竭

① 症状　先有左心衰竭的症状，随后逐渐出现右心衰竭的症状；由于右心衰竭时，右心排出量下降能减轻肺淤血或肺水肿，故左心衰竭症状可随右心衰竭的症状出现而减轻。

② 体征　既有左心衰竭的体征，又有右心衰竭的体征。全心衰竭时，由于右心衰竭存在，左心衰竭的体征可因肺淤血或肺水肿的减轻而减轻。

2.心功能分级、分型和分期

（1）美国纽约心脏病协会（NYHA）心功能分级　将心衰患者心功能分为以下四级。

Ⅰ级：体力活动不受限制，日常活动不引起过度乏力、呼吸困难和心悸。

Ⅱ级：体力活动轻度受限，休息时无症状，日常活动即引起乏力、心悸、呼吸困难。

Ⅲ级：体力活动明显受限，休息时无症状，轻于日常活动即可引起上述症状。

Ⅳ级：体力活动完全受限，不能从事任何体力活动，休息时亦有症状，稍有体力活动即加重。

其中，心功能Ⅱ、Ⅲ、Ⅳ级临床上分别代表轻、中、重度心力衰竭，而心功能Ⅰ级可见于心脏疾病所致左心室收缩功能低下（LVEF≤40%）而临床无症状者，也可以是心功能完全正常的健康人。

（2）按血流动力学分型

Ⅰ型：既无肺淤血也无周围灌注不足，即心功能处于代偿状态。无泵衰竭的临床症状和体征，心脏指数（cardiac index，CI）$\geq$ 2.2L/（min·m^2），肺毛细血管楔压（pulmonary capillary wedge pressure，PCWP）$\leq$ 18mmHg。

Ⅱ型：有肺淤血，临床表现有气急、肺部啰音、X线阴影等变化，无周围灌注不足。为临床常见的类型，早期可无临床表现。CI $\geq$ 2.2L/（min·m^2），PCWP > 18mmHg。

Ⅲ型：有周围灌注不足，末梢循环不良，临床表现为低血压、脉速、精神症状、发绀、皮肤湿冷、尿少等，无肺淤血。此型可见于右室梗死，亦可见于血容量不足。CI < 2.2L/（min·m^2），PCWP $\leq$ 18mmHg。

Ⅳ型：此型兼有肺淤血与周围灌注不足，为严重类型。见于大面积心肌梗死，CI < 2.2L/（min·m^2），PCWP > 18mmHg。

（3）心功能分期　近年来，根据心衰发生、发展的过程，从心衰的高发危险人群进展成器质性心脏病，出现心衰症状直至难治性终末期心衰，可分成A、B、C、D四个阶段，从而提供了从"防"到"治"的全面概念。这四个阶段不同于美国纽约心脏病协会（NYHA）的心功能分级，是两种不同的概念。

① 阶段A　为"前心衰阶段"（Pre-Heart Failure），包括心衰的高发危险人群，但目前尚无心脏的结构或功能异常，也无心衰的症状和（或）体征。这一人群主要指罹患高血压病、冠心病、糖尿病等，也包括肥胖、代谢综合征等最终可累及心脏的流行病，此外还有应用心脏毒性药物的病史、酗酒史、风湿热史或心肌病家族史等的患者。

② 阶段B　属"前临床心衰阶段"（Pre-Clinical Heart Failure）。患者从无心衰的症状和（或）体征，但已发展成结构性心脏病，例如：左室肥厚、无症状瓣膜性心脏病、以往有MI史等。这一阶段相当于无症状性心衰，或NYHA心功能Ⅰ级。由于心衰是一种进行性的病变，心肌重构可自身不断地发展，因此，这一阶段患者的积极治疗极其重要，而治疗的关键是阻断或延缓心肌重构。

③ 阶段C　为临床心衰阶段。患者已有基础的结构性心脏病，以往或目前有心衰的症状和（或）体征；或目前虽无心衰的症状和（或）体征，但以往曾因此治疗过。这一阶段包括NYHAⅡ、Ⅲ级和部分Ⅳ级心功能患者。

④ 阶段D　为难治性终末期心衰阶段。患者有进行性结构性心脏病，虽经积极的内科治疗，休息时仍有症状，且需要特殊干预。例如：因心衰需反复住院，且不能安全出院者；需长期在家静脉用药者；等待心脏移植者；应用心

脏机械辅助装置者；也包括部分NYHAⅣ级心功能患者。这一阶段的患者预后极差，平均生存时间仅为3～4个月。

3.心功能不全的程度判断

（1）NYHA心功能分级　Ⅰ级，日常活动无心衰症状；Ⅱ级，日常活动出现心衰症状（呼吸困难、乏力）；Ⅲ级，低于日常活动出现心衰症状；Ⅳ级，在休息时出现心衰症状。反映左室收缩功能的LVEF与心功能分级症状并非完全一致。

（2）6min步行试验　根据Carvedilol研究设定的标准：6min步行距离＜150m为重度心衰；150～450m为中重度心衰；＞450m为轻度心衰。此方法安全、简便、易行，已逐渐在临床应用，不但能评定患者的运动耐力，而且可预测患者预后。SOLVD试验亚组分析，6min步行距离短的和距离长的患者，在8个月的随诊期间，死亡率分别为10.23%和2.99%（$P=0.01$）；心衰的住院率分别为22.16%和1.99%（$P<0.0001$）。如6min步行距离＜300m，提示预后不良。

（3）超声心功能评价　EF值和舒张功能的变化。收缩功能：心衰患者的EF值常低于35%～40%。

超声心动图上左室舒张功能不全的3种表现形式如下。

①早期松弛受损型：表现为E峰下降和A峰增高，E/A减小。

②晚期限制型充盈异常：表现为E峰升高，E峰减速时间缩短，E/A显著增大。

③中期假性正常化充盈：界于以上两者之间，表现为E/A和减速时间正常。松弛功能受损、假性正常化充盈和限制性充盈分别代表轻、中、重度舒张功能异常。

4.液体潴留及其严重程度判断

液体潴留对决定利尿药治疗十分重要。短时间内体重增加是液体潴留的可靠指标。每次随诊应记录体重，注意颈静脉充盈的程度、肝颈静脉回流征、肺和肝充血的程度（肺部啰音，肝脏肿大），检查下肢和骶部水肿、腹部移动性浊音，以发现腹水。

5.其他生理功能及预后评价

（1）有创性血流动力学检查　主要用于严重威胁生命，并对治疗无反应的泵衰竭患者，或需对呼吸困难和低血压休克作鉴别诊断的患者。

（2）血浆脑钠肽（BNP）测定　大多数心衰呼吸困难的患者BNP在400pg/ml以上。BNP＜100pg/ml时不支持心衰的诊断；BNP在100～400pg/ml还应考虑其他原因，如肺栓塞、慢性阻塞性肺部疾病、心衰代偿期等。CHF包括症状性和无症状性左室功能障碍，患者血浆BNP水平均升高。伦敦一项心衰研究证实，BNP诊断心衰的敏感性、特异性、阴性预测值和阳性预测值分别为97%、84%、97%和70%。血浆BNP可用于鉴别心源性和肺源性呼吸困难，BNP正常的呼吸困难，基本可除外心源性呼吸困难。血浆高水平BNP预示严重心血管事件，包括死亡的发生。心衰经治疗，血浆BNP水平下降提示预后改善。

NT-proBNP是BNP激素原分裂后没有活性的N-末端片段，与BNP相比，半衰期更长，更稳定，其浓度可反映短时间内新合成的而不是储存的BNP释放，因此更能反映BNP通路的激活。NT-proBNP＜300pg/ml为正常，可排除心衰。心衰治疗后NT-proBNP＜200pg/ml提示预后良好。肾功能不全，肾小球滤过率＜60ml/（min·1.73m²）时NT-proBNP 1200pg/ml可诊断心衰。

6.心脏不同步

心衰常并发传导异常，导致房室、室间和（或）室内运动不同步。房室不同步表现为心电图中P-R间期延长，使左心室充盈减少；左右心室间不同步表现为左束支传导阻滞，使右心室收缩早于左心室；室内传导阻滞在心电图上表现为QRS时限延长（＞120ms）。以上不同步现象均严重影响左心室收缩功能。

（二）辅助检查

1.心电图检查

心电图检查为心衰的间接征象，无特异性，但可发现心房、心室肥大，窦性心动过速以及可能存在的各类心律失常、心肌缺血、心肌梗死等基础心脏病变。

2.X线检查

左心衰竭时可见左心室、左心房扩大，伴有肺淤血、肺间质水肿、肺泡水肿及肺血重新分布等征象，有时也可见到少量心包积液。单纯右心衰竭患者，X线示右心房及右心室扩大，肺野清晰，但上腔静脉阴影增宽，可有一侧或双侧的胸腔积液。继发于左心衰的右心衰则可见双侧心脏增大以及左心衰的其他征象。

3.超声心动图

通过心脏超声检查，可迅速准确评价心脏结构和功能。如各心腔大小，心壁厚度，心肌、乳头肌的运动情况，心脏瓣膜的结构以及运动和功能，是否存在室壁瘤，心包积液等；还可测出左心室舒张和收缩末期内径的大小，计算出左心室射血分数（EF值）以及每搏血量等，对收缩功能不全的心衰具有重要的诊断价值。通过对心脏形态、厚度及跨房室瓣血流分析，对心室舒张功能不全也可提供有价值的诊断依据。

4.核磁共振成像（MRI）

可测出患者心搏出量、射血分数、左心室容积、心室厚度及心肌信号强度，作出计算和显示。对心功能的计算不受体位、胖瘦、肺气量的影响，优于超声心动图。

5.神经内分泌因子的测定

血液中多种神经激素浓度升高是心衰的重要特征之一。其中去甲肾上腺素水平直接与预后相关。血中心房脑钠肽（特别是B型）、内皮素（ET）含量增高是左心衰竭最敏感而可靠的指标，具有早期诊断的价值，可以作为左心衰竭的早期筛选试验。

6.实验室检查

可见水、电解质紊乱及酸碱平衡失调、少尿、多尿、蛋白尿、血中尿素氮、肌酐升高等，血浆脑钠肽浓度增高，而与心衰程度相平衡。

三、治疗

（一）中医治疗

1.中药内治

（1）辨证论治

① 气虚血瘀水停

【证候特点】心悸气短，胸闷乏力，汗出肢软，喘促动则尤甚，四肢水肿，舌淡暗，苔白，脉滑沉缓。

【治法】益气活血利水。

【代表方剂】保元汤合五苓散加减——党参15～30g，黄芪30～60g，桂枝10～15g，生姜10～15g，炙甘草10～15g，茯苓15～30g，猪苓15～30g，白术15～30g，泽兰15g，车前子（包）15～30g，丹参20～30g，陈皮6～10g。

【临床加减】腹胀、便溏者，加干姜、苍术以健脾温中、渗湿止泻；尿少、肿甚者，加生姜皮、肉桂以温化水湿；夜尿多、下肢欠温者，加淫阳藿（仙灵脾）、肉桂以温肾化水；若虚烦不得眠者，可合用酸枣仁汤（酸枣仁、知母、川芎、茯苓、甘草）（已有的药物应酌减）以养血安神，清热除烦。

② 心肾阳虚水停

【证候特点】喘促日久，动则喘甚，胸闷心悸，汗出肢冷，神疲乏力，腰酸腿软，夜尿频数，面浮胫肿，以腰以下为甚，舌质淡，脉沉细无力或弦大虚。

【治法】温通心肾，活血利水。

【代表方剂】真武汤合防己黄芪汤加减——制附片10～15g，桂枝10～15g，茯苓15～30g，白术15～30g，赤芍15～20g，干姜10～15g，黄芪30～60g，党参15～30g，防己15～20g，益母草15～30g，车前子（包）15～30g，丹参20～30g。

【临床加减】气短乏力者，加人参、肉桂补气以助温阳利水之力；腹水腹胀者，加大腹皮、生姜皮以理气利水；瘀血兼水肿者，加血中之水药泽兰、赤小豆活血利水；肝肿大者，加王不留行、三棱、莪术以破瘀，软坚散结；咳嗽、痰多清稀者，加麻黄、细辛、半夏以平喘止咳，温化痰湿。

③ 气阴两虚兼血瘀水停

【证候特点】心悸怔忡、胸闷气短、气喘乏力，活动后加重，肢体肿胀或伴有口干舌燥，自汗，盗汗，舌红，少苔，脉细数无力或结代。

【治法】益气养阴，活血利水。

【代表方剂】生脉饮合六味地黄汤加减——党参15～30g，黄芪30～60g，麦冬10～15g，五味子5～10g，生地黄15～30g，山茱萸（山萸肉）10～15g，白术15～20g，茯苓15～30g，泽兰15～20g，丹参20～30g，益母草15～30g，车前子（包）15～30g。

【临床加减】心悸、不寐者，加酸枣仁、柏子仁以养血安神；盗汗、五心烦热者，加鳖甲、胡黄连，以滋阴清退虚热；自汗、怕冷、脉结代者，加桂枝以益气固表，温通血脉；面赤、舌红、无苔者，加女贞子、菊花、制何首乌以滋阴清热；胸痛、舌紫或有瘀斑者，加当归、川芎以活血通脉止痛。

④ 心肺气虚兼痰饮

【证候特点】气短自汗，神疲乏力，咳嗽喘促，遇外邪即发心悸怔忡，动则加剧，舌淡或紫，苔薄白，脉弱或结代。

【治法】益气养心，补肺化痰。

【代表方剂】养心汤合补肺汤加减——人参15g，黄芪30g，茯苓15g，甘草6g，五味子10g，紫菀15g，桑白皮15g，前胡12g，半夏10g，酸枣仁30g，当归15g，川芎15g。

【临床加减】喘甚不能平卧者，加炙麻黄、紫苏子、葶苈子以降气平喘止咳；胸闷、痰多者，加瓜蒌、薤白以宽胸化痰；畏风、自汗、容易外感者，可用玉屏风散以益气固表敛汗。

⑤ 阳气虚脱

【证候特点】气短，动则尤甚，呼吸喘急，呼多吸少，不能平卧，张口抬肩，汗出如油，四肢厥冷，甚则昏厥谵妄，昏迷不醒，面色苍白或灰暗，舌质紫暗，体胖，苔少，脉细微欲绝或沉迟。

【治法】回阳救逆。

【代表方剂】参附龙骨牡蛎救逆汤加味——人参15g，生附子（先煎）10g，生龙骨、生牡蛎各30g，白芍15g，炙甘草10g。

【临床加减】若汗出不止者，加生黄芪、山茱萸（山萸肉）以助阳固表；若呼多吸少、呼吸气急者，可合用金匮肾气丸以固肾纳气；若咳嗽气喘、咳吐泡沫样痰者，加芥子、紫苏子、葶苈子、半夏以降气平喘祛痰。

（2）单方验方

① 万附葶方

【组成】万年青15～30g，附子15～40g，葶苈子30～45g。

【用法】每日1剂，水煎，分3次服，早、中、晚各服1次，3日为1个疗程。

【适应证】强心补肾，泻肺利水。主治肾阳虚衰型充血性心力衰竭。（郝建新，柯新桥，刘建国等.新编心血管病验方荟萃.广州：广东世界图书出版公司，2003）

② 强心利尿汤

【组成】红参10g，附片10g，葶苈子10g，泽泻20g，车前子20g。

【用法】水煎服，每日1剂，分2次服，5日为1疗程。

【适应证】温阳益气，利水祛瘀。主治心肾阳虚型充血性心力衰竭。（郝建新，柯新桥，刘建国等.新编心血管病验方荟萃.广州：广东世界图书出版公司，2003）

③ 葶苈泻心丸

【组成】葶苈子30～50g，大枣5枚，枳实30g。

【用法】水煎服，每日1剂。

【适应证】泻肺，利水祛瘀。主治阳虚水泛、水气凌心型充血性心力衰竭。[石健.冠心病千家妙方（家庭实用版）.广州：广东旅游出版社，2006]

④ 万年青根饮

【组成】万年青根12～15g，红枣5枚。

【用法】水煎服，每日1剂。

【适应证】强心补肺，利尿消肿。主治慢性充血性心力衰竭而见喘悸水肿者。[石健.冠心病千家妙方（家庭实用版）.广州：广东旅游出版社，2006]

（3）中成药

① 麝香保心丸　芳香温通，益气强心。用于气滞血瘀所致的胸痹，症见心前区疼痛、固定不移；心肌缺血所致的心绞痛、心肌梗死见上述证候者。现

代研究证实该药能够改善血流动力学，促进心肌组织血管新生和侧支循环形成。口服，一次1～2丸，一日3次；或症状发作时服用。

② 益心舒胶囊　益气复脉，活血化瘀，养阴生津。用于气阴两虚，瘀血阻脉所致的胸痹，症见胸痛胸闷，心悸气短，脉结代；冠心病心绞痛见上述证候者。临床研究证实该药能够降低BNP，改善心功能，提高运动耐量。口服，一次3粒，一日3次。

③ 参桂胶囊　益气通阳，活血化瘀。用于心阳不振，气虚血瘀证。症见：胸部刺痛，固定不移，入夜更甚，遇冷加重，或畏寒喜暖，面色少华；冠心病、心绞痛、心功能不全见上述症候者。口服，一次4粒，一日3次。

④ 心灵丸　活血化瘀，益气强心，定心安神，改善心肌供氧，恢复心脏功能。主治胸痹、胸闷、胸痛，心悸气促（冠心病心绞痛、心功能不全、心律失常及伴随的高血脂、高血压以及其他心脏病如风湿性心脏病，肺源性心脏病等）。舌下含化或咀嚼后咽服，每次2丸，每日1～3次。也可在临睡前或发病时含服。

⑤ 生脉Ⅱ号口服液　益气养阴，滋阴复脉。适用于心肾阴虚、心脉瘀阻引起的慢性心功能不全。每次1～2支，每日3次，1个月为1疗程。

⑥ 补心气口服液　益气助阳，活血通脉。适用于心肾气虚、心脉瘀阻引起的慢性心功能不全。每次1～2支，每日3次，1个月为1疗程。

⑦ 心通口服液　益气补肾，活血通络。适用于心肾阳虚、心脉瘀阻引起的慢性心功能不全。每次1～2支，每日3次，1个月为1疗程。

2.中药外治

① 养心安神膏　当归、川芎、红花、珍珠母、首乌藤（夜交藤）研磨成粉状，加入适量蜂蜜，充分搅拌，使其成为膏状，贴膻中穴。养血安神、活血通脉，用于心衰心血亏虚，夜寐不安者。

② 利水消肿膏　大戟、芫花、甘遂等量研末，取少量敷脐中，利尿消肿，用于心衰尿少水肿者。

3.推拿治疗

患者取坐位或俯卧位，用拇指按揉心俞穴并挤推至膈俞穴，各1～3min。对心绞痛痛剧者，加按至阳穴（背部中线，第7～8胸椎棘突之间）1～3min。

用手掌揉按后背部督脉及腧穴（正中线及两旁）数次，并按压心俞、神堂。然后用手掌自胸部向上，经肩前至上肢内侧做推法，并以掌在心前区做快速的揉搓3～5min。随症加减：心慌、胸闷、失眠严重者，基本手法加点按神门、通里穴各1min；按揉膻中穴1～3min，并配合掌摩法；按揉并搓擦涌泉穴，以热为度。如头晕欲呕、食欲缺乏者，基本手法再加按揉中脘穴1min；顺、逆时针摩腹3～5min；按揉太阳、印堂、足三里穴各1min。

4.针灸治疗

针灸治疗以益气固本，强健心神为原则。

（1）体针

① 主穴：取内关、间使、少府，或内关、郄门、曲泽。

② 配穴：应根据辨证施治配穴。补中益气：取穴中脘、天枢、足三里、气海。通阳利水：取穴水分、水道、水泉、复溜、飞扬、阴陵泉、中极透曲骨。活血化瘀：取穴太冲、章门、肝俞。平喘祛痰：取穴肺俞、天突、俞府、胞中、少府、合谷。

取穴均采用深刺，中强手法，有感应后即出针，每日1次，慢性心衰可隔日或2日针刺1次。7～10次为1疗程。休息7日左右，再做下1疗程。

（2）水针　取穴内关、间使、定喘、肺俞、心俞等。每穴每次用当归注射液0.5ml注射，间隔1～2日注射1次，7～10日为1疗程。

（3）耳针　用王不留行贴敷法，取穴心、肺、脾、肾、交感、神门、上背、下背、肾上腺、平喘、内分泌等。两耳交替，3日更换1次。7～10次为1疗程。

（二）西医治疗

治疗原则：冠心病原发病的治疗；心衰时神经内分泌激活（肾素－血管紧张素－醛固酮系统）的拮抗减轻心脏负荷；改善心功能（收缩及舒张功能）；保护衰竭心脏。

治疗目的：改善症状；提高生活质量和运动耐力；减少反复住院率；提高生存率。

1.一般治疗

（1）休息　取平卧位或半卧位卧床休息以减轻心脏负担。

（2）营养和饮食　给予易消化和富有营养的食物，少量多餐，限制钠盐摄入量；肥胖患者应减轻体重，需戒烟。严重心衰伴明显消瘦（心脏恶病质）者，应给予营养支持，包括给予血清白蛋白治疗。

（3）心理和精神治疗　尽力让患者保持心情舒畅，安静休息，避免烦躁，必要时可适当应用镇静药。

（4）限制液量　每日控制液体量（包括输液、饮水等）在1500～2000ml，或根据患者具体情况调整，所输液体最好于24h内均匀输注。

（5）吸氧及监测。

2.药物治疗

（1）β受体阻断药

① 作用机制　β受体阻断药可同时阻断交感神经系统与肾素-血管紧张素系统；β受体阻断药可最大程度地降低心率，减少心肌耗氧量，增加冠状动脉灌注；β受体阻断药还可阻断循环中儿茶酚胺对心肌的直接毒性，有效降低猝死率；β受体阻断药对改善心功能和逆转左室重塑更有效。

② β受体阻断药应用要点　所有慢性收缩性心衰，NYHA Ⅱ、Ⅲ级病情稳定患者，以及阶段B、无症状性心衰或NYHA Ⅰ级的患者（LVEF＜40%），均必需应用β受体阻断药，且需终身使用，除非有禁忌证或不能耐受。

NYHA Ⅳ级心衰患者需待病情稳定（4日内未静脉用药，已无液体潴留且体重恒定）后，在严密监护下由专科医师指导应用。应在利尿药和ACEI的基础上加用β受体阻断药。应用低或中等剂量ACEI时即可及早加用β受体阻断药，因为其既易于使临床状况稳定，又能早期发挥β受体阻断药降低猝死的作用和两药的协同作用。β受体阻断药禁用于支气管痉挛性疾病、心动过缓（心率低于60次/min）、Ⅱ度及以上房室传导阻滞（除非已安装起搏器）患者；有明显液体潴留，需大量利尿者，暂时不能应用；起始治疗前患者需无明显液体潴留，体重恒定（干体重），利尿药已维持在最合适剂量。常用药物有琥珀酸美托洛尔、比索洛尔和卡维地洛，必须从极小剂量开始（琥珀酸美托洛尔12.5mg/日、比索洛尔1.25mg/日、卡维地洛3.125mg/日，每日2次），每2～4周剂量加倍，清晨静息心率55～60次/min，即为β受体阻断药达到目标剂量或最大耐受量之征。但不宜低于55次/min，也不按照患者的治疗反应来确定剂量。

β受体阻断药应用时需注意监测以下几项。低血压：一般在首剂或加量的24～48h内发生。液体潴留和心衰恶化：起始治疗前，应确认患者已达到干体重状态，如在3日内体重增加＞2kg，立即加大利尿药用量，如病情恶化，可将β受体阻断药暂时减量或停用，但应避免突然撤药，减量过程也应缓慢，每2～4日减1次量，2周内减完，病情稳定后，必需再加量或继续应用β受体阻断药，否则将增加死亡率，如需静脉应用正性肌力药，磷酸二酯酶抑制药较β受体激动药更为合适。心动过缓和房室阻滞：如心率＜55次/min，或伴有眩晕等症状，或出现Ⅱ、Ⅲ度房室传导阻滞，应将β受体阻断药减量。

（2）利尿药

① 作用机制　利尿药是心衰治疗中最常用的药物，通过排钠排水减轻心脏的容量负荷，对缓解淤血症状，减轻水肿有十分显著的效果。据病情轻重、

利尿药的作用机制及效应力，合理选择或联合应用。

② 常用的利尿药

a.噻嗪类利尿药：作用于肾远曲小管，抑制钠的再吸收。用于轻、中度心衰。代表药：氢氯噻嗪（双氢克尿塞）。

b.祥利尿药：作用于Henle的升支，在排钠的同时也排钾，为强效利尿药。用于急性心衰伴肺水肿或重症及难治性心衰患者。代表药物：呋塞米。

c.保钾利尿药：常用的有螺内酯（作用于肾远曲小管的远端集合管，干扰醛固酮的作用，使钾离子吸收增加，同时排钠利尿，但利尿作用不强），氨苯蝶啶（直接作用于肾远曲小管，排钠保钾，利尿作用不强），阿米洛利（作用机制与氨苯蝶啶相似，利尿作用较强而保钾作用较弱，可单独用于轻型心衰患者）。

③ 心力衰竭时利尿药的应用要点　所有心力衰竭患者，有液体潴留的证据或原先有过液体潴留者，均应给予利尿药，NYHA心功能Ⅰ级患者一般不需应用利尿药；应用利尿药后心力衰竭症状得到控制，临床状态稳定，亦不能用利尿药单一治疗，一般应与ACEI和β受体阻断药联合应用；氯噻嗪适用于轻度液体潴留、肾功能正常的心力衰竭患者，如有显著液体潴留，特别当有肾功能损害时，宜选用祥利尿药如呋塞米；利尿药通常从小剂量开始（氢氯噻嗪25mg/日，呋塞米20mg/日）逐渐加量，氯噻嗪100mg/日已达最大效应，呋塞米剂量不受限制；一旦病情控制（肺部啰音消失，水肿消退，体重稳定），即可以最小有效量长期维持，一般需无限期使用，在长期维持期间，仍应根据液体潴留情况随时调整剂量；每日体重的变化是最可靠的监测利尿药效果和调整利尿药剂量的指标。

利尿药用量不当有可能改变其他治疗心力衰竭药物的疗效和不良反应，如利尿药用量不足致液体潴留可减弱ACEI的疗效和增加β受体阻断药治疗的危险，反之，剂量过大引起血容量减少，可增加ACEI和血管扩张药的低血压反应及ACEI和AngⅡ受体阻滞药出现肾功能不全的危险。在应用利尿药过程中，如出现低血压和氮质血症而患者已无液体潴留，则可能是利尿过量、血容量减少所致，应减少利尿药剂量，如患者有持续液体潴留，则低血压和氮质血症很可能是心力衰竭恶化，终末器官灌注不足的表现，应继续利尿，并短期使用能增加肾灌注的药物如多巴胺或多巴酚丁胺。出现利尿药抵抗时（常伴有心力衰竭恶化），可用以下方法：静脉给予利尿药，如呋塞米持续静脉滴注（1～5mg/h）或2种或2种以上利尿药联合应用或应用增加肾血流的药物，如短期应用小剂量的多巴胺或多巴酚丁胺 [2～5μg/（kg体重·min）]。

（3）血管紧张素转换酶抑制药或血管紧张素Ⅱ受体拮抗药（ARB）

① 作用机制 抑制肾素-血管紧张素-醛固酮（RAS）系统，除对循环RAS的抑制可达到扩张血管，抑制交感神经兴奋的作用，更重要的是对心脏组织中的RAS的抑制，在改善和延缓心室重塑中起关键的作用；抑制缓激肽的降解可使具有血管扩张作用的前列腺素生成增多，同时亦有抗组织增生的作用。

② 常用的药有 卡托普利、培多普利、福辛普利、贝那普利。其副作用主要有干咳、低血压、高血钾及肾功能一过性恶化。若引起副作用干咳而不能耐受者可改用血管紧张素Ⅱ受体拮抗药（氯沙坦、缬沙坦）。

③ ACEI在心力衰竭的应用要点

• 全部收缩性心力衰竭患者必须应用ACEI，包括无症状性心力衰竭，LVEF＜45%者，除非有禁忌证或不能耐受。

• 必须告知患者：疗效在数周或数月后才出现，即使症状未见改善，仍可降低疾病进展的危险性，不良反应可能早期就发生，但不妨碍长期应用；ACEI需无限期、终生应用；ACEI一般与利尿药合用，如无液体潴留时亦可单独应用，一般不需补充钾盐，ACEI亦可与β受体阻断药和（或）地高辛合用。

• ACEI禁忌证：对ACEI曾有致命性不良反应的患者，如曾有血管神经性水肿、无尿性肾衰竭或妊娠妇女，绝对禁用ACEI。

• 以下情况需慎用：双侧肾动脉狭窄、血肌酐水平显著升高（＞225.2μmol/L）、高钾血症（＞5.5mmol/L）、低血压（收缩压＜90mmHg）（低血压患者需经其他处理，待血流动力学稳定后再决定是否应用ACEI）。

• ACEI的剂量：必须从极小剂量开始，如能耐受则每隔3～7日剂量加倍，滴定剂量及过程需个体化，起始治疗前需注意利尿药已维持在最合适剂量，起始治疗后1～2周内应监测肾功能和血钾，以后定期复查，ACEI的目标剂量或最大耐受量不根据患者治疗反应来决定，只要患者能耐受，可一直增加到最大耐受量，一旦达到最大耐受量后，即可长期维持应用。

④ ARB在心力衰竭的应用要点 ARB治疗心力衰竭有效，但未证实相当于或是优于ACEI；未应用过ACEI和能耐受ACEI的患者不宜用ARB取代；可用于不能耐受ACEI的患者；ARB与ACEI相同，亦能引起低血压，高血钾及肾功能损害恶化；心力衰竭患者对β受体阻断药有禁忌证时，可ARB与ACEI合用。

（4）醛固酮拮抗药

① 作用机制 醛固酮除了引起水、钠潴留以外，还具有刺激成纤维细胞产生胶原和促进间质纤维化的作用。现已证实心肌中存在醛固酮受体。螺内

酯（醛固酮拮抗药）对抑制心血管的重构、改善慢性心衰的远期预后有很好的作用。

② 醛固酮拮抗药在心衰应用的要点　适用于中、重度心衰，NYHA Ⅲ 或 Ⅳ 级患者，AMI后并发心衰，且LVEF＜40%的患者亦可应用。应用方法为螺内酯起始量10mg/日，最大剂量为20mg/日，酌情亦可隔日给予。本药应用的主要危险是高钾血症和肾功能异常。入选患者的血肌酐浓度应在176.8（女性）～221.0（男性）μmol/L（2.0～2.5mg/dL）以下，血钾低于5.0mmol/L。一旦开始应用醛固酮拮抗药，应立即加用袢利尿药，停用钾盐，ACEI减量。

（5）正性肌力作用药物

① 洋地黄类药物

a.作用机制：洋地黄类药物抑制心肌细胞膜上的Na-K-ATP酶活性，使细胞内Na^+浓度升高，通过Na-Ca交换使细胞内Ca^{2+}升高，增强心肌收缩。通过正性肌力作用，负性传导作用及负性频率作用起效应。适用于收缩期失代偿性心力衰竭，如心脏扩大、瓣膜反流、心内膜弹力纤维增生症、扩张型心肌病和某些先心病等所致的充血性心力衰竭，尤其合并心室率增快、房扑、房颤者更有效。常用地高辛口服或毛花苷C（西地兰）静脉推注。

b.洋地黄在心力衰竭治疗中的应用要点：地高辛应用的目的在于改善收缩性心力衰竭患者的临床状况，应与利尿药、ACEI和β受体阻断药联合应用，地高辛也可用于伴有快速心室率的心房颤动患者。地高辛常用剂量0.25mg/日，70岁以上、肾功能减退者宜用0.125mg，每日1次或隔日1次。地高辛没有明显的降低心力衰竭冠心病患者死亡率的作用，因而不主张早期应用。不推荐应用于NYHA心功能Ⅰ级患者。

② 非洋地黄类正性肌力药物（cAMP）

a. β受体激动药：主要包括多巴胺和多巴酚丁胺。多用于紧急情况的急性心衰，危重难治性心衰，心源性休克患者。二者联合应用，常取得较好疗效。对心源性休克患者各7.5μg/（kg体重·min），用药后使肺毛细血管楔压下降，心排血量增高，血压上升。

b.磷酸二酯酶抑制药：适用于心脏手术后右心衰或持续肺动脉高压者。短期治疗可使临床症状及血流动力学改善。长期应用可能会对长期生存率有不利影响。

氨力农：仅供静脉注射，用于急性心衰的短期治疗，首次负荷量0.5～1mg/kg体重，5～10min缓慢注入，继以5～10μg/（kg体重·min）静脉滴注，连用7～10日。

米力农：每日1mg/kg体重，分3～4次口服；静脉首剂25μg/kg体重，10min后以0.25～0.5μg/（kg体重·min）静脉维持24～48h，或停药16h后改为口服。

◆ cAMP正性肌力药的静脉应用要点

· 由于缺乏有效的证据，以及考虑到此类药物的毒性，不主张对慢性心力衰竭患者长期、间歇静脉滴注此类正性肌力药。

· 对心脏移植前的终末期心力衰竭、心脏手术后心肌抑制所致的急性心力衰竭以及难治性心力衰竭可考虑短期支持应用3～5天。

· 推荐剂量：多巴酚丁胺2～5μg/（kg体重·min）；米力农，50μg/kg体重负荷量，继以0.375～0.750μg/（kg体重·min）。

（6）血管扩张药　选药原则：肺淤血症状严重，肺毛细血管楔压明显升高（＞2.40～2.66kPa），而心排血量仅适度下降者宜选扩张静脉药，如硝酸甘油及硝酸异山梨醇酯；当心排血量明显降低，全身血管阻力增加，而肺毛细血管楔压正常或略升高时宜选扩张小动脉药，如硝普钠，肼屈嗪（肼苯哒嗪），酚妥拉明；当心排血量明显降低，全身血管阻力增加，肺毛细血管楔压升高时，宜用均衡扩张小动脉和静脉药，如卡托普利。

3.冠心病合并心衰的治疗

冠心病（CHD）是心衰最常见的病因，可因为引起心绞痛而限制运动耐量，也可因为发生MI而导致进一步的心肌损伤，故应根据相应的指南治疗基础CHD，改善其预后。对于心衰伴心绞痛的患者应强烈考虑冠脉血运重建，并选用能同时缓解心绞痛和控制心衰的药物，如β受体阻断药和硝酸酯类；应合用利尿药充分控制液体潴留，减低心室容量和压力，以达到更好的抗心绞痛效果。有MI病史并有心衰但无心绞痛的患者，ACEI和β受体阻断药的使用同样减少再梗死和死亡的危险。大多数CCB应避免用于心衰患者，如是针对其并发的心绞痛或高血压，氨氯地平和非洛地平可缓解症状，又对心衰患者的生存率没有不利影响。对于有MI病史但无心衰或心绞痛的患者，冠脉血运重建、ACEI和β受体阻断药、他汀类调脂药物与抗血小板药物治疗，可减少再梗死和死亡的危险。

（1）心衰时抗凝和抗血小板药物的应用要点

① 心衰伴有明确动脉粥样硬化疾病如CHD或MI后、糖尿病和脑卒中而有二级预防适应证的患者必须应用阿司匹林。其剂量应在每日75～150mg，剂量低，出现胃肠道症状和出血的风险较小。

② 心衰伴心房纤颤（AF）的患者应长期应用华法林钠（华法林）抗凝治

疗，并调整剂量使国际标准化比率在2～3。

③ 有抗凝治疗并发症高风险但又必须抗凝的心衰患者，推荐抗血小板治疗。

④ 窦性心律患者不常规抗凝治疗，但明确有心室内血栓，或者超声心动图显示左心室收缩功能明显降低，心室内血栓不能除外时，可考虑抗凝治疗。

⑤ 急性冠脉综合征患者应用抗血小板和抗凝联合治疗。

（2）他汀类药物治疗　他汀类药物是羟甲基戊二酰辅酶A（HMG-CoA）还原酶抑制药，具有除降血脂以外的心血管系统多效性作用，对治疗慢性心衰有效，如阻断各种细胞内信号转导分子、改善内皮功能、增加一氧化氮合成功能、减少氧自由基生成、阻断炎症反应等。常用药物：辛伐他汀，20mg/日，每日1次。

（3）冠心病心衰分期治疗

① A期治疗措施　这一阶段应强调心衰是可以预防的。60%～80%的心衰患者有高血压。根据弗明翰心脏研究，高血压导致39%的男性心衰和59%的女性心衰；而控制高血压可使新发心衰的危险降低约50%。糖尿病患者每年有3.3%发生心衰；50岁以上、尿白蛋白＞20mg/L的患者4%发生心衰，其中36%死亡；女性发生心衰的危险较男性高3倍。英国前瞻性糖尿病研究（UKPDS）试验表明，伴高血压的糖尿病患者应用ACEI、β受体阻断药，新发心衰可下降56%。

治疗应针对控制危险因素和积极治疗高危人群原发病：如积极治疗高血压、降低血压至目标水平，戒烟和纠正血脂异常，有规律的运动，限制饮酒，控制代谢综合征等；有多重危险因素者可应用ACEI；血管紧张素Ⅱ受体拮抗药也可应用。

② B期治疗措施　这一阶段包括A期治疗的所有措施；ACEI、β受体阻断药可应用于左室射血分数（LVEF）低下的患者，不论有无心肌梗死（MI）史；MI后伴LVEF低，不能耐受ACEI时，可应用ARB；冠心病合适病例应做冠脉血运重建术；有严重血流动力学障碍的瓣膜狭窄或反流患者，可做瓣膜置换术或修补术；埋藏式心脏除颤复律器（ICD）可应用于MI后、LVEF≤30%、NYHAⅠ级心功能、预计存活时间大于一年者。

其他治疗：心脏再同步化治疗（CRT）的推荐尚无证据。不需应用地高辛。不用心肌营养药。有负性肌力作用的钙通道阻滞药有害。

③ C期治疗措施　这一阶段治疗包括所有阶段A的措施，并常规应用利尿药、ACEI、β受体阻断药。为改善症状可加用地高辛。醛固酮拮抗药、ARB、硝酸酯类等可应用于某些选择性患者。CRT、ICD可选择合适病例应用。

④ D期治疗措施　　阶段D的治疗包括所有阶段A、B、C的措施，并可应用以下手段：心脏移植、左室辅助装置、静脉滴注正性肌力药以缓解症状；如果肾功能不全严重，水肿又变成难治性，可应用超滤法或血液透析。应注意并适当处理重要的并发症，如睡眠障碍、抑郁、贫血、肾功能不全等。

（4）目前治疗心衰的三大理念

① 干预时间提前，由治疗转变为预防　　以往心衰的治疗，是在患者出现心衰症状后，才设法纠正。但现在认为，只要在心脏彩超检查中，发现左心室射血分数＜40%，就应尽早治疗。在我国，大多数心衰患者是60岁以上的老年人。由于早期心衰可以没有明显症状，因此对老年人，或即将步入老年人行列的人来说，一定要树立防治心衰的意识，每年一次的心脏功能检查非常必要，检查项目包括心电图、胸片和超声心动图。

② 用药原则改变，由强心、利尿、扩血管转变为保存心肌储备能力，纠正神经内分泌的激活　　近年来，心衰的药物治疗已转变为以保存心肌储备能力，纠正神经内分泌的激活，减轻症状，延缓疾病进展，提高生活质量为目的治疗方案。血管紧张素转换酶抑制药（如依那普利）、血管紧张素Ⅱ受体拮抗药（如缬沙坦）、β受体阻断药（如美托洛尔）和醛固酮拮抗药（如螺内酯）等药物，具有对抗RAS系统、减少心肌重塑、减轻心肌负荷、保护心肌细胞的作用，已经成为治疗心衰的基本用药。而传统的洋地黄类强心药、利尿药、硝酸酯类药物，仅能改善症状，对心衰的远期预后没有影响，属于心衰治疗的辅助药物。

③ 治疗方式改变，由单一药物治疗转变为多种治疗方式相结合　　目前，除药物治疗之外，心衰的治疗还有很多原则。首先，对于已经确诊为心衰的患者来说，健康的生活方式必不可少。规律饮食、适当运动、戒烟戒酒、控制体重，同时应避免感染、过度劳累、情绪激动、不当治疗等诱发心衰的因素。其次，应停用一些可能恶化心脏功能的药物，如非甾体类消炎药［如吲哚美辛（消炎痛）］和抗心律失常药物（如普罗帕酮）。此外，治疗心绞痛与高血压的重要药物钙通道阻滞药，心衰患者也应慎用。因为除氨氯地平和非洛地平外，多数钙通道阻滞药缺乏能有效治疗心衰的证据。再次，除药物治疗外，非药物治疗有着药物治疗不可替代的作用。比如冠心病患者做冠脉血管重建术，瓣膜病变患者做瓣膜修补术或瓣膜置换术等，可达到立竿见影的效果。另外，心脏再同步化治疗是当前的研究热点，它通过在左心室和右心室植入电极，同时起搏左、右心室，改善患者的血流动力学，减少心衰患者致死的主要原因——心衰进展和心律失常。窦性心律、左心室射血分数≤35%、在药物治疗基础上仍

有症状、合并左、右心室失同步的中重度心衰患者可尝试应用。

（5）心力衰竭的预防

① 防止初始的心肌损伤　冠状动脉疾病和高血压已逐渐上升为心力衰竭的主要病因，积极控制血压、血糖、调脂治疗和戒烟等，可减少发生心力衰竭的危险性。除了积极控制上述心血管危险因素外，在国内控制A族β溶血性链球菌感染，预防风湿热和瓣膜性心脏病，戒除酗酒以防止酒精中毒性心肌病亦是重要的措施。

② 防止心肌进一步损伤　急性心肌梗死期间，溶栓治疗或冠状动脉血管成形术，使有效再灌注的心肌节段得以防止缺血性损伤。临床试验已证明可降低死亡率和发生心力衰竭的危险性。对近期从心肌梗死恢复的患者，应用神经内分泌拮抗药（ACEI或β受体阻断药），可降低再梗死或死亡的危险性，特别是心肌梗死时伴有心力衰竭的患者。ACEI和β受体阻断药合并应用可有互补效益。急性心肌梗死无心力衰竭的患者，应用阿司匹林可降低再梗死的危险而有利于防止心力衰竭。

③ 防止心肌损伤后的恶化　对于已有左室功能不全，不论是否伴有症状，应用ACEI均可防止发展成严重心力衰竭的危险性，临床试验证实，ACEI可以降低总死亡率、心力衰竭发生率、心力衰竭死亡率和住院的复合危险性。

四、生活调养

1.少食用动物油脂，保持清淡饮食

① 限制钠盐的摄入。

② 限制水的摄入。

③ 热能和蛋白质不宜过高。

④ 碳水化合物按300 ～ 350g/日。

⑤ 限制脂肪的摄入。

⑥ 补充维生素。

⑦ 不可暴饮暴食。

2.注意防寒保暖

天气变化时应及时添加衣服，冬天应少到人多的场所，防止感染及交叉感染。

3.合理休息与活动

除午睡外，下午宜增加数小时的卧床休息。待心功能好转后应下床做一些轻度的活动，但要掌握运动量，要循序渐进，出现不适应停止活动并休息。

4.情志调护

家人应多关心患者，生活上给予必要的帮助，使患者保持良好的情绪。患者要保持平和的心态，心情舒畅，不自寻烦恼，因过分紧张往往更易诱发急性心衰。

5.自我监控

如心率、血压、血糖、体重，如出现心衰的不典型表现应及时就医。

① 劳动或上楼梯时，发生气短、乏力、胸闷憋气。

② 睡眠时突然憋醒，坐起时症状缓解。

③ 下肢水肿，尿量减少，下午和晚上明显，早晨减轻。

④ 常有咳嗽、咳痰、心慌、憋气。

⑤ 常有失眠、疲乏、食欲减退。

⑥ 病情严重者可见四肢抽搐、呼吸暂停、发绀等短暂发作，但服药休息后可马上恢复正常。

⑦ 血压下降，心率加快，面色苍白，皮肤湿冷，烦躁不安。

⑧ 呼吸极度困难，有窒息感，咳嗽、咳出大量粉红色泡沫样痰。

对上述症状如有1～5项者，为早期心衰的典型表现，应引起注意，尽早到医院就诊；如有6项者，是由于心源性脑缺血而引起的；若有7～8项则为心衰的重症急性肺水肿的表现。病情严重可危及生命。如在家里发生急性左心衰应立即呼叫急救中心，并与之取得联系。患者应取半坐位，吸氧，舌下含服硝酸甘油等，还可轮流结扎下肢血管，使回心血量减少，缓解症状。切忌惊惶紧张，使症状加重。

6.避免感染，注意皮肤护理

7.禁烟酒

8.饮食调养

宜食清淡、易消化而富含营养的食物，避免饮用浓茶、咖啡及食用辛辣之品。日常应以粗粮、新鲜蔬菜和瘦肉为主，多吃水果以补充维生素。

建议选用下列药膳进行日常防治。

（1）人参粥 人参末6g（党参末30g）、生姜5片、粳米100g，煮粥，每日服2～3次。用于心衰心脾气虚证。

（2）黄芪粥 生黄芪30g，浓煎取汁，入粳米100g，待粥成加入橘皮末3g，稍煮，加红糖调匀服，每日2次。用于心衰心肺气虚咳嗽、气短者。

（3）车前子粥 车前子15～20g，布包先煎，再放入粳米100g，同煮为粥。上、下午温热分服。用于心衰心肾阳虚水肿者。

（4）白茯苓粥　白茯苓粉15g、粳米100g，加水同煮成粥，早晨与下午温热分食。用于心衰脾肾阳虚水肿者。

（5）赤小豆炖鲤鱼　赤小豆90g，鲤鱼500～1000g，炖熟烂后食用。用于心衰脾肾阳虚低蛋白水肿者。

第三节　冠心病合并高血压病

有高血压的患者冠心病发病率较血压正常者高4倍。高血压是促进动脉粥样硬化发生、发展的重要危险因子，而肾动脉因粥样硬化所致狭窄又可引起继发性高血压，因此高血压和动脉粥样硬化的关系是互为影响、互相促进的关系。血压越高，患心肌梗死、心力衰竭（HF）、脑卒中、肾病的机会越多。年龄在40～70岁、血压在（115～185）/（75～115）mmHg的个体，收缩压（systolic blood pressure，SBP）每增加20mmHg或舒张压（diastolic blood pressure，DBP）每增加10mmHg，其心血管病（cardiovascular disease，CVD）的危险性就增加一倍。我国研究表明，收缩压在120～139mmHg，冠心病发病的相对危险比＜120mmHg者增高40%，在140～159mmHg者增高1.3倍，说明血压升高与冠心病事件发生呈正相关。东南亚人群的汇总分析表明，舒张压每下降5mmHg，可使冠心病发病减少27%。因而，对血压进行有效控制，不仅可以减少高血压的直接危害，更重要的是可以预防和减少慢性高血压所致的心、脑、肾、血管等靶器官的损害。

高血压病的主要临床症候、病程和转归及其并发症，均属中医学中的"头痛"、"眩晕"、"中风"等范畴。早在《黄帝内经》中就有"诸风掉眩，皆属于肝"、"髓海不足，则脑转耳鸣"等记载，认为本病的眩晕与肝、肾有关。《丹溪心法·头眩六十七》提出"无痰不眩"、"无火不晕"，认为"痰"与"火"是引起眩晕的另一种原因，以上这些论述，与高血压病均有一定关系。

一、病因病机

（一）中医病因病机

1.常见病因

（1）体质因素　高血压与体质因素有关，这主要表现在先天禀赋、形体性质和发病年龄三个方面。人体禀赋来源于父母，男女媾精，形成胚胎，发育成形，所以子女体质情况与父母的先天之精的质量有极密切的关系。高血压患者常见于两种形体的人：一种是形体消瘦、急躁易怒，多见面色红赤，属中医肝肾阴虚、肝阳上亢的体质，阴虚阳亢，所以罹患高血压；另一种是形体丰腴肥胖的人，这种人脾气虚而多痰湿，风痰相煽，因而罹患血压高。中医认为人体的生长发育过程和先天之精有密切的关系，40岁以后人体肾气渐衰，肾精渐亏，肝肾不足，肝阳容易亢盛，所以容易患高血压。

（2）情志失调　中医历来重视情志和发病的关系，人的情志变化过于激烈，超过人体脏腑的调节能力时就会发病。如人在盛怒之下，肝气上逆，血随气升，就会发生高血压病。又如大喜、过度悲伤、极度忧愁、受到惊恐等，也会引起人体脏腑功能失调，心、肝、胆等脏腑功能受扰最甚。肝脏受扰、肝气郁结、肝气上逆、肝火上炎、肝阳上亢等情况会发生高血压病。心脏受扰也可见心肝火盛、心火亢盛、心肾不调等从而引发高血压。因此七情内伤影响心肝胆阴阳气血失调，会导致高血压病，以青年人及身体壮实者为多见。精神长期高度紧张，心肝两脏受累，也会引起高血压。

（3）饮食失节　过食肥甘厚味，伤脾碍胃，生湿酿痰，痰湿阻滞，风痰上扰，会发生高血压。酗酒之人，助湿留热，肝阳易涨，容易发生高血压。过食辛辣等物，伤阴化火，阴精损伤，火热上冲，从而引发高血压。尤其是嗜食咸味者，血脉凝涩，肾气损伤，则血压上升。

（4）生活失调　劳逸失度会引发高血压。过度劳作损伤人体正气，尤其是脾肝肾之气血阴阳失调，容易出现脾虚生痰湿，风痰上扰，肝肾不足，肝阳上亢，引发高血压病。中医还认为中年以后，肾精渐亏，应当节制房事，保养精液。如房事无度，耗损肾精，阴亏阳亢，也会发生高血压病。生活过度安逸，缺乏运动，气血滞涩不畅，脾气不运，也会发生高血压病。

2.主要病机

在上述病因的作用下，机体的阴阳平衡失调，脏腑、经络、气血功能紊乱，就形成了以头晕、头痛为主要表现的高血压病。其主要病机如下。

（1）肝阳上亢　素体阳盛阴衰之人，阴阳平衡失其常度，阴亏于下，阳亢于上；长期精神紧张或忧思恼怒，使肝失调达，肝气郁结，气郁化火伤阴，肝阴耗伤，风阳易动，上扰头目而出现眩晕、头痛。

（2）肝肾阴虚　久病伤肾，或禀赋不足，或年老肾亏，或房劳过度，或过服温燥劫阴之品，皆可致肾阴亏虚。肾为先天之本，藏精生髓，而脑为髓之海，肾阴不足，脑海失充，上下俱虚，则发眩晕。肝肾同源，肾阴虚不能上滋肝木，致肝阴亏虚，肝阴虚可下及肾阴，使肾阴不足，故两脏阴液常同亏。或因长期恼怒抑郁，情志不遂，气郁化火，或肝病、温热病后期，耗伤肝阴，肝阴不足，不能上滋头目，亦可见头晕目眩。

（3）痰湿中阻　饮食不节，肥甘厚味太过，损伤脾胃，或忧思、劳倦伤脾，以致脾阳不振，健运失职，水湿内停，积聚成痰。痰浊中阻或更兼内生之风火作祟，则痰夹风、火，眩晕更甚；若痰湿中阻，更兼内寒，则有眩晕昏扑之虑。

（4）瘀血阻络　中医学认为"初病在经，久病入络"、"初病在气，久病入血"、"气病则累血，血病则累气"。高血压病随病程的延续，病情进一步发展，殃及血分，使血行不畅，终至瘀血阻络。

（5）阴阳两虚　多因病久不愈，阴阳俱损而致。在高血压患者中多见阴损及阳，最终阴阳两虚。

（二）西医发病机制

1.高血压促进冠心病的发生

压力负荷和剪切力作用于心肌和血管，引起心肌和血管壁的重构，致使左室肥厚，心肌细胞肥大，心肌间质纤维化；同时大小冠状动脉结构和功能发生改变。冠状动脉对压力负荷的反应是：先发生痉挛性改变，长期的血管痉挛引起平滑肌和纤维组织的增生，血管壁增厚，管腔狭窄。

长期高血压引起神经-内分泌改变，胰岛素抵抗、血小板功能异常、血管内皮功能异常，特别是交感神经系统和肾素-血管紧张素-醛固酮（RAS）系统激活，血中去甲肾上腺素、血管紧张素及醛固酮水平升高以及血管局部RAS激活，直接作用于血管壁和内皮，引起血管增厚及血管内皮功能损伤，激活细胞因子，如肿瘤坏死因子、白介素、内皮素等，进一步造成内皮损伤，凝血和抗凝血系统功能失调，血小板激活，在受损的血管内皮表面形成血栓，同时为脂质的沉积创造了条件，这样便开始了动脉粥样硬化的过程，最终导致冠心病的发生。

2.高血压主要发病学说

（1）精神、神经学说（psychogenic theory）　在外因刺激下，患者出现较长期或反复较明显的精神紧张、焦虑、烦躁等情绪变化时，大脑皮质兴奋、抑制平衡失调，以至不能正常行使调节和控制皮质下中枢活动的功能，交感神经活动增强，舒缩血管中枢传出以缩血管的冲动占优势，从而使小动脉收缩，周围血管阻力上升，血压上升。

（2）肾素-血管紧张素-醛固酮系统平衡失调　肾缺血时刺激肾小球入球动脉上的球旁细胞分泌肾素，肾素可对肝脏合成的血管紧张素原起作用形成血管紧张素（angiotension，Ang）Ⅰ，而后者经过肺、肾等组织时在血管紧张素转换酶（ACE）的活化作用下形成Ang Ⅱ，Ang Ⅱ再经酶作用脱去天门冬氨酸转化成Ang Ⅲ。在RAS系统中Ang Ⅱ是最重要的成分，有强烈的收缩血管作用，而且可刺激肾上腺皮质球带分泌醛固酮促使水钠潴留，刺激交感神经节增加去甲肾上腺素分泌，提高特异性受体的活动从而使血压升高。它还可反馈性地抑制肾脏分泌肾素和刺激肾脏分泌前列腺素。RAS系统功能失调时就会产生高血压。

（3）遗传学说（genetic theory）　高血压病患者有家族史的多，其直系亲属的血压水平比同龄非直系亲属的高，双亲均有高血压的子女发生高血压的危险性大。目前研究认为，单一遗传因素很难形成高血压，高血压这一遗传类型是源于多种遗传基因，而且后天因素对高血压的形成有重要的影响。

（4）摄钠过多学说（excessive dietary sodium theory）　在食盐摄入量高的地区的人群，如在日本本土的日本人中，高血压的患病率高；而食盐摄入量低的地区的人群，如在阿拉斯加的爱斯基摩人中，则几乎不发生高血压。限制钠的摄入可以改善高血压情况，服用利尿药增加钠的排泄也可降低增高的血压。但是实验室和临床研究均发现，改变摄盐量和血钠水平，只能影响一部分而不是全部个体的血压水平，故认为饮食中盐的致病是有条件的，对体内有遗传性钠运转缺陷使之对摄盐敏感者才有致高血压的作用。

（5）高胰岛素血症　观察发现高血压病患者空腹胰岛素水平明显高于正常，存在着胰岛素抵抗，而糖耐量降低者高血压的发病率明显较正常者为高，高胰岛素血症者还常伴有高甘油三酯血症和低，高密度脂蛋白血症，上述表现多见于肥胖者。

（6）其他　前列腺素系统与肾素-血管紧张素-醛固酮系统有密切关系，有人认为高血压可能与肾髓质合成的有扩血管作用的前列腺素A或E的不足有关。血管缓激肽-激肽系统与肾素-血管紧张素-醛固酮系统也有关。血管紧张素转换酶可促进激肽的降解而使其扩血管作用消失，血压升高。吸烟、饮酒过度、摄入碳水化合物过多致肥胖者也易有高血压。

二、临床表现

（一）症状与体征

1.常见症状

（1）高血压病的常见症状

① 头痛、头晕、耳鸣、心悸、眼花、注意力不集中、记忆力减退、手脚

麻木、疲乏无力、易烦躁等症状，这些症状多为高级神经功能失调所致，其轻重与血压增高程度可不一致。

② 后期伴有脑、心、肾等靶器官受损的表现。这些器官受损可以是高血压直接损害造成的，也可以是间接地通过加速动脉粥样硬化性疾病产生而造成的。这些靶器官受损的早期可无症状，最后导致功能障碍，甚至发生衰竭。如高血压引起脑损害后，可引起短暂性脑血管痉挛，使头痛头晕加重、一过性失明、半侧肢体活动失灵等，持续数分钟或数小时可以恢复，也可发生脑出血。对心脏的损害先是心脏扩大，后发生左心衰竭，可出现胸闷、气急、咳嗽等症状。当肾脏受损害后，可见夜间尿量增多或小便次数增加，严重时发生肾功能衰竭，可有尿少、无尿、食欲缺乏、恶心等症状。高血压可引起视网膜病变：以视网膜灰色、水肿，小动脉中心反射增强，动静脉交叉征，鲜红色火焰状出血，棉絮状白斑，黄白色发亮的硬性渗出及黄斑星状图谱为主要特征。

（2）合并冠心病的临床表现　长期高血压病可出现左室肥大、心力衰竭等，从而加重冠心病病情，此时还会有乏力、咳嗽、咳痰、双肺湿啰音和下肢水肿等心力衰竭征象。

2.高血压的分级、分危和影响预后的因素

（1）高血压的分级　高血压的分级见表4-1。

表4-1　高血压的分级

类别	收缩压/mmHg	舒张压/mmHg
正常血压	< 120	< 80
正常高值	120 ～ 139	80 ～ 89
高血压：	≥ 140	≥ 90
1级高血压（轻度）	140 ～ 159	90 ～ 99
2级高血压（中度）	160 ～ 179	100 ～ 109
3级高血压（重度）	≥ 180	≥ 110
单纯收缩期高血压	≥ 140	≤ 90

若患者的收缩压与舒张压分属不同的级别时，则以较高的分级为准。单纯收缩期高血压也可按照收缩压水平分为1、2、3级。

（2）高血压的分危　高血压的分危见表4-2。

分危意义：按10年心血管发病的绝对危险，低危患者为<15%、中危患者为15% ～ 20%、高危患者为20% ～ 30%、很高危患者为>30%。

（3）影响预后的危险因素　影响预后的因素见表4-3。

表4-2　高血压的分危

其他危险因素和病史	血压/mmHg		
	1级高血压 SBP 140～159 或DBP 90～99	2级高血压 SBP 160～179 或DBP 100～109	3级高血压 SBP≥180 或DBP≥110
Ⅰ 无其他危险因素	低危	中危	高危
Ⅱ 1～2个危险因素	中危	中危	很高危
Ⅲ ≥3个危险因素或靶器官损害或糖尿病	高危	高危	很高危
Ⅳ 并存的临床情况	很高危	很高危	很高危

表4-3　影响预后的因素

心血管病的危险因素	靶器官的损害（TOD）	糖尿病	并存的临床情况（ACC）
• 收缩压和舒张压水平（1～3级）	• 左心室肥厚	• 空腹血糖≥7.0mmol/L（126mg/dL）	• 脑血管病
• 男性＞55岁 • 女性＞65岁	心电图 超声心动图	• 餐后血糖≥11.1mmol/L（200mg/dL）	缺血性脑卒中 脑出血
• 吸烟 • 血脂异常 TC≥5.7mmol/L（220mg/dL）	或X线 • 动脉壁增厚 颈动脉超声IMT≥0.9mm		短暂性脑缺血发作 • 心脏疾病 心肌梗死史
	或动脉粥样硬化性斑块的超声表现		心绞痛
或LDL-C＞3.6mmol/L（140mg/dL） 或HDL-C＜1.0mmol/L（40mg/dL） • 早发心血管病家族史	• 血清肌酐轻度升高 男性115～133μmol/L（1.3～1.5mg/dL） 女性107～124μmol/L（1.2～1.4mg/dL）		冠状动脉血运重建 充血性心力衰竭 • 肾脏疾病 糖尿病肾病 肾功能受损（血清肌酐）
一级亲属，发病年龄＜50岁 • 腹型肥胖或肥胖 腹型肥胖	• 微量白蛋白尿 尿白蛋白30～300mg/24h		男性＞133μmol/L（1.5mg/dL）

续表

心血管病的危险因素	靶器官的损害（TOD）	糖尿病	并存的临床情况（ACC）
① WC男性≥85cm			女性＞124μmol/L（1.4mg/dL）
女性≥80cm 肥胖BMI≥28kg/m²	白蛋白/肌酐比： 男性≥22mg/g（2.5mg/mmol）		蛋白尿（＞300mg/24h）
• 缺乏体力活动	女性≥31mg/g（3.5mg/mmol）		• 外周血管疾病
• 高敏C-反应蛋白≥3mg/L或C-反应蛋白≥10mg/L			• 视网膜病变：出血或渗出，视乳头水肿

① 为中国肥胖工作组标准。

注：TC——总胆固醇；LDL-C——低密度脂蛋白胆固醇；HDL-C——高密度脂蛋白胆固醇；LVMI——左室质量指数；IMT——颈动脉内膜中层厚度；BMI——体重指数；WC——腰围。

（二）辅助检查

1.常规项目

早期患者有关检查可无特殊异常，后期高血压患者可出现明显改变。

（1）尿常规　尿蛋白阳性或微量蛋白尿阳性及尿常规细胞异常。

（2）肾功能　肌酐升高及肌酐清除率下降。

（3）血生化　可有血尿酸升高、脂质异常（总胆固醇、甘油三酯、低密度脂蛋白胆固醇的增高和高密度脂蛋白胆固醇的降低）、血糖升高、电解质异常。

（4）心电图　心电图可见左心室肥大或兼有劳损及心律失常。

（5）胸部X线　可见主动脉弓迂曲延长、左心室增大或心脏呈靴形。

（6）眼底检查　眼底检查有助于对高血压严重程度的了解，目前采用Keith-Wagener眼底分级法，其分别标准如下：Ⅰ级，视网膜动脉变细、反光增强；Ⅱ级，视网膜动脉狭窄、动静脉交叉压迫；Ⅲ级，上述血管病变有眼底出血、棉絮状渗出；Ⅳ级，上述基础上出现视神经乳头水肿。

（7）心彩超　早期心脏舒张功能减弱，可有左心室扩大和心肌肥厚等，晚期收缩功能减弱。

（8）外周血管检查　包括颈动脉、椎动脉、下肢动脉。

2.特殊检查

可进一步了解高血压患者病理生理状况和靶器官结构与功能变化。主要包括24h动态血压监测（ambulatory blood pressure monitoring，ABPM）、踝/臂血压比值（ankle-brachial index，ABI）、心率变异（heart rate variability，HRV）、颈动脉内膜中层厚度（intima-media thickness，IMT）、动脉弹性功能测定、血浆肾素活性（plasma renin activity，PRA）等，这里主要介绍24h动态血压监测。

动态血压监测是由仪器自动定时测量血压，可每隔15～30min自动测压（时间间隔可调节），连续24h或更长。可测定白昼与夜间各时段血压的平均值和离散度，能较敏感、客观地反映实际血压水平，尤其是夜间血压的升高。目前尚无统一的动态血压正常值，但可参照以下正常上限标准：24h平均血压值＜130/80mmHg，白昼均值＜135/85mmHg，夜间均值＜125/75mmHg。正常情况下，夜间血压均值比白昼血压均值低10%～15%。夜间血压较白昼血压下降10%～20%即为勺型；夜间血压下降不足10%即为非勺型；夜间血压下降＞20%为超勺型；夜间血压不降反升的为反勺型。动态血压检测可用于判断高血压的严重程度，了解其24h血压变异性和血压昼夜节律；指导降压治疗和评价降压药物疗效；诊断发作性高血压或低血压；还可用于诊断"白大衣性高血压"（在诊所内血压升高，而诊所外血压正常）。

三、治疗

（一）中医治疗

1.中药内治

（1）辨证论治

① 肝火上炎

【证候特点】头晕头痛，面红目赤，烦躁易怒，口干口苦，溲黄便秘，舌红，苔黄，脉弦。

【治法】清肝泻火，清利湿热。

【代表方剂】龙胆泻肝汤加减——龙胆10g，栀子10g，黄芩10g，柴胡10g，甘草6g，泽泻15g，车前子（包煎）30g，生地黄15g，当归15g。

【临床加减】若头痛目赤甚者，可加菊花、夏枯草；津液未伤者，可去生地黄、当归；面目黄染者，可加茵陈、大黄；妇人黄带者，可加苦参、土茯苓。

② 阴虚阳亢

【证候特点】头晕头痛，遇劳或恼怒时加重，耳鸣眼花，失眠多梦，腰膝酸软，五心烦热或颜面潮红，舌红少苔或苔黄，脉弦细数。

【治法】滋阴潜阳，平肝息风。

【代表方剂】天麻钩藤饮加减——天麻12g，钩藤18g，石决明（先煎）

30g，杜仲20g，牛膝12g，白芍15g，茯苓15g，黄芩12g，首乌藤（夜交藤）25g，栀子12g，甘草6g。

【临床加减】肝阳偏亢明显者可加夏枯草、煅龙骨、煅牡蛎；兼头痛者加菊花；兼血瘀者，加丹参、川芎；腰膝酸软明显并伴少寐多梦者加泽泻、生地黄。

③ 肝肾阴虚

【证候特点】头痛眩晕，视物模糊，腰膝酸软，神疲乏力，耳鸣失眠，五心烦热，舌红少苔，脉细无力。

【治法】养阴明目，补益肝肾。

【代表方剂】杞菊地黄丸加减——生地黄15g，山茱萸12g，山药15g，茯苓15g，泽泻12g，枸杞子15g，菊花12g，牡丹皮15g，杜仲20g，酸枣仁18g，甘草6g。

【临床加减】若腰膝酸软、遗精、血淋者，可加知母、黄柏；见血虚头晕、崩漏者，可加当归、白芍。

④ 痰浊中阻

【证候特点】眩晕，倦怠或头重如蒙，胸闷或时吐痰涎，少食多寐，舌胖，苔浊腻或白厚而润，脉滑或弦滑。

【治法】健脾化湿，除痰息风。

【代表方剂】半夏白术天麻汤或温胆汤加减——天麻12g，白术15g，法半夏15g，姜竹茹12g，枳实12g，茯苓15g，马兜铃10g，石菖蒲12g，远志9g，罗汉果6g。

【临床加减】肝阳上亢者，加钩藤、川牛膝；气血亏虚者，加炙黄芪、当归；肾精不足者，加熟地黄、女贞子；瘀血阻络者，加川芎、红花、蜈蚣。

⑤ 瘀血阻窍

【证候特点】头痛经久不愈，固定不移，偏身麻木，心痛胸痹，面唇发绀，舌质紫暗，脉弦细。

【治法】活血祛瘀，通窍活络。

【代表方剂】通窍活血汤加减——赤芍15g，桃仁10g，川芎15g，红花10g，麝香12g，老葱6g，大枣3枚，黄酒少量。

【临床加减】头痛甚者加钩藤、全蝎；气虚者加太子参、黄芪；恶心呕吐者加陈皮、半夏、竹茹；口干者加天花粉、石斛；胸闷痛者加薤白、郁金、瓜蒌皮；失眠多梦者加酸枣仁、首乌藤（夜交藤）。

⑥ 阴阳两虚

【证候特点】头晕，眼花，耳鸣，走路时自觉头重脚轻，严重者眩晕。面色苍白，心悸气促，腰酸畏寒，记忆力下降，面部或下肢水肿，夜尿多，阳痿，遗精，舌质淡嫩，苔薄白或无苔，脉沉紧。高血压病晚期伴有肾功能损害多属此型。

【治法】阴阳双补，水火并济。

【代表方剂】金匮肾气丸加减——熟地黄15g，山药15g，山茱萸10g，牡丹皮10g，泽泻12g，茯苓12g，肉桂（后下）3g，附片10g。

【临床加减】心悸气促者加黄芪、柏子仁；耳鸣耳聋者，加磁石、五味子；有蛋白尿者，加黄芪、补骨脂、鹿衔草；腰酸腿软者，加枸杞子、杜仲、桑寄生。

⑦ 气血不足

【证候特点】头晕目眩，动则加剧，遇劳则发神疲乏力，心悸，食少，面萎少华，舌淡苔薄，脉沉细无力。

【治法】益气养血，补益心脾。

【代表方剂】归脾汤加减——白术15g，当归15g，白茯苓20g，炙黄芪30g，远志15g，龙眼肉15g，炒酸枣仁30g，人参10g，木香3g，炙甘草10g。

【临床加减】唇舌淡暗者加丹参；形寒肢冷、腹中隐痛者，加桂枝、干姜；血虚甚者，加熟地黄、阿胶。

（2）单方验方

① 验方

【组成】何首乌60g，粳米100g，大枣3枚，冰糖适量。

【用法】何首乌煎取浓汁，去渣入粳米、大枣，加冰糖适量，煮为粥。早、晚服用。

【适应证】高血压肝肾阴虚证。（郭爱廷，江景芝.单方验方.北京：北京科学技术出版社，2007）

② 验方

【组成】生牡蛎（先煎）30g，玄参（元参）15g，白芍15g，钩藤（后入）15g，海带10g，草决明15g，怀牛膝10～12g，甘草3g。

【用法】水煎服。

【适应证】高血压阴虚阳亢证。（郭爱廷，江景芝.单方验方.北京：北京科学技术出版社，2007）

③ 验方

【组成】桑寄生15g，杜仲15g。

【用法】水煎服。

【适应证】高血压肾气亏虚证。（郭爱廷，江景芝.单方验方.北京：北京科学技术出版社，2007）

④ 验方

【组成】鲜西红柿2个，白糖适量。

【用法】将鲜西红柿洗净，蘸白糖每早空腹食用。

【适应证】清热降压，止血。治高血压、眼底出血。（偏方大全编写组．偏方大全．北京：北京科学技术出版社，2007）

⑤ 验方

【组成】绿豆干皮、干菊花各适量。

【用法】将绿豆干皮及干菊花装入枕芯。睡觉时当枕头用。

【适应证】头风头痛，可清火明目，用于高血压肝火亢盛。（偏方大全编写组．偏方大全．北京：北京科学技术出版社，2007）

⑥ 验方

【组成】鲜山楂10枚，白糖30g。

【用法】将鲜山楂捣碎加白糖煎煮至烂。吃山楂饮茶，每日1次。

【适应证】具有活血降压、扩张血管及降低胆固醇的作用，适用于高血压心血瘀阻者。（偏方大全编写组．偏方大全．北京：北京科学技术出版社，2007）

（3）中成药

① 清肝降压胶囊　清热平肝，补益肝肾。适用于高血压病，肝火亢盛、肝肾阴虚证，症见眩晕、头痛、面红目赤、急躁易怒、口干口苦、腰膝酸软、心悸不寐、耳鸣健忘、便秘溲黄。口服，一次3粒，一日3次。

② 松龄血脉康胶囊　平肝潜阳，镇心安神。用于肝阳上亢所致的头痛、眩晕、急躁易怒、腰膝酸软、耳鸣、心悸、失眠；高血压病及原发性高脂血症见上述证候者。口服，一次3粒，一日3次。

清肝降压胶囊和松龄血脉康胶囊，皆从肝治疗高血压。但清肝降压胶囊以清肝热为主，针对高血压中肝火上炎证者，主要表现为面红目赤、口干口苦等；松龄血脉康胶囊以平肝潜阳、补肝肾为主，主要治疗高血压属肝肾阴虚阳亢者，火热征象不明显，有肝肾阴虚的表现如耳鸣、腰膝酸软等。

③ 安宫降压丸　清热镇惊，平肝降压。用于胸中郁热，肝阳上亢引起的头目眩晕，项强脑胀，心悸多梦，烦躁起急，高血压症。口服，一次1～2丸，一日2次。

④ 当归龙荟丸　清肝泻火，通便导滞。适用于体质壮实、面红目赤、烦躁不安、大便秘结、头痛头晕较剧，甚至呕吐抽搐等肝火较盛的高血压病患者。每次6g，每日2～3次，饭后温开水送服。

⑤ 杞菊地黄丸　滋肾阴，清肝热。适用于头痛眩晕、眼花目涩、五心烦

热、腰膝酸软、年老体弱、病程较久的肾阴虚高血压病患者。口服，每次9g，每日2次，适合长期服用。

2.针灸治疗

针灸治疗高血压各地报道很多，临床证明有一定的疗效。针灸对血压，自主神经功能，脂质水平及能量代谢具有良好的调整作用，并对单纯性肥胖合并高血压患者，具有很好的减肥效果。

（1）取穴方法　多按中医辨证分型施治。复溜、太溪穴属足少阴肾经，可补益肾阴，滋水涵木；足三里是常用保健穴，可防止虚阳上亢，与足厥阴肝经的太冲穴相配，起平肝降逆的作用。此四穴可相互配伍，针刺，起到滋水降火、平肝潜阳的作用，收控制血压之功效。

有些则属经验取穴，如取穴风池、百会、合谷、阳陵泉等，有一定疗效。艾灸足三里、绝骨、涌泉或石门等穴，也有一定降压效果。

其他如曲池、三阴交、内关、行间、人迎、大陵、肝俞、中封等穴位，也有降低血压的作用。

（2）常用穴位　大椎、肩井、肺俞、梁门、太阳、风池、涌泉、三阴交、太溪、太冲、足三里、曲池、中脘、丰隆、百会、气海等穴。

（二）西医治疗

1.降压目标

治疗高血压的主要目的是最大限度地降低心血管发病和死亡的总危险。

降压达标：普通高血压患者血压降至＜140/90mmHg，年轻人或糖尿病及肾病患者降至＜130/80mmHg［若蛋白尿＞1g/日，则应更低（125/75mmHg）］，老年人收缩压降至＜150mmHg，如能耐受，还可进一步降低。

2.治疗原则

① 采用较小的有效剂量以获得可能有的疗效而使不良反应最小，如有效而不满意，可逐步增加剂量以获得最佳疗效。

② 为了有效地防止靶器官损害，要求每日24h血压稳定于目标范围内，因此最好使用一天1次给药而有持续24h作用的药物。其标志之一是降压谷峰比值＞50%［即谷峰比值（trough-to-peak ratto，T/P），定义为服用降压药物后最小和最大降压效应的比值，反映药物作用的持续时间和平稳程度］，此类药物还可增加治疗的依从性。

③ 为使降压效果增大而不增加不良反应，用低剂量单药治疗疗效不满意的可以采用两种或多种降压药物联合治疗。2级以上高血压为达到目标血压常

需多种降压药联合使用。

3.冠心病合并高血压的治疗特点

（1）心绞痛　稳定型心绞痛时首选β受体阻断药或长作用钙通道阻滞药或ACEI；急性冠脉综合征时选用β受体阻断药和ACEI。

（2）心肌梗死病史　对心肌梗死存活患者早期应用β受体阻断药、ACEI或血管紧张素Ⅱ受体拮抗药（ARB），可降低心肌梗死复发率和死亡率；最初血压＜140/90mmHg和血压降至130/80mmHg左右或更低时具有一定益处；可以使用噻嗪类利尿药和袢利尿药治疗，也可以在利尿药的基础上使用β受体阻断药、ACEI、ARB以及醛固酮拮抗药治疗；应避免使用钙通道阻滞药，除非需要控制血压或心绞痛症状。心肌梗死后推荐使用β受体阻断药、ACEI、醛固酮拮抗药，无心肌梗死但有冠心病危险因素患者推荐使用利尿药、β受体阻断药、ACEI或钙通道阻滞药。

（3）心力衰竭伴高血压　心力衰竭表现为心室收缩或舒张功能不全，主要由收缩性高血压和缺血性心脏病引起。严格控制血压和胆固醇是高危心衰患者的主要预防措施。心室功能不全却无症状的患者，使用ACEI和β受体阻断药。有症状的心功能不全患者或终末期心脏病患者使用ACEI、β受体阻断药、ARB以及醛固酮拮抗药或合用袢利尿药。

4.根据靶器官选择降压药物

（1）糖尿病高血压　常需要联合应用两种或两种以上药物以达到＜130/80mmHg的目标血压。噻嗪类利尿药、β受体阻断药、ACEI、ARB、CCB有利于降低糖尿病患者心血管疾病和脑卒中的发生率。ACEI、ARB治疗能延缓糖尿病肾病的进展，减少蛋白尿，还能延缓大量白蛋白尿的产生。

（2）左心室肥厚　左心室肥厚是心血管病的独立危险因素。积极控制血压能逆转左心室肥厚，包括减轻体重、限盐以及使用除直接血管扩张剂（如肼屈嗪和米诺地尔）以外的各类降压药物。

（3）脑血管病　在急性脑卒中时，迅速降压的风险和益处尚不清楚。在患者情况稳定或好转前，应把血压控制在中间水平（大约160/100mmHg）。ACEI和噻嗪类利尿药联合应用可降低脑卒中的复发率。

（4）肾衰/蛋白尿　慢性肾病的治疗目标是延缓肾功能损害，预防心血管疾病。高血压患者应严格控制血压，且通常需用3种或更多的药物来达到血压＜130/80mmHg的目标。ACEI、ARB有利于控制糖尿病和非糖尿病性肾病的进展，使用ACEI或ARB可使血肌酐水平较基线值升高35%，但除非有高钾血症出现，否则不是停药的指征。存在严重肾病［GFR＜30ml/（min·1.73m^2），相应的血肌酐水平为221.0～265.2μmol/L（2.5～3.0mg/dL）］，必须增加袢利尿药的剂量并联合应用其他类药物。

5.降压药的种类

当前常用于降压的药物主要有以下5类，即利尿药、β受体阻断药、血管紧张素转换酶抑制药、血管紧张素Ⅱ受体拮抗药（ARB）、钙通道阻滞药。

（1）利尿药

① 作用机制　利尿药的降压机制有两种：一种是通过利尿减少患者的血容量，使其心输出量降低，从而达到降压的目的；另一种是通过利尿来促进人体排钠，使患者血管平滑肌钠离子的含量降低，减弱小动脉平滑肌对加压物质的反应，从而使患者的血管扩张，达到降压的目的。

② 降压优势　利尿药具有明显的降压效果；与其他单独使用无效的降压药联合使用时，其降压效果也十分显著；有价格便宜、小剂量应用即可起到降压效果的特点；还特别适合老年和肥胖的高血压患者使用。

③ 注意事项　高血压患者在使用利尿药的过程中也会出现不良反应，比如可出现血脂增高、血黏度增高、痛风、低血钾、血糖升高、室性早搏等。高血压患者在使用利尿药时要遵守以下5个原则。即腹泻时不宜服用：腹泻会使血液浓缩、血黏度增高，而利尿药也会使血液浓缩，诸因素相加易导致血栓形成，并可能会出现心肌梗死等严重后果。晚上不宜服用：晚上人体血液的流动缓慢，血黏度增高，此时再服用利尿药会增加血黏度，而且晚间服用利尿药也会使夜间的小便次数增多，从而影响患者的睡眠质量，可间接地诱使患者的血压升高。应避免与含有利尿药成分的药物同时使用：在常用的珍菊降压片、复方罗布麻片等降压药中，都含有一定量的利尿药成分，应避免同时使用。要注意补钾：在使用保钾利尿药［如氢氯噻嗪（双氢克尿噻）、吲达帕胺等］时，要注意及时补钾。要定期复查：由于利尿药对血钾、血脂、血糖、血尿酸和性功能等都有一定的影响，所以长期服用利尿药的患者要定期到医院检查以上各项指标。

④ 常用利尿药用法见表4-4。

表4-4　常用利尿药用法

药物		用法用量
噻嗪类利尿药	氢氯噻嗪	每次6.25～25mg，每日1次
	吲达帕胺	每次2.5mg，每日1次
袢利尿药	呋塞米	每次20～40mg，每日1～2次
保钾利尿药	氨苯蝶啶	每次25～50mg，每日1～2次
醛固酮拮抗药	螺内酯	每次20～50mg，每日1～2次

（2）β受体阻断药

① 作用机制 通过阻断β受体而达到抑制β受体激动的作用，从而通过降低交感神经张力、减慢心率、减小心肌收缩力、减少心脏排血量来降低血压；β受体阻断药还可以改善心肌重构、减少心律失常、提高心室颤动阈值、预防猝死等。

② 降压优势 β受体阻断药对合并以下情况的患者具有不可替代的地位，应当首选：快速性的心律失常（如窦性心动过速、心房颤动）、冠心病（稳定/不稳定型心绞痛、心肌梗死后）、心力衰竭合并高血压患者，交感神经活性增高患者（高血压发病早期伴心率增快者、社会心理应激者、焦虑等精神压力增加者、围手术期高血压、高循环动力状态如甲状腺功能亢进者、高原生活者等），禁忌使用或不能耐受ACEI/ARB的年轻高血压患者。

③ 注意事项 在临床用药中，尽量选用无内在拟交感活性、对β₁受体选择性较高或兼有α受体阻断作用的β受体阻断药，以减少长期用药的不良反应；β受体阻断药与长效二氢吡啶类CCB或α受体阻断药的联合，能获得协同降压作用，并可以抑制CCB或α受体阻断药引起的反射性交感神经兴奋；β受体阻断药与ACEI或ARB的联合是目前推荐用于高血压合并冠心病或心力衰竭的标准治疗，ACEI或ARB对糖代谢的有利作用可能抵消β受体阻断药潜在的对糖代谢的不利影响；在无心力衰竭、心肌梗死的高血压患者，应避免大剂量β受体阻断药与噻嗪类利尿药的单独联合，以减少引起糖、脂代谢紊乱的可能性；对代谢综合征和易患糖尿病且无心力衰竭或心肌梗死或快速性的心律失常（如窦性心动过速、心房颤动）的高血压患者，以及60岁以上的老年患者（注：不存在快速性的心律失常、冠心病、心力衰竭合并高血压、交感神经活性增高、禁忌使用或不能耐受ACEI/ARB的高血压等情况），不推荐β受体阻断药作为初始治疗的用药选择。

④ 目前常用β受体阻断药用法见表4-5。

表4-5 常用β受体阻断药用法

药物	用法
普萘洛尔	每次10～30mg，每日2～3次
美托洛尔	每次6.25～25mg，每日1～2次
阿替洛尔	每次12.5～25mg，每日1～2次
比索洛尔	每次2.5～10mg，每日1次

（3）血管紧张素转换酶抑制药

① 作用机制 ACEI抑制血管紧张素Ⅰ转换为血管紧张素Ⅱ，不灭活缓激

肽，产生降压效应。机制如下：抑制循环中RAS；抑制组织中的RAS；减少神经末梢去甲肾上腺素的释放；减少内皮细胞形成内皮素；增加缓激肽和扩血管性前列腺素的形成；醛固酮分泌减少和/或肾血流量增加，以减少钠潴留。

② 降压优势　ACEI对中枢神经和自主神经功能没有影响，亦不影响性功能；产生降压效应并无反射性心动过速；能防止由利尿药产生的继发性高醛固酮血症；对代谢亦无影响，血钾稳定，血浆尿酸可能下降，血胆固醇及血脂无明显改变。对有下列伴随疾病的患者可以安全使用：哮喘或慢性阻塞性呼吸道疾病；周围血管疾病，包括雷诺现象；抑郁；糖尿病。

③ 注意事项　妊娠高血压绝对禁用ACEI，因可使胎儿畸形；对严重血容量下降或低盐及血浆肾素水平很高的患者（利尿过度），常首次服用ACEI时发生血压下降。ACEI在下列情况请慎用：重度血容量减少，重度主动脉、二尖瓣狭窄，限制性心包炎，重度充血性心衰（NYHA Ⅳ级），肾性高血压尤其是双侧肾血管病变或孤立肾伴肾动脉狭窄，原因未明的肾功能不全，有血管杂音的老年吸烟者，服用非甾体抗炎药的肾功能不全者。ACEI一般不与保钾利尿药合用，以免增加高钾血症的危险。

④ 目前常用的血管紧张素转换酶抑制药用法见表4-6。

表4-6　目前常用的血管紧张素转换酶抑制药用法

药物	用法
卡托普利	每次12.5～50mg，每日2～3次
依那普利	每次5～20mg，每日2次
福辛普利	每次10～40mg，每日1次
培哚普利	每次4～8mg，每日1次

（4）血管紧张素Ⅱ受体拮抗药（ARB）

① 作用机制　ARB具有双重作用，其一是阻断Ag Ⅱ与AT_1受体结合，从而直接或间接阻止血管收缩，减少血管加压素和醛固酮释放，减少肾脏水钠重吸收，减缓心脏、血管、肾脏细胞的生长，影响中枢神经系统，这可以间接舒张血管，抑制心血管、肾脏细胞生长。其二是促使Ag Ⅱ与AT_2结合，使血管舒张，抑制细胞生长分化，抑制水钠重吸收和交感神经活性，从而舒张血管。

② 降压优势　由于ARB可促进Ag Ⅱ与AT_2受体结合，从而在发挥扩张血管、抗增殖作用时不会导致缓激肽在体内蓄积，所以ARB不会引起咳嗽。

③ 注意事项　同ACEI。

④ 目前常用的血管紧张素Ⅱ受体拮抗药用法　氯沙坦，每次25～100mg，

每日1次；缬沙坦，每次80～160mg，每日1次；厄贝沙坦，每次150～300mg，每日1次；替米沙坦，每次20～80mg，每日1次。

（5）钙通道阻滞药

① 作用机制　降压作用主要通过阻滞细胞外钙离子经电压依赖L型钙通道进入血管平滑肌细胞内的作用，减弱兴奋-收缩耦联，降低阻力血管的收缩反应。还能减轻血管紧张素Ⅱ（AⅡ）和α_1肾上腺素能受体的缩血管效应，减少肾小管钠重吸收，从而降低血压。

② 降压优势　钙通道阻滞药能够扩张血管，降低血压，尤其对外周血管阻力升高明显的高血压，降压效果优越；能降低支气管平滑肌张力，有利于控制哮喘病的发作；具有抗动脉粥样硬化的作用；对人体代谢无不良影响，长期应用对血钾无变化。钙通道阻滞药分为二氢吡啶类（如硝苯地平、氨氯地平、非洛地平、尼群地平等）和非二氢吡啶类（如维拉帕米，地尔硫䓬），钙通道阻滞药能有效治疗各种程度高血压，尤其是老年高血压或合并心绞痛时。

③ 注意事项　其不良反应发生于如下情况时：外周水肿，见于各类钙通道阻滞药，以二氢吡啶类发生率最高，常见于踝部，但亦可发生于手部。常静坐工作的患者容易发生外周水肿，晚间尤为明显；便秘，常见于苯烷胺类钙通道阻滞药如维拉帕米、甲氧维拉帕米，亦可见于地尔硫䓬（硫氮䓬酮），其发生程度与所用剂量呈正相关，剂量越大，发生程度亦重；头痛与面部红肿，亦与血管扩张有关，一般均可耐受，在长期用药过程中，经血管自动调节机制，可逐渐消失；心动过速或心悸，常见于二氢吡啶类钙通道阻滞药，系血管扩张所致的反射性心搏加速的临床表现，临床应用较大剂量时易于发生。

④ 目前常用的钙通道阻滞药用法见表4-7。

表4-7　目前常用的钙通道阻滞药

药物		用法
二氢吡啶类	氨氯地平	每次2.5～10mg，每日1次
	非洛地平	每次2.5～20mg，每日1次
	硝苯地平	每次10～30mg，每日1次
	拉西地平	每次4～6mg，每日1次
非二氢吡啶类	维拉帕米	每次30～60mg，每日3次
	地尔硫䓬	每次30～120mg，每日3次

（6）高血压急症　是高血压患者在疾病发展过程中或在某些诱因作用下，血压显著的或急骤的升高［收缩压（SBP）＞200mmHg（1mmHg=0.133kPa），

舒张压（DBP）＞130mmHg]，常同时伴有心、脑、肾及视网膜等靶器官功能损害的一种严重危及生命的临床综合征，若DBP＞140～150mmHg和（或）SBP＞220mmHg，无论有无症状亦视为高血压急症。

高血压急症的治疗原则主要是根据不同类型高血压急症有不同的发病机制而决定的，体现治疗的个体化原则。

① 高血压脑病　目的是快速降压以恢复脑血流量，减轻脑缺血，首选硝普钠或硝酸甘油静脉滴注，钙通道阻滞药和血管紧张素转换酶抑制药舌下含服，禁用β受体阻断药和甲基多巴。

② 脑出血　注意不宜快速大幅度降压，一般降低原有血压的20%为佳，并且只有在血压超过28.0/14.6kPa（210/110mmHg）时才考虑降压，主要选用钙通道阻滞药和血管紧张素转换酶抑制药。

③ 蛛网膜下腔出血　快速降压能防止再出血，同时不能影响患者意识和脑血流量，首选钙通道阻滞药和血管紧张素转换酶抑制药。

④ 急性冠状动脉功能不全　在30min内将血压快速降至正常水平，首选硝酸甘油静脉滴注，钙通道阻滞药和交感神经抑制药可乐定舌下含服。

⑤ 急性左心衰竭　快速降压减轻左心室负荷，首选硝普钠、钙通道阻滞药和血管紧张素转换酶抑制药，禁用β受体阻断药和直接血管扩张药。

目前常用的高血压急症静脉药物用法见表4-8。

表4-8　目前常用的高血压急症静脉药物用法

降压药	剂量	起效	持续
硝普钠	0.25～10mg/（kg体重·min）iv	立即	1～2min
硝酸甘油	5～100µg/min iv	2～5min	5～10min
酚妥拉明	5～15mg iv	1～2min	10～30min
乌拉地尔	10～50mg iv	15min	2～8h
地尔硫䓬	10mg，或5～15mg/（kg体重·min）iv	5～10min	1～3h

6.降压药的联合应用

为了最大程度达到降压效果，减少心、脑、肾等血管疾病发病率，大多数高血压患者需用两种或两种以上降压药。合并用药时每种药的剂量不宜过大，药物间治疗作用应有协同或至少相加的作用，其不良反应可以相互抵消或至少不重叠或相加，并根据临床靶器官损害和临床并发症情况选药，推荐的用药见表4-9。合并使用的药物品种数不宜过多，以避免复杂的药物相互作用。合理的配方还要考虑到各药作用时间的一致性。

表4-9　降压治疗首选药物

亚临床器官损害	首选药物
左心室肥厚	ACEI，钙通道阻滞药
无症状动脉粥样硬化	钙通道阻滞药，ACEI
微量白蛋白尿	ACEI
肾功能不全	ACEI
临床事件	
卒中病史	任何一种降压药物
心肌梗死病史	β受体阻断药，ACEI
心绞痛	β受体阻断药，钙通道阻滞药
心衰	利尿药，β受体阻断药，ACEI，醛固酮拮抗药
房颤（复发性）	ACEI
房颤（持续性）	β受体阻断药，非二氢吡啶类钙通道阻滞药
肾衰/蛋白尿	ACEI，袢利尿药
外周动脉疾病	钙通道阻滞药
临床情况	
单纯收缩期高血压（老年人）	利尿药，钙通道阻滞药
代谢综合征	ACEI，钙通道阻滞药
糖尿病	ACEI
妊娠	钙通道阻滞药，甲基多巴，β受体阻断药
黑人	利尿药，钙通道阻滞药

复方用药有两种方式。

第一种是采取各药的按需剂量配比处方，其优点是可以根据临床需要调整品种和剂量。

第二种是采用固定配比复方，其优点是方便，有利于提高患者的依从性。我国研制了多种复方制剂，如复方降压片、降压0号等，常用的利舍平（利血平）、双肼屈嗪（血压达静）、氢氯噻嗪为主要成分，因其有一定降压效果，服药方便且价格低廉而广泛使用。近年来多类新降压药问世，如氯沙坦钾/氢氯噻嗪（海捷亚）、厄贝沙坦/氢氯噻嗪（安博诺）、复代文等。低剂量固定复方制剂（如百普乐等）既有不同作用机制药物对降压的协同作用，同时也使剂量依赖性不良反应最小化。

7.降压药对其他伴随疾病的影响

有利影响：噻嗪类利尿药有助于延缓骨质疏松患者的矿物质脱失。β受体阻断药可治疗快速房性心律失常/心房颤动，偏头痛，甲状腺功能亢进（短期应用），特发型震颤或围手术期高血压。钙通道阻滞药治疗雷诺综合征和某些心律失常。α受体阻断药可治疗前列腺疾病。

不利影响：噻嗪类利尿药慎用于痛风或有明显低钠血症史的患者。β受体阻断药可加重哮喘、反应性气道疾病、Ⅱ度或Ⅲ度心脏传导阻滞。ACEI和ARB可致胚胎畸形，不适于准备怀孕的妇女，禁用于孕妇。ACEI可致干咳，不适于有血管性水肿病史的患者。醛固酮拮抗剂和保钾利尿药会导致高钾血症，应避免用于服药前血清钾超过5.0mmol/L的患者。

8.防治高血压的非药物措施

（1）减重，减少热量　膳食平衡，增加运动，BMI保持在20～24kg/m²。减重10kg，收缩压下降5～20mmHg。

（2）膳食限盐　北方居民首先将每人每日平均食盐量降至8g，以后再降至6g；南方居民可控制在6g以下。收缩压下降可达2～8mmHg。

（3）减少膳食脂肪　总脂肪<总热量的30%，膳食中饱和脂肪<10%，增加每日膳食新鲜蔬菜（每日400～500g）和水果（每日100g）所占的比重，肉类每日50～100g，鱼虾类每日50g，蛋类每周3～4个，奶类每日250g，每日食油20～25g，少吃糖类和甜食。

（4）增加及保持适当的体力活动　一般每周运动3～5次，每次持续20～60min。如运动后自我感觉良好，且保持理想体重，则表明运动量和运动方式合适。收缩压下降4～9mmHg。

（5）保持乐观心态，提高应激能力　通过宣教和咨询，提高人群自我防病能力。提倡选择适合个体的体育、绘画等文化活动，增加老年人社交机会，提高生活质量。

（6）戒烟、限酒　不吸烟，不提倡饮酒；如饮酒，男性每日饮酒量不超过25g，即葡萄酒小于100～150ml，或啤酒小于250～500ml，或白酒小于25～50ml；女性则减半量，孕妇不饮酒。不提倡饮高度烈性酒。高血压及心脑血管病患者应戒酒。收缩压下降2～4mmHg。

四、生活调养

1.适当运动

高血压自我调理的运动方法即体育疗法。运动有疏通气血、平肝潜阳、宁心安神、降低血压等作用，对高血压病患者，尤其是脑力劳动者是十分有益的。运动方法有多种，每个人应该根据自己的年龄、体质、病情等选择适宜的运动方法，包括散步、慢跑、打太极拳、练八段锦、做保健操、练气功等，不宜选择运动量过大、身体摆动幅度过大及运动频率过高的运动项目。

（1）散步　一般宜在上午进行，全身放松，自然呼吸，每日50～1000m，以不感疲劳为度，适于高龄及病情较重者。

（2）慢跑　一般在步行的基础上逐步过渡，逐渐加量，突出一个慢字，不求速度，以不过劳累为度，活动15～30min。

（3）太极拳　可根据病情、身体情况，选练简化太极拳或等式太极拳。打拳时动作要柔和，姿势要放松，动中有静，动静结合，可以成套路的打，也可以仅重复其中几个动作，每日1～2次，每次15～30min。

（4）气功　一般取内养静功法，可以取坐姿或站姿。坐姿是坐于椅子上，双腿分开，自然踏地，两手放于大腿上，手心向下，全身放松，心情怡静，排除杂念，意守丹田，口唇轻闭，双目微合，调整鼻息。站姿是身体自然站立，双脚分与肩平，两膝微屈，两手抱球放于身前，全身放松，意守丹田，调整呼吸。每次10～30min，每日1～2次。

应根据患者的病情和年龄、身体情况选择适宜的方法和运动量。活动初期运动量宜小，时间宜短，视情况适当加量。

2.饮食调护

高血压患者饮食宜清淡而有足够的营养，少吃肥甘厚味，如动物内脏、蛋黄、动物油等，应吃植物油，如花生油、菜子油、豆油等，可进食蛋清、豆制品等以补充营养。芹菜、胡萝卜、西红柿、黄瓜、冬瓜、木耳、香菇、洋葱、海带、大蒜、苋菜、土豆、丝瓜、芋头、茄子等蔬菜和苹果、香蕉、西瓜、山楂等瓜果具有降压或降血脂作用，可以多吃一些。小米、高粱、豆类、白薯等也可多吃，对控制高血压有好处。

建议选用下列药膳进行日常防治。

（1）山楂菊花代茶饮　山楂12g、菊花9g，开水沏，代茶饮。高血压病或兼高脂血症、冠心病者均可常服。肝火上炎型、阴虚阳亢型高血压病亦可配用。

（2）雪羹汤　荸荠、海蜇头各100～200g，煮汤，每日分2～3次食用。适用于高血压病而兼见痰浊表现者，临床以眩晕、头痛、胸脘满闷或呕恶痰涎、舌苔白腻、脉弦滑为特征。

（3）双耳汤　银耳、黑木耳各9～12g，以温水浸泡，洗净后，放入碗中，加适量水和冰糖，置锅中蒸1h后取出，吃银耳、黑木耳，饮汤。每日1～2次。适用于高血压病、动脉硬化或兼有眼底出血者，尤以肝肾阴虚型适宜。

（4）山楂决明汤　山楂、决明子各15～30g，加水适量，煎汤服，或开水沏代茶饮。适用于高血压病合并高脂血症又兼便秘者。大便不秘结时，决明子量宜酌减。

（5）菊花山楂粥　干菊花（去蒂）、山楂片各9～12g，研为粉末。以粳米45～60g，冰糖少许，加水500ml，煮至米开而汤未稠时，调入干菊花末、山楂末，然后改文火煎煮片刻，粥稠停火，盖紧盖焖5min，待稍温服食，每日1～2次。高血压病或合并高脂血症、冠心病者均可服用，冬季停服。

（6）海带绿豆汤　绿豆90g、海带45g，加水及冰糖适量，煮开后改文火，待绿豆、海带煮烂，食用。常服有预防高血压病、高脂血症之功效。

3.精神调理

人的精神状态和情志变化，与疾病的发生、发展有着密切的关系。高血压患者在大喜、大悲、盛怒、惊恐时，常使全身血管过度收缩，血压突然升高及脑血管活动失调，导致脑出血的发生。因此，高血压患者要善于控制自己的情感，保持情绪的相对稳定。

通过宣教和咨询，保持精神愉快。善于调整自己的心情，采取不同的方式缓解紧张的情绪，可以提高防病能力。建议患者选择适合自己的健身及娱乐方式，增加社交机会，陶冶情操，减轻生活压力，提高生活质量。

第四节　冠心病合并糖尿病

糖尿病被视为冠心病的等危症。研究表明冠心病患者常合并糖尿病，急性心肌梗死约2/3患者存在糖代谢异常。欧洲急性冠状动脉综合征（ACS）入院心脏调查结果：①多达2/3的冠心病患者合并糖尿病前期及（或）糖尿病，包括糖耐量异常（IGR）或糖尿病（DM）；②如果只检测空腹血糖（FPG），约2/3高血糖人群会被漏诊。我国慢性稳定型心绞痛、陈旧性心肌梗死和ACS调查结果显示：高血糖人群（糖尿病和IGR）占80%。冠心病患者在出院时、出院后3个月和12个月分别做OGTT，高血糖者分别占总人数的67%、66%和65%，即一直维持"2/3"规律，说明急性AMI合并高血糖患者，近2/3是慢性高血糖病程，而不是一过性的应激反应所致。目前全球有糖尿病患者2.33亿，而且正以每年新发700万患者之势猛增。我国糖尿病高发，已达8%左右，亦即每12个成人中就有1人患糖尿病，糖尿病已成为中国人亦是全球人类生活和生存的共同威胁。

根据临床表现，中医学的消渴病与现代医学的糖尿病基本一致。消渴病是中医学的病名，是指以多饮、多尿、多食、消瘦、疲乏、尿甜为主要特征的一种综合病证。

一、病因病机

（一）中医病因病机

中医学早在《黄帝内经》中就已提出禀赋不足、五脏虚弱、精神刺激、情志失调、过食肥甘、形体肥胖与消渴病的发生有着密切的关系。此后历代医家在此基础上不断补充发挥，使消渴病病因病机理论争鸣发展，内容日渐充实。现综合古今文献，将消渴病病因病机概述如下。

1.病因

（1）素体阴虚，五脏虚弱　素体阴液亏虚及阴液中某些成分缺乏，特别是脾肾两虚在消渴证的发病中起着决定作用。

（2）饮食不节，形体肥胖　长期过食肥甘，醇酒厚味，损伤脾胃，脾胃运化失司，积热内蕴，消谷耗液，损耗阴津，易发生消渴病。

（3）精神刺激，情志失调　长期过度的精神刺激，情志不舒，或郁怒伤肝，肝失疏泄，气郁化火，上灼肺胃阴津，下灼肾阴；或思虑过度，心气郁结，郁而化火，心火亢盛，损耗心脾精血，灼伤胃肾阴液，均可导致消渴病的发生。

（4）外感六淫，毒邪侵害　外感六淫，燥火风热毒邪内侵散膏（胰腺），旁及脏腑，化燥伤津，亦可发生消渴病。

（5）久服丹药，化燥伤津　在中国古代，自隋唐以后，常有人为了壮阳纵欲或养生延寿而服用矿石类药物炼制的丹药，致使燥热内生，阴津耗损而发生消渴病。

（6）长期饮酒，房劳过度　长期嗜酒，损伤脾胃，积热内蕴，化燥伤津；或房事不节，劳伤过度，肾精亏损，虚火内生，灼伤阴津，均可发生消渴病。

2.病机

（1）病变早期，阴津亏耗，燥热偏盛　消渴病早期，基本病机为阴津亏耗，燥热偏盛，阴虚为本，燥热为标。燥热愈甚，阴津愈虚，阴津愈虚，燥热愈盛，两者相互影响，互为因果。消渴病的病变部位虽与五脏有关，但主要在肺、脾（胃）、肾三脏。

（2）病程迁延，气阴两伤，脉络瘀阻　若消渴病早期得不到及时恰当的治疗，则病程迁延，阴损气耗而致气阴两虚，同时脏腑功能失调，津液代谢障碍，气血运行受阻，痰浊瘀血内生，全身脉络瘀阻，相应的脏腑器官失去气血的濡养而变生他证。

（3）病变后期，阴损及阳，阴阳俱虚　人之阴阳互根，互相依存。消渴病之本在于阴虚，若病程迁延日久，阴损及阳，或因治疗失当，过用苦寒伤阳之品，终致阴阳俱虚。

另有少数消渴病患者发病急骤，病情严重，迅速导致阴津极度损耗，阴不敛阳，虚阳浮越的结果而出现面赤烦躁，头痛呕吐，皮肤干燥，目眶下陷，唇舌干红，呼吸深长，有烂苹果样气味病症。若不及时抢救，则真阴耗竭，阴绝阳亡，昏迷死亡。

（二）西医发病机制

1.糖尿病对冠心病的影响

（1）长时间的血糖水平升高，可致心肌细胞代谢异常并进展成心肌病。当缺血发生时，糖尿病患者心肌细胞易于损伤，其耐受缺血的能力明显下降。在同样缺血程度的情况下，糖尿病患者心肌细胞更易于发生坏死或凋亡。

（2）长时间患糖尿病可致心脏的舒张功能明显下降，在相同的情况下，糖尿病患者更易于发生心肌缺血，对急性心肌梗死（AMI）患者而言，即便小范围的心肌梗死都有可能诱发心力衰竭。

（3）研究表明糖尿病患者血小板的黏附聚集性明显增强，有部分糖尿病患者表现为对阿司匹林耐药和对氯吡格雷的抵抗，从而降低冠心病患者的抗血小板治疗效果。

2.糖尿病的病因

① 遗传因素　遗传学研究表明，糖尿病发病率在血统亲属中与非血统亲属中有显著差异，前者较后者高出5倍。在1型糖尿病患者的病因中遗传因素的重要性为50%，而在2型糖尿病患者中其重要性达90%以上。

② 精神因素　精神紧张、情绪激动及各种应激状态，会引起升高血糖激素的大量分泌，如生长激素、去甲肾上腺素、胰高血糖素及肾上腺皮质激素等。

③ 肥胖因素　目前认为肥胖是糖尿病发病的一个重要诱发因素，有60%～80%的成年糖尿病患者在发病前均有肥胖史，肥胖的程度与糖尿病的发病率呈正比。

④ 长期摄食过多　饮食过多而不节制，营养过剩，使原已有潜在功能低下的胰岛素β细胞负担过重，而诱发糖尿病。

⑤ 感染　幼年型糖尿病与病毒感染有着密切的关系，感染本身不会诱发

糖尿病，仅可以使隐性糖尿病得以表现出来。

⑥妊娠　妊娠次数与糖尿病的发生呈正相关。多次妊娠也可使遗传因素较弱的人被激发而发生糖尿病，特别是中年以上的妇女经多次妊娠后，进食过多、活动过少、身体肥胖时更易诱发糖尿病。

近年来，大量科学研究表明：多种诱因综合引发细胞介导的免疫机能降低，从而发生糖尿病。初始原因可能为病毒入侵，在遗传的基础上发生自身免疫反应低下，引起胰岛炎症，破坏了胰岛β细胞，导致胰岛素分泌不足，在肥胖感染、妊娠等诱因的作用下，发生糖尿病。

二、临床表现

（一）症状、体征及糖尿病的分型

1.症状、体征

轻症糖尿病常无症状，完全依靠化验诊断，典型的糖尿病可有以下临床症状。

（1）多尿　糖尿病患者因血糖过高，肾小球滤液中的葡萄糖又不能完全被肾小管重吸收，以致形成渗透性利尿，故糖尿病患者尿量增加，每日可达3000～6000ml，甚至10000ml以上。排尿次数也相应增加，每日排尿十余次，甚则数十次。一般血糖越高，尿量也越多，从尿中排出的糖也越多。

（2）多饮　由于多尿，使体内丢失大量水分，引起口渴，故出现多饮，糖尿病患者喝水很多，但饮不解渴。

（3）多食　由于从尿中失去大量葡萄糖，需从体外补充，加上体内葡萄糖利用障碍，引起饥饿反应，故出现多食，多食又致高血糖，高血糖又致多尿、尿糖增加，如此形成恶性循环。

（4）消瘦　由于体内胰岛素分泌不足，葡萄糖不能被充分利用，使脂肪和蛋白质分解加速，从而导致体内碳水化合物、蛋白质及脂肪均被大量消耗，出现体重减轻或形体消瘦。

（5）疲乏　主要表现为肌无力，与代谢紊乱、葡萄糖利用减少及分解代谢增加有关。

（6）其他　糖尿病急慢性并发症的表现。

①急性并发症

a.糖尿病合并感染：发病率高，两者互为因果，必须兼治。常见感染，包括呼吸道感染、肺结核、泌尿系感染和皮肤感染等。

b.糖尿病高渗综合征：多发生于中老年，半数无糖尿病病史，临床表现包括脱水严重，有时可因偏瘫、昏迷等临床表现而被误诊为脑血管意外，死亡率高达50%。

c.乳酸性酸中毒：患者多有心、肝、肾脏疾病史，或休克、感染、缺氧、饮酒、大量服用苯乙双胍（降糖灵）史，症状不典型，死亡率高。

②慢性并发症

a.大血管并发症：糖尿病患者脑血管病患病率比非糖尿病者高3倍，是糖尿病患者残疾或早亡的主要原因，其中堵塞性脑血管疾病多见。糖尿病患者心血管病患病率比非糖尿病者高3倍，是糖尿病患者早期死亡的主要原因。糖尿病患者并发冠心病时，冠心病的某些临床表现出现的较迟或被掩盖。因为糖尿病性神经病变可累及神经系统的任何一部分，特别是神经末梢，当患者的神经末梢受损时，痛阈升高，即使发生了严重的心肌缺血，疼痛也较轻微而不典型，甚至没有心绞痛症状，无痛性心肌梗死的发生率高，而且休克、心力衰竭、猝死等并发症也较多，预后较严重。下肢血管病患病率比非糖尿病者高5倍，糖尿病下肢血管病变造成截肢者要比非糖尿病患者多10倍以上，是引起糖尿病患者肢体残疾的主要原因。

b.微血管并发症：尿毒症患病率比非糖尿病者高17倍，是糖尿病，特别是1型糖尿病患者早亡的主要原因，患者可有蛋白尿、高血压、水肿等表现，晚期则发生肾功能不全；双目失明率比非糖尿病者高25倍，是糖尿病患者残疾的主要原因之一。

③神经并发症　感觉神经：疼痛、麻木、感觉过敏。运动神经：可见单神经麻痹引起的运动障碍，局部肌肉可萎缩。自主神经：出汗异常、血压及心率变化、尿失禁或尿潴留、腹泻或便秘以及阳痿等。

2.糖尿病的分型

（1）依据糖代谢分类　血糖的正常值和糖代谢异常的诊断切点主要依据血糖值与糖尿病并发症的关系来确定。目前常用的诊断标准和分类是WHO 1999标准和美国糖尿病学会（ADA）2003年标准。最近的第19届世界糖尿病大会上，世界卫生组织（WHO）和国际糖尿病联盟（IDF）共同发布了糖尿病和中间型高血糖（intermediate hyperglycaemia）定义、诊断和分类新指南，建议现行WHO糖尿病诊断标准保持不变。糖代谢分类标准参看表4-10。

（2）糖尿病临床的分型　2007年的《中国2型糖尿病防治指南》推荐使用WHO在1999年制定的标准，具体如下。

表4-10　2006年WHO糖尿病和中间型高血糖诊断标准

糖尿病

空腹血糖≥7.0mmol/L（126mg/dL）

或2h血糖[①]≥11.1mmol/L（200mg/dL）

糖耐量受损（IGT）

空腹血糖＜7.0mmol/L（126mg/dL）

且2h血糖≥7.8mmol/L（140mg/dL）并＜11.1mmol/L（200mg/dL）

空腹血糖受损（IFG）

空腹血糖6.1～6.9mmol/L（110～125mg/dL）

且2h血糖＜7.8mmol/L（140mg/dL）

① 口服75g葡萄糖后2h静脉血浆血糖。

注：如果未检测2h血糖，不能确定糖耐量状态，因为不能排除糖尿病或IGT。

① 1型糖尿病　又名胰岛素依赖型糖尿病或青少年糖尿病，它常常在35岁以前发病，占糖尿病患者的10%以下，易发生糖尿病酮症酸中毒。1型糖尿病患者的病因是免疫介导或特发型胰岛β细胞分泌缺陷导致体内自身胰岛素分泌绝对不足，所以1型糖尿病终生依赖胰岛素治疗。

② 2型糖尿病　亦称成人发病型糖尿病，多在35～40岁之后发病，占糖尿病患者90%以上。2型糖尿病患者的基本病因之一为胰岛β细胞功能的缺陷且呈进行性减退。

③ 其他特殊类型糖尿病　β细胞功能遗传性缺陷；胰岛素作用遗传性缺陷；胰腺外分泌疾病；内分泌疾病；药物和化学品所致糖尿病；感染所致；不常见的免疫介导型糖尿病；其他与糖尿病相关的遗传综合征。

④ 妊娠糖尿病　目前妊娠糖尿病的诊断标准仍未统一，建议采用75gOGTT，妊娠初发的糖耐量异常，不论是否需用胰岛素或者单用饮食治疗，也不论分娩后这一情况是否持续，都可考虑妊娠糖尿病。但不包括妊娠前的糖尿病患者（糖尿病并妊娠）。

（二）辅助检查

1.与诊断、分型有关的检查

（1）血糖检查

① 世界卫生组织的标准　空腹血糖≥7.0mmol/L（126mg/dL）和/或餐后2h血糖≥11.1mmol/L（200mg/dL），即可诊断为糖尿病（表4-10）。

需要注意以下两点：一是不能忽视餐后血糖，因为它对糖尿病的早期诊断意义更大，冠心病患者多数属餐后血糖升高，如仅查空腹血糖，漏诊率达80%；二是尿糖阳性仅作为糖尿病的诊断线索，不能作为诊断依据。换句话说，不能根据尿糖阳性或阴性来确诊或排除糖尿病。

②　冠心病稳定型心绞痛血糖检查　所有冠心病患者，未诊断为糖尿病者，应常规行OGTT检测，即测空腹及口服葡萄糖后2h静脉血浆血糖；如无糖尿病症状，2次检测空腹血糖＞7.0mmol/L，即可诊断为糖尿病，不必行OGTT检测；如有糖尿病症状，且单次空腹血糖超过7.0mmol/L，即可诊断为糖尿病，亦不需OGTT检测；对于血糖正常者，应按中国糖尿病防治指南，每年进行1次常规血糖检查。

③　急性冠状动脉综合征血糖检查　入院1周后至出院前，未诊断糖尿病者，于病情稳定时进行OGTT检测；出院后3个月，于病情稳定时进行OGTT复查，重新评价糖代谢状况。

（2）口服葡萄糖耐量试验（OGTT试验）当患者空腹或餐后血糖比正常人偏高，但还达不到糖尿病诊断标准时，就需要进一步做OGTT试验，来确定是否是真正的糖尿病。

①　方法　WHO建议用无水葡萄糖75g（或不论成人或儿童，每千克标准体重1.75g，总量不超过75g）口服法。于口服葡萄糖前及后1/2h、1h、2h、3h抽取静脉血测血糖，同时搜集尿标本查尿糖。

②　诊断标准　如果空腹血浆葡萄糖水平≥7.0mmol/L（126mg/dL）或2h血糖≥11.1mmol/L（200mg/dL）可诊断为糖尿病；如果空腹血浆葡萄糖（FPG）水平在6.1～7.0mmol/L为空腹血糖异常，若同时餐后血糖在7.8～11.1mmol/L之间，为糖耐量异常；如果空腹血糖小于6.0mmol/L、且餐后血糖小于7.8mmol/L，为血糖正常。

空腹血糖主要反映β细胞基础胰岛素分泌功能和肝脏胰岛素抵抗的程度，负荷后血糖主要反映餐后β细胞早相胰岛素分泌功能和外周（肌肉、脂肪组织）胰岛素抵抗的程度。在预测心血管事件、心血管死亡、总死亡危险方面，负荷后血糖有较好的预测价值。

（3）胰岛功能测定　包括胰岛素释放试验（IRT）和C-肽释放试验（CPRT）。通过测定患者空腹及餐后各个时点胰岛素以及C肽的分泌水平及曲线特点，了解患者胰岛功能的衰竭程度，协助判断糖尿病的临床分型。

（4）β细胞自身抗体检查　包括谷氨酸脱羧酶抗体（GADA）、胰岛素抗体（IAA）、胰岛细胞抗体（ICA）等。此项检查主要用于糖尿病的分型，1型糖尿病患者抗体往往呈阳性，2型则为阴性。

2.反映血糖平均控制水平的检查

无论空腹还是餐后血糖，反映的均只是某一时刻的血糖值，其结果会受到很多偶然因素的影响，血糖波动大的患者尤其如此。要准确了解一段时期内血糖的总体水平，相关检查如下。

（1）糖化血红蛋白（HbA$_1$c）由红细胞中的血红蛋白与血中的葡萄糖结合形成，正常值为4%～6%（糖化血红蛋白占全部血红蛋白的百分比），它不受一些偶然因素的影响，可以客观准确地反映近2～3个月内的总体血糖水平（因为红细胞的生命周期为120日）。

（2）糖化血清蛋白（GSP）由血浆中的白蛋白与葡萄糖结合而成，正常值为1.5～2.4mmol/L，可以反映近2～3周内总的血糖水平。

3.反应与代谢紊乱及并发症相关的检查

糖尿病最大的危害来自于它的各种并发症。为了全面了解病情，患者还需检查下列指标。

（1）尿常规　包括尿糖、尿酮体、尿蛋白、白细胞等多项指标，这些指标可以间接反映患者的血糖水平，明确是否存在酮症酸中毒、有无泌尿系感染等情况。另外，尿微量白蛋白定量测定还是早期发现糖尿病肾病的重要指标。

（2）血脂　糖尿病患者往往同时合并血脂代谢紊乱，如胆固醇、甘油三酯和低密度脂蛋白升高，而高密度脂蛋白降低，均属异常，这些患者应适当选用调脂药物，以纠正血脂代谢异常。

（3）血压　高血压是糖尿病患者的"隐形杀手"，初诊时就必须注意了解患者血压和血液流变学状况，如血压升高达140/90mmHg就为异常，需酌情给予处理。

（4）体重指数　体重指数（body mass index，BMI）计算公式：BMI＝体重（kg）/身高（m^2）。BMI在18.5～22时属正常；BMI大于22.6为超重；BMI大于30为肥胖。中国成人的分类标准是以24为筛查超重切点，28为筛查肥胖的切点。用公式表示就是BMI＜18.5为体重过轻；18.5≤BMI＜24为体重正常；24≤BMI＜28为超重；BMI≥28为肥胖。体重指数可作为每日摄入热量多少的参考，还可以指导临床选药。例如，超重或肥胖的糖尿病患者首选双胍类药物，消瘦的糖尿病患者首选磺酰脲类降糖药。

（5）肝、肾功能　一方面可了解有无肝功异常、糖尿病肾病或肾功能衰竭，同时还可以指导临床用药，因为在肝、肾功能不全时，有些口服降糖药禁忌使用。

① 目前糖尿病肾功能分级

Ⅰ期：以肾小球滤过率增高和肾体积增大为特征。这种初期病变与血糖水平升高一致，但是可逆的，经过胰岛素治疗可以恢复，但不一定能完全恢复正常。

Ⅱ期：该期尿白蛋白排出率正常但肾小球已出现结构改变。

Ⅲ期：又叫早期糖尿病肾病。尿白蛋白排出率为 $20 \sim 200\mu g/min$，患者的血压轻度升高，开始出现肾小球的荒废。

Ⅳ期：临床糖尿病肾病或显性糖尿病肾病。这一期的特点是大量白蛋白尿（每日大于3.5g）、水肿和高血压。糖尿病肾病水肿比较严重，对利尿药反应差。

Ⅴ期：即终末期肾功能衰竭。糖尿病患者一旦出现持续性尿蛋白即发展为临床糖尿病肾病，由于肾小球基底膜广泛增厚，肾小球毛细血管腔进行性狭窄和更多的肾小球荒废，肾脏滤过功能进行性下降，导致肾功能衰竭。

② 临床慢性肾功能损害一般分4期，具体请参见冠心病合并肾功能衰竭。

（6）眼科检查　了解有无糖尿病视网膜病变及白内障、青光眼。糖尿病视网膜病变在早期往往没有症状，晚期则没有良好的控制方法。所以，糖尿病患者初诊时就应做眼科检查，绝不能到了眼睛看不清楚时才去查眼底。

（7）神经科检查　可以早期发现糖尿病性周围神经病变。另外，还应做自主神经方面的相关检查，例如，做立卧位血压测量，以判定有无体位性低血压。

（8）进行心电图、心脏彩超检查了解有无心肌缺血、室壁运动异常及心功能情况。

（9）进行下肢血管超声及造影了解是否有下肢动脉硬化或狭窄。

（10）胸片检查以明确是否同时合并肺结核或肺部感染。

（11）骨密度检查了解有无骨质疏松。

一般来说，确诊糖尿病后，血糖（包括空腹及餐后）应每周检查一次，血脂、肝功、肾功、尿微量白蛋白排泄率应每半年化验一次，每半年至一年检查一次眼底，糖化血红蛋白每 $2 \sim 3$ 个月检查1次。

三、治疗

（一）中医治疗

1.中药内治

（1）辨证要点

① 辨病位　消渴病的"三多"症状往往同时存在，但根据其程度的轻重不同，而有上、中、下三消之分，及肺燥、胃热、肾虚之别。以肺燥为主，多

饮症状较突出者，称为上消；以胃热为主，多食症状较为突出者，称为中消；以肾虚为主，多尿症状较为突出者，称为下消。

②辨标本　本病以阴虚为主，燥热瘀毒为标，两者互为因果。初病多以燥热瘀毒为主，病程较长者则阴虚与燥热互见，日久则以阴虚为主，进而由于阴损及阳，导致阴阳俱虚。

③辨本症与并发症　多饮、多食、多尿和乏力、消瘦为消渴病本症的基本临床表现，而易发生诸多并发症为本病的另一特点。本症与并发症的关系：一般以本症为主，并发症为次。

（2）治疗原则

本病的基本病机是阴虚为本，燥热为标，故清热润燥、养阴生津为本病的治疗大法。由于本病常发生血脉瘀滞及阴损及阳的病变，并易并发痈疽、眼疾、劳嗽等症，故还应针对具体病情，及时合理地选用活血化瘀、清热解毒、健脾益气、滋补肾阴、温补肾阳等治法。

（3）辨证论治

①本病辨证

a.肺胃燥热

【证候特点】烦渴引饮，消谷善饥，尿频量多，尿混而黄，形体消瘦，大便秘结，舌质红而干，苔黄，脉滑数。

【治法】清热生津止渴。

【代表方剂】白虎加人参汤加减——石膏60g，知母12g，甘草（炙）6g，粳米一匙，人参9g。

【临床加减】肺热津亏，气阴两伤，以气虚为主者加玉泉丸；以肺热津亏为主者加二冬汤。

b.气阴两虚

【证候特点】多饮，多食，神疲气短，多汗，多尿，形体消瘦，大便不实，舌红少津，苔薄黄，脉细数无力。

【治法】益气养阴，润燥生津。

【代表方剂】玉液汤合生脉散加减——生山药30g，生黄芪15g，知母15g，生鸡内金（捣细）6g，葛根15g，五味子9g，女贞子15g，丹参30g，人参15g，麦冬12g。

【临床加减】头晕多梦，手足心热者，可酌加麦冬、黄柏；神疲乏力，面色萎黄，纳差腹胀，大便溏薄者，可加用补中益气汤或参苓白术散化裁；自汗盗汗明显者，可酌加麻黄根、糯稻根、浮小麦、煅牡蛎等。

c.肾阴亏虚

【证候特点】尿频量多，浊如脂膏，腰酸无力，口干唇燥，口渴引饮，形体虚弱，五心烦热，骨蒸潮热，头晕耳鸣，遗精失眠盗汗，皮肤干燥瘙痒，舌质红，舌体瘦而干，少苔，脉沉细或细数。

【治法】滋阴固肾。

【代表方剂】六味地黄汤加减——熟地黄20g，山茱萸（制）10g，牡丹皮10g，山药10g，茯苓15g，泽泻10g，丹参30g，女贞子15g。

【临床加减】阴虚火旺五心烦热，骨蒸潮热，遗精失眠盗汗者，可加知母、黄柏；尿多而混浊者，可酌加益智、桑螵蛸、五味子；遗精者可加芡实、金樱子；失眠者可加首乌藤（夜交藤）、酸枣仁；盗汗者可加糯稻根、麻黄根；头晕耳鸣者，可改用杞菊地黄丸。

d.阴阳两亏

【证候特点】尿频量多，或浑如脂膏，或饮一溲一，面色黧黑，腰膝酸软，形寒肢冷，尿色清白，口渴少饮，耳轮焦干，或五更泄泻，或水肿尿少，或阳痿早泄，舌质淡，苔白，脉沉细无力。

【治法】温阳益肾固摄。

【代表方剂】金匮肾气丸加减——干地黄30g，山药10g，山茱萸10g，泽泻10g，茯苓30g，牡丹皮10g，桂枝10g，附子（炮）10g。

【临床加减】五更泄泻者，可合用四神丸温阳除湿；阳事不举者，酌加巴戟天、淫羊藿、肉苁蓉；早泄者，可加金樱子、桑螵蛸、覆盆子。

e.瘀血阻滞

【证候特点】口干尿多，形体消瘦，面色晦暗，肢体麻木或刺痛，入夜尤甚，或肌肤甲错，唇紫不华，舌质暗或有瘀斑，或舌下青筋紫暗怒张，苔薄白或少苔，脉弦或沉涩或结代。

【治法】活血化瘀。

【代表方剂】血府逐瘀汤加减——当归15g，生地黄15g，红花15g，怀牛膝15g，桃仁12g，枳壳6g，赤芍15g，柴胡6g，甘草6g，桔梗9g，川芎15g。

【临床加减】血瘀重者，可酌加丹参、蒲黄、三七；气虚者，可加生黄芪；津伤燥热者，可加栀子、黄芩；阴精不足，气阴两虚者，可加用人参、麦冬。

②并发症治疗

a.白内障、雀盲、耳聋

【病机】肝肾不足，瘀血阻滞，耳目失养。

【治法】益气养阴，滋补肝肾，活血化瘀。

【方药】阴虚为主者，可用杞菊地黄丸、明目地黄丸、石斛夜光丸等。

气阴两虚者，宜六味地黄丸加党参、黄芪。可酌加川芎、丹参、蒲黄、白芷、菊花、青葙子、谷精草、石菖蒲等活血化瘀、祛风明目聪耳。

若见有眼底出血者，则应加大蓟、小蓟、茜草、槐花、三七或云南白药以凉血止血、活血消瘀。

b.脱疽

【病机】阴伤气耗，阴寒下注，阻滞经脉。

【治法】益气养阴。

【方药】生脉散酌加桂枝、威灵仙、炮附片、细辛、羌活、独活等温经祛寒之药，使阳气通畅，寒湿消散则血脉通畅。

瘀血明显者，亦可加苏木、刘寄奴、路路通、地龙、生山楂、穿山甲等活血通经药。

c.痈疽

【病机】内因为阴液枯涸，燥热炽盛或气阴两虚，正不胜邪。外因则为疮毒侵袭。

【治法】热毒炽盛者清热解毒，消散痈肿。气阴两虚者扶正托脓，清热解毒。

【方药】热毒炽盛者用五味消毒饮加味。气阴两虚者用黄芪六一汤合犀黄丸。

d.肢体麻木

【病机】消渴日久，伤精耗血，气阴两亏，经络虚涩，肢体肌肉失养。

【治法】益气养阴养血。

【方药】黄芪六一汤、四物汤合方化裁。

酌加鸡血藤、海风藤、钩藤、络石藤、威灵仙等疏通经络、养血活血、散寒除湿之品。

若郁久化热，可加银花藤、黄柏、牡丹皮、赤芍等凉血清热之品。

（4）单方验方

①验方

【组成】玄参（元参）90g，苍术30g，麦冬60g，杜仲60g，茯苓60g，生黄芪120g，枸杞子90g，五味子30g，葛根30g，龟鹿二仙胶60g，熟地黄60g，怀山药120g，山茱萸（山萸肉）60g，牡丹皮30g，人参60g，玉竹90g，冬青子30g。

【用法】研为细末，另用黑大豆1000g，煎成浓汁去渣，共和为小丸，每次6g，每日3次。

【适应证】适用于成年人糖尿病，血糖、尿糖控制不理想者。（朱师墨.施

今墨医案验方合编注笺.湖北卫生局，1979）

②验方

【组成】葛根30g，天花粉90g，石斛60g，玄参90g，生地黄90g，天冬30g，麦冬30g，莲须30g，人参30g，银杏60g，五味子30g，桑螵蛸60g，菟丝子60g，补骨脂（破故纸）60g，山茱萸（山萸肉）60g，西洋参30g，何首乌60g，生黄芪120g，怀山药90g，女贞子60g。

【用法】研为细末，金樱子膏1000g合为小丸，每服6g，每日3次。

【适应证】适用于糖尿病中医辨证为上消、下消者。（朱师墨.施今墨医案验方合编注笺.湖北卫生局，1979）

③验方

【组成】西瓜皮15g，冬瓜皮15g，天花粉12g。

【用法】水煎。每日2次，每次半杯。

【适应证】糖尿病口渴、尿浊者。（郭爱廷，江景芝.单方验方.北京：北京科学技术出版社，2007）

④验方

【组成】红薯叶30g。

【用法】水煎服。

【适应证】糖尿病有瘀热者。（郭爱廷，江景芝.单方验方.北京：北京科学技术出版社，2007）

⑤验方

【组成】生白茅根60～90g。

【用法】水煎。代茶饮。每日1剂，连服10日。

【适应证】糖尿病有肾病者。（郭爱廷，江景芝.单方验方.北京：北京科学技术出版社，2007）

⑥验方

【组成】山药、天花粉等量。

【用法】水煎。每日30g。

【适应证】糖尿病口渴、尿浊者。（郭爱廷，江景芝.单方验方.北京：北京科学技术出版社，2007）

（5）中成药

① 消渴丸　滋肾养阴，益气生津。具有改善多饮、多食、多尿等临床症状及较好的降低血糖作用。主治2型糖尿病。服法及注意事项：每次5～10粒，每日2～3次，饭前30min服用。由于本药内含格列本脲（优降糖），所以

需注意用法用量，以免发生严重的低血糖。严重的肝肾疾病患者慎用，1型糖尿病患者不宜服用。

② 降糖消脂胶囊　益气养阴，祛痰化瘀。用于治疗2型糖尿病属气阴两虚、痰瘀互阻者。口服，每次4粒，一日3次，连续服用8周为1个疗程。

③ 渴乐宁胶囊　益气养阴生津。适用于气阴两虚型消渴病(非胰岛素依赖型糖尿病)，症见口渴多饮，五心烦热，乏力多汗，心慌气短等。口服，一次4粒，一日3次，3个月为一疗程。

④ 金芪降糖片　清热益气。用于消渴病气虚内热证，症见口渴喜饮，易饥多食，气短乏力。轻、中度型非胰岛素依赖型糖尿病见上述证候者。饭前半小时口服。一次7～10片，一日3次，2个月为一个疗程。

⑤ 六味地黄丸、麦味地黄丸　功能：滋阴补肾。主治2型糖尿病证属肝肾阴虚者。金匮肾气丸具有补肾温阳的功效，主治2型糖尿病证属肾阳虚者。但阴虚化热型糖尿病患者不宜服用。

⑥ 石斛夜光丸　滋补肝肾，养肝平肝明目。对糖尿病视网膜病变及糖尿病性白内障早期有一定疗效。用法：每次1丸，每日2次，口服。

⑦ 明目地黄丸　滋补肝肾，平肝明目。对糖尿病性视网膜病变及白内障早期有一定疗效。用法：每次1丸，每日2次，口服。

2. 针灸治疗

（1）近年国内外有关针刺治疗糖尿病的报道日渐增多，关于针刺对糖尿病的作用可归纳为以下几个方面。

① 针刺可使胰岛素水平升高，胰岛素靶细胞受体功能增强，加强胰岛素对糖原的合成代谢及氧化酵解和组织利用的功能，从而起到降低血糖的作用。

② 针刺后糖尿病患者T3、T4含量下降，表明血液中甲状腺素含量降低，从而减少了对糖代谢的影响，有利于降低血糖。

③ 针刺可使糖尿病患者全血黏度、血浆黏度等血液流变异常指标下降，这对改善微循环、防止血栓形成、减少糖尿病慢性并发症有重要意义。

④ 针刺能够调节中枢神经系统，从而影响胰岛素、甲状腺素、肾上腺素等激素的分泌，有利于糖代谢紊乱的纠正。

（2）针刺选穴　针刺治疗糖尿病常用选穴方法有以下几种。

① 主穴为脾俞、膈俞、胰俞、足三里、三阴交。配穴为肺俞、胃俞、肝俞、中脘、关元、神门、然谷、阴陵泉等。针刺方法为缓慢捻转，中度刺激平补平泻法，每日或隔日1次，每次留针15～20min，10次为1疗程。疗程间隔3～5日。

② 主穴为脾俞、膈俞、足三里。配穴：多饮烦渴加肺俞、意舍、承浆；多食易饥、便秘加胃俞、丰隆；多尿、腰疼、耳鸣加肾俞、关元、复溜；神倦乏力、少气懒言、腹泻加胃俞、三阴交、阴陵泉等。针刺方法以针刺得气为指标。当患者对针刺有较强反应时，则留针15min，出针前重复运针一次再指压。

③ 上消：少府、心俞、太渊、肺俞、胰俞。中消：内庭、三阴交、脾俞、胰俞、胃俞。下消：太溪、太冲、肝俞、肾俞、胰俞。胰俞为治疗上、中、下三消经验穴。针刺方法为补泻兼施，留针20～30min，隔日1次，10次为1疗程。

（3）灸法选穴　灸法治疗糖尿病常用穴位如下。

① 承浆、意舍、关冲、然谷（《普济方》）。

② 水沟、承浆、金津、玉液、曲池、劳宫、太冲、行间、商丘、然谷、隐白（《神应经》）。

③ 承浆、太溪、支正、阳池、照海、肾俞、小肠俞、手足小指尖（《神灸经论》）。

（4）耳针选穴　耳针治疗糖尿病常选用的穴位如下。

① 胰、内分泌、肾、三焦、耳迷根、神门、心、肝。针法为轻刺激。每次取3～5穴，留针20min，隔日1次，10次为1疗程。

② 主穴为胰、胆、肝、肾、缘中、屏间、交感、下屏尖。配穴为三焦、渴点、饥点。根据主症及辨证分型，每次选穴5～6个。针法：捻转法运针1min，留针1～2h，留针期间每30min行针1次。隔日1次，两耳交替，10次为1疗程。

（二）西医治疗

通常糖代谢改变在心血管疾病发生之前；及早发现并处理高血糖，全面控制危险因素，减少心血管事件的发生率和死亡率，是心血管科与内分泌科医生的共同使命。

1.血糖目标及控制状态分类

血糖目标及控制状态分类见表4-11。

表4-11　血糖目标及控制状态分类

控制项目		良好	一般	差
血糖/（mmol/L）	空腹	4.4～6.1	≤7.0	>7.0
	非空腹	4.4～8.0	≤10.0	>10.0
HbA₁c		<6.5	6.5～7.5	>7.5

2.冠心病合并糖尿病患者血糖干预

（1）冠心病稳定型心绞痛　控制目标：餐前血糖5.0～7.2mmol/L（90～130mg/dL），平均5.6mmol/L（100mg/dL），餐后＜10mmol/L（180mg/dL）。监测方式：糖尿病住院患者常规行血糖监测；对于血糖异常未诊断糖尿病人群，心内科医生可选择生活方式干预；如为餐后血糖升高，可应用药物治疗以控制血糖；对于糖尿病控制不好的患者，必要时应用胰岛素治疗，心内科医生也可建议患者到内分泌科就诊。

（2）急性冠状动脉综合征　控制目标：血糖控制在6.1mmol/L（110mg/dL）水平，但必须＜10mmol/L（180mg/dL）。监测方式：最初每3h监测血糖1次，如果病情逐渐稳定，可相应延长血糖监测间隔时间，积极静脉应用胰岛素。控制血糖，应注意循序渐进，剂量个体化和血糖监测，避免低血糖发生，必要时请内分泌科医生会诊。

3.降糖药治疗

降糖药物（表4-12）包括口服降糖药、胰岛素和胰岛素类似物。口服降糖药包括促胰岛素分泌药（磺酰脲类降糖药、格列奈类药物）和非促胰岛素分泌药（α-葡萄糖苷酶抑制药、双胍类药物和噻唑烷酮类）。上述药物降糖机制各不相同。促胰岛素分泌药刺激胰岛β细胞分泌胰岛素，增加体内胰岛素水平。双胍类药物主要抑制肝脏葡萄糖的输出，还可能有延缓肠道吸收葡萄糖和增强胰岛素敏感性的作用。α-葡萄糖苷酶抑制药延缓和减少肠道对淀粉和果糖的吸收。噻唑烷酮类药物属胰岛素增敏剂，可通过减少胰岛素抵抗而增强胰岛素的作用。

表4-12　各类降糖药物的使用常识

药物		用法用量	备注	不良反应
磺酰脲类降糖药	格列苯脲（优降糖）	2.5mg，每日晨1次或早晚各1次口服	治疗中根据血糖和尿糖化验结果逐渐加量至满意剂量，上述各种药物的最大剂量为每日6片。原则上，以上各种药物不能联合使用，但磺酰脲类降糖药可与其他类药物合用	低血糖；长期使用可引起高胰岛素血症，并有使体重增加的倾向；恶心，呕吐，消化不良，肝功能损害，粒细胞减少，皮疹等
	格列吡嗪（美吡哒）	5mg，每日早晚各1次或三餐前各1次口服		
	格列齐特（达美康）	80mg（1片），每日早晚各1次或三餐前各1次口服		
	格列喹酮（糖适平）	30mg（1片），三餐前各口服1次		

续表

药物		用法用量	备注	不良反应
格列奈类药物	瑞格列奈（诺和龙）	起始剂量为0.5mg，以后如需要可每周或每两周做一次调整	接受其他口服降血糖药治疗的患者可直接转用瑞格列奈（诺和龙）治疗。其推荐起始剂量为1mg。最大的推荐单次剂量为4mg，进餐时服用。但最大日剂量不应超过16mg	低血糖；视觉异常；胃肠道反应；轻度和暂时性肝功酶指标升高；变态（过敏）反应
	那格列奈（唐力）	每次90mg，每日3次，餐前10min内服用，以后根据病情需要逐渐增加剂量至每次120mg		
α-葡萄糖苷酶抑制药	阿卡波糖（拜唐苹）	每片50mg，初起量为每日3次，每次1片，以后可增加到每日3次，每次2片		常见副作用有低血糖；腹部胀满、排气增加；偶尔出现腹泻、便秘、食欲缺乏、恶心、呕吐、变态（过敏）反应
	伏格列波糖（倍欣）	200μg，每日3次，饭前口服	疗效不明显时，可将1次增量至300μg	
双胍类药物	苯乙双胍（降糖灵）	25mg，每日三餐后各口服1次	以后再根据血糖和尿糖化验结果逐渐加量，各药的最大剂量每日不能超过6片。这几种药物原则上也不能联合应用	可出现恶心、呕吐、厌食、腹泻等胃肠道反应；大剂量时可造成乳酸性酸中毒
	二甲双胍（格华止）	0.5g，每日三餐后各口服1次		
噻唑烷酮类	罗格列酮（文迪雅）	与磺酰脲类降糖药或二甲双胍合并用药时，本品起始用量为每日4mg，单次服用。经12周治疗后，如需要，本品可加量至每日8mg，每日1次或分2次服用		单独应用甚少引起低血糖；可引起丙氨酸氨基转移酶水平升高、轻至中度水肿及轻度贫血
	吡格列酮片（艾汀）	起始剂量15mg或30mg，最大剂量为45mg/日。在早餐前服用		

4. 口服降糖药物的选择和联合用药

（1）影响降糖药物选择的因素　肥胖，特别是向心性肥胖是胰岛素抵抗的主要影响因素，其他影响药物选择的因素包括血糖升高的类型（是空腹高还是餐后高）、药物副作用、变态（过敏）反应、年龄及其他健康状况（如肾病和肝病）等。

因2型糖尿病是进展性的疾病，多数患者在采用单一的口服降糖药物治疗一段时间后发生耐药。因此常采用两种不同作用机制的口服降糖药物进行联合治疗。如口服降糖药物的联合治疗仍不能有效地控制血糖，可采用胰岛素与一种口服降糖药物联合治疗。

（2）肥胖或超重的2型糖尿病患者　肥胖或超重的2型糖尿病患者在饮食和运动不能满意控制血糖的情况下，应首先采用非胰岛素促分泌药类降糖药物治疗（有代谢综合征或伴有其他心血管疾病危险因素者应优先选用双胍类药物或格列酮类，主要表现为餐后高血糖的患者也可优先选用α-葡萄糖苷酶抑制药）。两种作用机制不同的药物间可联合用药。如血糖控制仍不满意可加用或换用胰岛素促分泌药。如在使用胰岛素促分泌药的情况下血糖仍控制不满意，可在口服药基础上开始联合使用胰岛素或换用胰岛素。

（3）体重正常的2型糖尿病患者　非肥胖或正常体重的2型糖尿病患者在饮食和运动不能满意控制血糖的情况下，可首先采用促胰岛素分泌药类降糖药物或α-葡萄糖苷酶抑制药。如血糖控制仍不满意可加用非促胰岛素分泌药（有代谢综合征或伴有其他心血管疾病危险因素者优先选用双胍类或格列酮类药物，α-葡萄糖苷酶抑制药适用于无明显空腹高血糖而餐后高血糖的患者）。在上述口服药联合治疗的情况下，血糖控制仍不满意，可在口服药基础上开始联合使用胰岛素或换用胰岛素（图4-2）。

5. 胰岛素治疗

早期胰岛素强化治疗控制血糖，通过减轻糖毒性、脂毒性以及控制炎症，可以改变糖尿病并发症的自然病程，具有持久益处。因此，现在对于2型糖尿病胰岛素治疗的理念已经发生了很大变化，特别是对于诱导病情缓解和口服用药失效的2型糖尿病患者；应尽早应用胰岛素治疗和尽可能使血糖达标及恢复胰岛β细胞功能。

胰岛素的使用方法如下。

（1）1型糖尿病患者的胰岛素替代治疗　1型糖尿病患者因体内自身胰岛素分泌的绝对不足，需要模拟体内生理的胰岛素分泌方式。目前，常采用中效或长效胰岛素制剂提供基础胰岛素（睡前和早晨注射中效胰岛素或每日注射

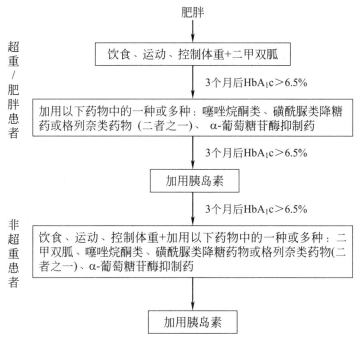

图4-2　糖尿病的治疗流程

1～2次长效胰岛素），采用短效或速效胰岛素来提供餐时胰岛素。如无其他的伴随疾病，1型糖尿病患者每日的胰岛素需要量为0.5～1.0U/kg体重。在出现其他的伴随疾病时（如感染等），胰岛素的用量要相应增加。儿童在生长发育期对胰岛素的需要量相对增加。

（2）2型糖尿病患者的胰岛素补充治疗　理想的胰岛素治疗应该接近生理性胰岛素分泌的模式，包括基础胰岛素和餐时胰岛素两部分的补充。理想的基础胰岛素的作用应该能覆盖全天24h，无明显峰值，避免空腹和餐前低血糖。

① 基础胰岛素的使用　基础胰岛素包括中效胰岛素和长效胰岛素。一般情况下，基础胰岛素是口服药物失效时实施口服药和胰岛素联合治疗的首选用药。使用方法：继续口服降糖药物治疗，联合中效或长效胰岛素睡前注射。起始剂量约为0.2U/kg体重。根据患者空腹血糖水平调整胰岛素用量，通常每3～4日调整1次，根据血糖的水平每次调整1～4个单位直至空腹血糖达标。

② 预混胰岛素的使用　使用方法：起始的胰岛素剂量一般为0.4～0.6U/（kg体重·日），按1：1的比例分配到早餐前和晚餐前。根据空腹血糖、早餐后血糖和晚餐前后血糖分别调整早餐前和晚餐前的胰岛素用量，每3～5日调整1次，根据血糖水平每次调整的剂量为1～4U，直到血糖达标。

③ 多次胰岛素注射治疗　使用方法：根据空腹血糖和三餐前后血糖的水

平分别调整睡前和三餐前的胰岛素用量，每3～5日调整1次，根据血糖水平每次调整的剂量为1～4U，直到血糖达标。

有些患者因较严重的胰岛素抵抗需要使用较大量的胰岛素（如每日1U/kg体重），为避免体重明显增加和加强血糖的控制，可加用二甲双胍、格列酮类或α-葡萄糖苷酶抑制药。

6.糖尿病急性并发症的防治

（1）糖尿病酮症酸中毒

① 监测　每2h测血糖1次，测定尿糖和血、尿酮体，注意电解质和血气变化，并做肝肾功能、心电图等检查，以便及时调整治疗方案。

② 胰岛素　生理盐水加小剂量普通胰岛素静脉滴注，常用量为每小时4～6U，如血糖下降幅度小于治疗前血糖水平的30%，胰岛素剂量可加倍。

③ 补液　立即补充生理盐水，先快后慢，当血糖下降到13.9mmol/L（250mg/dL）时改用5%葡萄糖加胰岛素继续输注，同时相应地调整胰岛素剂量。

④ 补钾　患者常伴失钾，经补液已排尿时就应开始静脉补钾，24h补氯化钾总量为6～10g。如患者有肾功能不全、血钾过高（≥6.0mmol/L）或无尿时则暂缓补钾。

⑤ 补碱　一般不需补碱性药物，胰岛素治疗后酮体的产生即被控制，酸中毒可纠正。但是当动脉血pH≤7.0时，可用小剂量碳酸氢钠，补碱后监测动脉血气。

⑥ 其他　积极对伴发病及诱因进行治疗，消除诱因。

⑦ 预防　糖尿病患者及相关人员要掌握糖尿病的基本知识，提高对糖尿病酮症酸中毒的认识。一旦怀疑本病应尽早到医院就诊。1型糖尿病患者要坚持合理地应用胰岛素：1型糖尿病患者胰岛素严重缺乏，需终身使用胰岛素，不得随意减量，更不能中断治疗以保证血糖处于良好的控制状态。2型糖尿病患者合理应用药物：2型糖尿病一般情况下不易发生酮症，但在合并一些急性危重疾病，如感染、大手术及外伤等应激情况时可能发生酮症酸中毒，此时要密切监测血糖、尿糖、尿酮体，血糖明显增高和出现应激情况时要使用胰岛素治疗。定期监测血糖：糖尿病患者需经常监测血糖，有条件者可行自我血糖监测，在合并应激情况时每日监测血糖。

（2）糖尿病非酮症性高渗综合征

① 监测　监测血糖、电解质以及其他检查。伴有心功能不全者监测中心静脉压，以指导输液速度和补液量。

② 补液　立即补液纠正脱水状态，血压偏低，血钠≤150mmol/L者用生

理盐水，血钠≥150mmol/L且无低血压者可补0.45%氯化钠溶液。补液速度先快后慢，血糖下降到13.9mmol/L（250mg/dL）时可改为5%葡萄糖液加胰岛素。补液总量一般按体重的10%～12%计算。

③ 胰岛素　胰岛素的剂量和用法与糖尿病酮症酸中毒相似。血糖不宜降得过低。

④ 其他　补钾方法同酮症酸中毒。去除诱因，防治感染，防治其他并发症。

⑤ 预防　定期自我监测血糖，保持良好的血糖控制状态；老年人渴感阈值升高，要保证充足的水分摄入，鼓励主动饮水；对有中枢神经系统功能障碍不能主动饮水者要记录每日出入量，保证水、电解质平衡；糖尿病患者因其他疾病，需使用脱水治疗时要监测血糖、血钠和渗透压；糖尿病患者发生呕吐、腹泻、烧伤、严重感染等疾病时要保证供给足够的水分；鼻饲饮食者常常给予高能量的混合奶以保证能量供应时，要计划好每日水的摄入量，每日观察尿量。

（3）乳酸性酸中毒

① 监测　血糖、电解质、血气和血乳酸浓度。

② 补液　补充生理盐水，血糖无明显升高者可补充葡萄糖液，并可补充新鲜血液，改善循环。

③ 补碱　尽早大量补充$NaHCO_3$，每2h监测动脉血pH，当pH上升至7.2时暂停补碱并观察病情，否则有可能出现反跳性代谢性碱中毒。

④ 其他治疗　注意补钾和纠正其他电解质紊乱。疗效不明显者可做腹膜透析以清除乳酸和苯乙双胍。

⑤ 预防　严格掌握双胍类药物的适应证，对伴有肝、肾功能不全、慢性缺氧性心肺疾病，食欲不佳，一般情况差的患者忌用双胍类降糖药；二甲双胍引起乳酸性酸中毒的发生率大大低于苯乙双胍，因此建议需用双胍类药物治疗的患者尽可能选用二甲双胍；使用双胍类药物患者在遇到急性危重疾病时，应暂停本药，改用胰岛素治疗；长期使用双胍类药物者要定期检查肝肾功能、心肺功能，如有不适宜用双胍类药物的情况时应及时停用。

（4）糖尿病低血糖症

① 补充葡萄糖　立即给予葡萄糖，轻者口服，重者静脉注射。如无葡萄糖，可予口服甜果汁、糖水，要观察到患者意识恢复。

② 胰高血糖素治疗　胰高血糖素皮下注射、肌内注射或静脉注射，由于其作用时间较短，且会再次出现低血糖，因此在注射后仍要补充葡萄糖或进食。

长效磺酰脲类降糖药（如格列本脲、氯磺丙脲等）导致的低血糖症往往持久，给予葡萄糖治疗患者意识恢复后，有可能再次陷入昏迷，需维持静脉滴注葡萄糖，连续观察3日，以保证患者完全脱离危险期。

③预防　预防低血糖的关键是要告诉正在使用促胰岛素分泌药或胰岛素治疗的糖尿病患者发生低血糖症的可能性；患者应熟悉低血糖的症状以及自我处理低血糖症的方法；外出时随身佩戴病情卡，万一发生低血糖昏迷时能及时得到他人帮助；糖尿病患者家属及照顾的人员要充分了解患者使用的降糖药，监督患者不误用或过量使用降糖药物；老年患者血糖不宜控制太严，空腹血糖不超过7.8mmol/L（140mg/dL），餐后血糖不超过11.1mmol/L（200mg/dL）即可；病情较重，无法预料患者餐前胰岛素用量时，可以先吃饭，然后再注射胰岛素，以免患者用胰岛素后尚未进食而发生低血糖；初用各种降糖药时要从小剂量开始，然后根据血糖水平逐步调整药物剂量；1型糖尿病患者作强化治疗时容易发生低血糖，为了防止低血糖，患者要在每餐前、后测定血糖，空腹血糖控制在4.4～6.7mmol/L为宜，餐后血糖＜10mmol/L，晚上睡觉前血糖5.6～7.8mmol/L，凌晨3时血糖不低于4mmol/L。

7.糖尿病患者冠心病的药物治疗

（1）抗血小板治疗　其药物有阿司匹林、氯吡格雷和Ⅱb/Ⅲa受体拮抗药。阿司匹林是最基本的药物，如无禁忌应常规使用。阿司匹林最常见、最严重的不良反应是过敏。皮肤过敏表现为皮肤水肿，黏膜过敏表现为支气管哮喘，一旦发现应停止使用。最近研究显示，糖尿病患者对阿司匹林容易产生耐药现象，因此对于坚持服用阿司匹林的患者，当再次出现急性冠状动脉综合征（ACS）时，建议增加剂量或加服氯吡格雷。氯吡格雷作为新一代抗血小板制剂，作用更加强大，与阿司匹林合用，对血小板的抑制作用更加明显。

（2）调脂药物　ATPⅢ明确地将合并糖尿病的冠心病患者定义为极高危人群，并强烈建议将该类患者的LDL-C降至1.81mmol/L（70mg/dL）以下。他汀类药物是糖尿病患者调脂治疗的主要药物，虽然糖尿病患者血脂异常以甘油三酯升高更为多见，但LDL-C依然是治疗的靶标。《中国成人血脂异常防治指南（2007年）》规定，糖尿病合并冠心病患者LDL-C应降至2.07mmol/L（80mg/dL）以下。甘油三酯水平只有超过2.258mmol/L（200mg/dL），且是高危患者，在他汀类药物治疗的基础上方可考虑联合贝特类药物治疗。当甘油三酯水平＞5.645mmol/L（500mg/dL）时，可首选贝特类药物。积极强化调脂治疗不仅可以稳定易损斑块，还可以减慢或中断糖尿病患者极易出现的新生病变。新生病变是接受经皮穿刺冠状动脉介入术（PCI）或冠状动脉旁路移植术（CABG）后患者远期预后不良的第一因素。目前认为，无论血脂水平如何，糖尿病患者均应进行积极的调脂治疗。调脂治疗可明显降低糖尿病患者的心脑血管病事件发生率，调脂治疗应成为已合并冠心病的糖尿病患者治疗的核心内容。

（3）抗心绞痛治疗   与非糖尿病患者相比，糖尿病患者的抗心绞痛治疗的药物同样包括硝酸制剂、β受体阻断药、钙通道阻滞药以及最近几年投入临床应用的改善心肌代谢的药物如曲美他嗪。

① 硝酸制剂   常用的硝酸制剂有硝酸异山梨酯（消心痛）、欣康和长效缓释的单硝基制剂如单硝酸异山梨酯（异乐定）。不同制剂用于不同患者，同时要根据发病特点调整用药时间和剂量。对于发作较频繁的患者一般使用短效硝酸异山梨酯（消心痛），4次/日，每6h 1次。由于早起或凌晨心绞痛易于发作，硝酸异山梨酯（消心痛）可于凌晨3～4时服用，剂量可加至20mg，如仍有心绞痛发作，应同时合并使用单硝基制剂，以克服硝酸异山梨酯（消心痛）的首过代谢效应和个体间巨大差异的生物利用度。对于病情相对稳定者，为服药方便，首先考虑缓释制剂。

② β受体阻断药   主要用于劳力型心绞痛。常用的药物有阿替洛尔（氨酰心安）、美托洛尔（倍他乐克）。第三代阻断药也可以用于劳力型心绞痛，如康忻、比索洛尔（博苏），但这些药物在减慢心率方面不如第二代β受体阻断药。对于糖尿病患者，如果β受体阻断药的剂量过大，将不利于血糖控制，应从其他方面加强心绞痛的治疗。

③ 钙通道阻滞药   主要用于自发型心绞痛和变异型心绞痛。常用的有硝苯地平（心痛定）、地尔硫䓬（合心爽）和维拉帕米（异搏定），三者均有缓释制剂。后两者兼有减慢心率和降低心肌收缩力的作用，因此还可以用于部分劳力型心绞痛患者。β受体阻断药与地尔硫䓬（合心爽）联合使用可以更好地控制心率，但维拉帕米（异搏定）不能与β受体阻断药联合使用。对于有明显自发型心绞痛或顽固性变异型心绞痛的患者，钙通道阻滞药应与硝酸制剂联合使用。一些新的钙通道阻滞药如氨氯地平（络活喜），对冠脉的作用不如硝苯地平（心痛定）。

近年改善心肌代谢的药物曲美他嗪越来越多地用于心绞痛的治疗。临床研究显示曲美他嗪（万爽力）与硝酸制剂或β受体阻断药合用效果更佳。对于合并心功能不全的患者及糖尿病心肌代谢异常患者，曲美他嗪（万爽力）还有改善心功能及心肌代谢的作用。

④ 血管紧张素转换酶抑制药   糖尿病伴有左室收缩功能不全者宜应用血管紧张素转换酶抑制药。

（4）介入治疗与搭桥手术   由于病程和治疗的不同，临床表现不同，同一种治疗方法的效果也不尽相同。因此在选择有创治疗前一定要综合评价。糖尿病患者如有多支、多处弥漫性病变，应以搭桥手术治疗为主，反之对于病变相对局限的患者，仍首先考虑介入治疗。

四、生活调养

糖尿病患者除积极进行药物治疗外，还可在生活上进行适当调理。以下三种调理方法对病情的稳定和康复十分重要。

（一）控制饮食

1.多吃蔬菜，少吃肉

适量进食蔬菜、水果、干豆类及燕麦等含水溶性纤维高的食品。水果含果糖，亦有丰富的维生素、纤维素、矿物质及抗氧化物，可以适量进食含丰富纤维素的叶类蔬菜如菜心、白菜。根茎类蔬菜如马铃薯（薯仔）、番薯、芋头、莲藕；豆类如青豆、眉豆和黑豆等淀粉含量均较高，要适当地减少在同一餐所进食的分量。选择植物油（如花生油、芥花子油等），避免采用动物脂肪（如猪油和牛油）。减少进食煎炸及高脂肪的食物，并多选用蒸、炖、炆、焓、灼、焗等低油量煮食方法。烹调肉类或家禽时，宜先将肥膏和皮层去掉，以减低脂肪的摄取。某些药材如怀山药、莲子、薏苡仁等淀粉含量较高，不宜大量食用。

2.糖尿病患者不可饮酒

对于糖尿病患者来说，饮酒的后果是十分严重的。在执行糖尿病饮食控制的患者中，非饮酒者60%可见血糖控制改善，而饮酒者只能达到40%，在不实行饮食控制的患者中，病情大多会发生恶化，如果再加上饮酒则后果更为严重。饮酒对糖尿病的影响是多方面的，主要表现在：糖尿病难于控制；引起营养不良；发生低血糖；低血糖的症状有时与醉酒的症状相似，容易混淆，从而耽误了低血糖的抢救；引起糖尿病症状性酮症酸中毒；长期饮酒可引起酒精性肝炎、肝硬化及多种脏器损伤，并产生酒精依赖性、成瘾性；使某些降糖、降脂或降压药的作用降低。

3.适当控制主食量

无体力劳动的患者每日吃主食（米、面、玉米、小米、荞麦等）250～300g；轻体力劳动者每日350～400g；重体力劳动者每日450～550g。待血糖下降和尿糖减少后，可适当增加主食25～50g。主食要轮换食用或混合食用，以提高营养价值。患者要注意总结进餐与血糖、尿糖之间的变化规律，做到病情稳定，主食固定；病情波动，及时调整主食量。要灵活掌握，使体重维持在标准范围之内。

4.控制饮食及饮食时间

糖尿病患者要遵照医嘱，合理安排每日总热量、蛋白质、脂肪及碳水化合物的比例，制订自己较理想的食谱。进餐的时间、数量应保持一定的稳定性：尽量不吃零食，戒烟、忌酒，避免引起血糖波动过大。

5.药膳食疗方

（1）药粥

① 豆浆粥　粳米50g，豆浆500ml，食盐少许。先煮粳米，后加豆浆，煮至米开花粥稠，分早晚2次服用。适用于糖尿病伴高血压、冠心病者，若糖尿病肾病肾衰者不宜服用。

② 绿豆粥　粳米50g、绿豆50g，共煮粥食用。绿豆有降血脂作用，适用于糖尿病伴高血压、冠心病者，若糖尿病肾病肾衰者不宜服用。

③ 赤小豆鱼粥　赤小豆50g、鲤鱼1尾，先煮鲤鱼取汁，后加赤小豆煮烂。适用于糖尿病水肿者。

④ 菠菜粥　菠菜100～150g、粳米50g，煮粥食用。适用于糖尿病阴虚化热型患者。便溏腹泻者禁服。

⑤ 芹菜粥　新鲜芹菜（切碎）60～100g、粳米100g，煮粥服用。适用于糖尿病合并高血压者。

（2）菜肴

① 苦瓜　清热解毒，除烦止渴，动物实验表明苦瓜有明显降低血糖作用。糖尿病患者常食苦瓜有一定降血糖作用，可用鲜苦瓜作菜食用或红烧苦瓜，每次100g。糖尿病脾胃虚寒者不宜服用。

② 南瓜　具有降低血糖、血脂作用。国内外临床研究表明，南瓜粉对轻型糖尿病患者确有疗效。可将南瓜烘干研粉，每次5g，每日3次，也可用鲜南瓜250g煮熟食用，既充饥又可降低血糖。

③ 洋葱（葱头）　味淡性平，具有降低血糖作用，用洋葱50～100g水煎服，也可作菜食用。

（3）汤类、饮料

① 冬瓜瓤汤　冬瓜瓤（干品）30g，煎水代茶饮。适用于糖尿病皮肤疖肿者。

② 葫芦汤　鲜葫芦60g或干品30g，水煎饮汤。适用于糖尿病皮肤疖肿者。

③ 赤小豆冬瓜汤　赤小豆、冬瓜各适量，煎汤。适用于糖尿病皮肤疖肿者。

④ 糯米桑皮汤　爆糯米花30g，桑白皮30g，水煎服。适用于糖尿病口渴多饮者。

⑤ 菠菜银耳汤　鲜菠菜根150～200g，银耳20g，饮汤食银耳。适用于糖尿病大便秘结者。

⑥ 苦瓜茶饮　鲜苦瓜一个，绿茶适量，温水冲泡。适用于轻型糖尿病患者。

（二）保持适当的运动量

保持适当的运动量能促进新陈代谢，降低血糖、血脂，并可增加人体对胰岛素的敏感性，因此糖尿病患者一定要根据自己的情况选择适当的运动方式，坚持锻炼，要持之以恒，除有急性并发症外，否则不宜中断。

1.项目选择

最好选择简单、方便、不需要特殊设备和投入且利于长期坚持的项目，如散步、做操、慢跑、爬楼、打太极拳等。

2.运动强度

因人而异，循序渐进，一般宜从低强度运动（散步、做操、打太极拳等）开始，逐渐进入中等强度运动（登山、骑车、跳绳、爬楼等）。

3.运动时间

餐后1～2h开始运动，尤其早餐后是运动的最佳时间，因为此时是一天中血糖含量最高的时候。若晨起服药后出去运动，再回家吃早饭，易发生低血糖。患者应尽量避免长时间大运动量运动，如郊游、爬山后应及时增加进食量，或减少药物剂量。

（三）保持情绪稳定、心情愉快

心理因素是糖尿病发生、发展的重要危险因素，但也是一个容易被患者所忽视的方面。有些糖尿病患者严格遵照医嘱控制饮食、进行运动锻炼和药物治疗，但效果甚微，病情反复多变，甚至继续恶化，这与患者的不良心理和情绪有很大的关系。

当人处于不良情绪状态下，交感神经兴奋性增高，可以使胰岛素分泌减少，而胰高血糖素、糖皮质激素分泌显著增加，促使血糖水平升高。有糖尿病倾向或已有糖尿病的人群，轻微的应激就可以引起明显的血糖升高，而长期间断性的不良情绪反应所导致的间断性应激性高血糖，可对胰腺分泌功能产生毒性作用，形成恶性循环，甚至引起病情恶化，并会促使多种严重的并发症提前发生。情绪越消极，血糖越不容易控制。

因此患者应保持稳定的情绪，应尽量做到心胸开阔，乐观愉快，少生气，多与家庭成员及朋友交流。保持良好的心理状态、愉快而稳定的情绪，既是糖尿病患者战胜糖尿病的好武器，也是糖尿病高危人群远离糖尿病的重要避风港。

第五节　冠心病合并血脂异常

心血管疾病已成为我国城市和乡村人群的第一位死亡原因，近20余年冠心病发病率和死亡率逐步上升，预示着以动脉粥样硬化为基础的缺血性心血管病（包括冠心病和缺血性脑卒中）发病率正在升高。研究表明血清总胆固醇或低密度脂蛋白胆固醇升高是冠心病的独立危险因素之一。血胆固醇从4.65mmol/L（180mg/dL）开始，与发生冠心病事件呈连续上升分级关系，其中最重要的危险因素是低密度脂蛋白。降低总胆固醇及低密度脂蛋白胆固醇水平，不仅可显著降低冠心病事件的发生率（30%～40%），而且降低总死亡率（22%～30%），并减少作经皮穿刺冠状动脉介入术、冠状动脉旁路移植术手术率及脑卒中的发生率。因此，对合并血脂异常的冠心病患者应予以重视并及早、积极防治血脂异常。

传统中医并没有"血脂异常"的病名，但却早已有关于本病相关认识的论述。《灵枢・卫气失常》即已指出人体内有"脂"、"膏"、"肉"，传统中医还有"津血同源"的理论。明代名医张景岳提出："津液和合为膏，以填补于骨空之中，则为脑为髓，为精，为血"。清代名医张志聪认为："中焦之气，蒸津液，化其精微……溢于外则皮肉膏肥，余于内则膏肓丰满"。说明脂膏源于水谷，经胃的受纳、脾的运化，变成精微物质，精微物质经肺的敷布，转输血脉变成营血，部分变成脂膏。

一、病因病机

（一）中医病因病机

正常脂膏随血的运行营养五脏六腑、四肢百骸以及脑髓。若禀赋不足、饮食不节、脾胃失调、情志内伤、肝胆失利、年老体弱、肾虚不足等原因而致摄食过多或转输、利用、排泄异常，皆可使血中脂膏堆积，过多的脂膏浊化而成为湿浊、痰浊，浸淫脉道，使气血运行障碍，脏腑功能失调，而出现"痰证"、"瘀证"、"脉痹"等证。

本病属本虚标实之证，本虚主要是指脏腑虚损，功能失调，标实主要是指痰浊、血瘀、脉道不通。脑脉瘀阻则头痛、眩晕，甚而中风痴呆；心脉瘀阻则为胸痹、心痛；肝脉瘀阻则为胁痛、痞积；肾脉瘀阻则为阳虚、湿浊、瘀血；四肢脉道瘀阻则瘫软无力、麻木不仁。

（二）西医发病机制

1.血脂异常引发冠状动脉粥样硬化的机制

（1）各种机制导致的血脂异常是冠心病发病的始动性生物化学变化。

（2）早期病理变化是脂质通过内皮细胞进入动脉壁内皮下。

（3）进入内膜的脂蛋白发生修饰，主要是氧化修饰。

（4）单核细胞受多种趋化因子的影响进入血管内皮下间隙并转化为巨噬细胞，中膜平滑肌细胞也发生增生和迁移，并摄取脂质也可形成泡沫细胞。

（5）单核细胞源性泡沫细胞和平滑肌细胞源性泡沫细胞的形成，导致动脉内膜脂纹和纤维斑块的出现。

（6）修饰的脂质具有细胞毒性，使泡沫细胞坏死崩解，局部出现脂质池和分解的脂质产物。这些物质与局部的载脂蛋白等共同形成粥样物，从而出现粥样斑块并诱发局部炎症反应。

（7）在纤维斑块和粥样斑块的基础上，可继发斑块内出血、斑块破裂，形成血栓、钙化、动脉瘤等急慢性病理改变。

2.血脂异常发病机制

（1）高胆固醇和高饱和脂肪酸的摄入　例如有些人喜欢吃肥肉和动物内脏，有些人喜欢用猪油或其他动物油炒菜，时间长了，血脂就会升高。

（2）从饮食中摄取过多的热量　肥胖或超重是高血脂、高血压、糖尿病和心脏病常见的危险因素。

（3）不良生活方式　如长期静坐、酗酒、吸烟、精神紧张或焦虑等，都能引起血脂升高。

（4）遗传因素　高脂血症遵循一定的规律，在家族中由祖辈传到父辈，又从父辈传到子代。这是因为影响血脂合成与代谢的基因异常。

二、临床表现

（一）症状、体征与血脂异常分类

1.冠心病合并血脂异常的临床表现

冠心病合并血脂异常的患者与单纯冠心病患者相比多无特殊表现。血脂异常可导致冠心病及其他动脉粥样硬化性疾病，如果冠心病患者有其他动脉粥样硬化的表现，多提示合并血脂异常。

其临床症状主要取决于血管病变及受累器官的缺血程度，例如，主动脉粥样硬化：X线见主动脉增宽、突出僵硬及钙化线条。冠状动脉粥样硬化：可出现心绞痛、心肌梗死、心律失常、心力衰竭及猝死。脑动脉粥样硬化：一过性脑缺血发作、脑血栓形成及脑血管破裂出血。肾动脉粥样硬化：常引起夜尿、肾性高血压、肾功能不全。肠系膜动脉粥样硬化：可引起肠绞痛、便血。下肢动脉粥样硬化：可出现间歇性跛行、足背动脉搏动消失，甚至下肢坏疽。

2.血脂异常的症状和体征

患者早期症状不明显，常有头晕、头痛、肢麻、胸闷等症状。

原发性患者往往在童年甚至婴儿期即发病。多数患者属于继发性而伴有某种原发病。根据不同的临床类型，可能见到皮肤黄色瘤、肥胖、角膜老年环、阵发性腹痛、糖尿病、胰腺炎等。血脂增高显著者可出现高黏血症表现，病久者出现动脉粥样硬化表现。

3.血脂异常分类

（1）继发性或原发性高脂血症　继发性高脂血症是指由于全身系统性疾病引起的血脂异常。可引起血脂升高的系统性疾病主要有糖尿病、肾病综合征、甲状腺功能减退症。其他疾病有肾功能衰竭、肝脏疾病、系统性红斑狼疮、糖原累积症、骨髓瘤、脂肪萎缩症、急性卟啉病、多囊卵巢综合征等。此外，某些药物如利尿药、β受体阻断药、糖皮质激素等也可能引起继发性血脂升高。

在排除了继发性高脂血症后，即可诊断为原发性高脂血症。已知部分原发性高脂血症是由于先天性基因缺陷所致，例如LDL受体基因缺陷引起家族性高胆固醇血症等；而另一部分原发性高脂血症的病因目前还不清楚。

（2）高脂蛋白血症的表型分型法　世界卫生组织（WHO）高脂蛋白血症分型：共分为6型，如Ⅰ、Ⅱa、Ⅱb、Ⅲ、Ⅳ和Ⅴ型。

临床常分四型：高胆固醇血症、高甘油三酯血症、低高密度脂蛋白血症和混合型高脂血症。两者关系详见表4-13。

表4-13　血脂异常的临床分型与WHO分型相关性比较

分型	TC	TG	HDL-C	相当于WHO表型
高胆固醇血症	增高			Ⅱa
高甘油三酯血症		增高		Ⅳ、Ⅰ
混合型高脂血症	增高	增高		Ⅱb、Ⅱ、Ⅳ、Ⅴ
低高密度脂蛋白血症			降低	

（二）辅助检查

1.血脂检测

血脂的基本检测项目为总胆固醇（total cholesterol，TC）、甘油三酯（triglyceride，

TG）、高密度脂蛋白胆固醇（high density lipoprotein-cholesterol，HDL-C）和低密度脂蛋白胆固醇（low density lipoprotein-cholesterol，LDL-C）。其他血脂检测项目如APO A-Ⅰ、APO B、脂蛋白（a）[Lp（a）]等。

（1）TC　是指血液中各脂蛋白所含胆固醇之总和。与动脉硬化有直接的关系，为首号元凶。冠心病主要与低密度脂蛋白水平有关，尤其是与氧化型低密度脂蛋白显著相关。影响TC水平的主要因素是：年龄与性别，TC水平常随年龄而上升，但到70岁后不再上升甚或有所下降，中青年期女性低于男性，女性绝经后TC水平较同年龄男性高；饮食习惯，长期高胆固醇、高饱和脂肪酸摄入可造成TC升高；遗传因素，与脂蛋白代谢相关酶或受体基因发生突变，是引起某些患者TC显著升高的主要原因。

（2）TG　临床上所测定的TG是血浆中各脂蛋白所含TG的总和。TG水平也受遗传和环境因素的双重影响。与TC不同，同一个体的TG水平受饮食和时间等因素的影响较大，所以同一个体在多次测定时，TG值可能有较大差异。

（3）HDL-C　能将外周组织如血管壁内胆固醇转运至肝脏进行分解代谢，具有抗动脉粥样硬化作用。由于HDL所含成分较多，临床上目前尚无方法全面地检测HDL的量和功能，常通过检测其所含胆固醇的量，间接了解血浆中HDL的多少。

（4）LDL-C　代谢相对较简单，LDL中的胆固醇含量占其总重量的50%左右，故目前认为，LDL-C浓度基本能反映血液LDL总量。LDL-C增高是动脉粥样硬化发生、发展的主要脂质危险因素。一般情况下，LDL-C与TC相平行，但TC水平也受HDL-C水平的影响，故最好采用LDL-C取代TC作为对冠心病及其他动脉粥样硬化性疾病的危险性评估。影响TC的因素均可同样影响LDL-C水平。

（5）APO A-Ⅰ　正常人群血清APO A-Ⅰ水平多在1.2～1.6g/L范围内，女性略高于男性。HDL颗粒的蛋白质成分（载脂蛋白）约占50%，蛋白质中APO A-Ⅰ占65%～75%，其他脂蛋白极少，所以血清APO A-Ⅰ可以反映HDL水平，与HDL-C呈明显正相关，其临床意义也大体相似。但是，HDL是一系列颗粒大小与组成不均一的脂蛋白，病理状态下HDL亚组及其组成成分常会发生变化，故APO A-Ⅰ的升降也可能与HDL-C变化不完全一致。

（6）APO B　血清APO B主要反映LDL水平，它与血清LDL-C水平呈明显正相关，APO B水平高低的临床意义也与LDL-C相似。在少数情况下，可出现高APO B血症而LDL-C浓度正常的情况。

（7）Lp（a）血清Lp（a）浓度主要与遗传有关，基本不受性别、年龄、体重、适度体育锻炼和大多数降胆固醇药物的影响。正常人群中Lp（a）水平呈明显偏态分布，虽然个别人可高达1000mg/L以上，但80％的正常人在200mg/L以下，文献中的平均数多在120～180mg/L，中位数则低于此值。

上述血脂检测项目中，前4项即TC、TG、HDL-C和LDL-C是基本的临床实用检测项目。对于任何需要进行心血管危险性评价和给予降脂药物治疗的个体，都应进行此4项血脂检测。其中LDL-C/HDL-C的比值对冠心病有预警价值，比值越小危险性越小；比值越大危险性越大；当其比值超过5时，提示有严重心血管病的高度危险；比值低于3，说明心血管病危险性低，很可能不需要药物干预；比值在3～5的患者，属中度危险，此时要控制冠心病的其他危险因素，如糖尿病、高血压和吸烟等。

2. 特殊检查

可选择性地做心电图、脑电图、超声心动图、放射性核素心脑肾扫描、头部CT检查、脑诱发电位检查、选择性冠脉血管造影及肾脏检查等进一步检查，以明确血管狭窄的位置及程度。

3. 血脂检查的重点对象

（1）已有冠心病、脑血管病或周围动脉粥样硬化病者。

（2）有高血压、糖尿病且肥胖、吸烟者。

（3）有冠心病或动脉粥样硬化病家族史者，尤其是直系亲属中有早发冠心病或其他动脉粥样硬化性疾病者。

（4）有皮肤黄色瘤者。

（5）有家族性高脂血症者。

建议40岁以上男性和绝经期后女性应每年均进行血脂检查。

4. 最新血脂水平分层和血脂异常分危

（1）血脂水平分层　主要依据TC、TG、HDL-C和HDL-C的水平进行分类。

① TC的分层　TC＜5.18mmol/L为合适范围；TC 5.18～6.19mmol/L为边缘升高；TC≥6.22mmol/L为升高。

② TG的分层　1.70mmol/L以下为合适范围；1.70～2.25mmol/L为边缘升高；≥2.26mmol/L为升高。

③ LDL-C的分层　LDL-C＜3.37mmol/L为合适范围；LDL-C 3.37～4.12mmol/L为边缘升高；LDL-C≥4.14mmol/L为升高。

④ HDL-C的分层　HDL≥1.04mmol/L为合适范围；HDL-C＜1.04mmol/L为减低；HDL-C≥1.55mmol/L为升高。

（2）血脂异常分危　患心血管病的危险性不仅取决于个体具有某一危险因

素的严重程度，更取决于个体同时具有危险因素的数目。危险因素的数目和严重程度共同决定了个体发生心血管病的危险程度，称之为多重危险因素的综合危险。目前考虑的危险因素包括以下几个。

①　冠心病和冠心病等危症　此类患者在未来10年内均具有极高的发生缺血性心血管病事件的综合危险，需要积极降脂治疗。

②　具有独立作用的主要危险因素　包括高血压、吸烟、低HDL-C血症、肥胖、早发缺血性心血管病家族史、年龄等。

③　代谢综合征　具备以下的三项或更多者判定为代谢综合征。

BMI $\geqslant$ 25kg/m^2。

血TG $\geqslant$ 1.70mmol/L。

低HDL-C（男＜0.91mmol/L，女＜1.01mmol/L）。

血压 $\geqslant$ 140/90mmHg。

空腹血糖 $\geqslant$ 6.1mmol/L或糖负荷后2h血糖 $\geqslant$ 7.8mmol/L或有糖尿病史。

④　其他心血管病主要危险因素　包括缺乏体力活动和致粥样硬化性饮食。

根据危险因素可预测10年内发生主要冠状动脉事件如新发和复发缺血性心血管病事件的危险性，据此将血脂异常患者分危如下。

· 低危　10年危险性＜5%。包括：无高血压且其他危险因素数＜3；高血压或其他危险因素 $\geqslant$ 3且TC在5.18～6.19mmol/L或LDL-C在3.37～4.12mmol/L。

· 中危　10年危险性5%～10%。包括：高血压或其他危险因素 $\geqslant$ 3且TC $\geqslant$ 6.22mmol/L或LDL-C $\geqslant$ 4.14mmol/L；高血压且其他危险因素数 $\geqslant$ 1且TC在5.18～6.19mmol/L或LDL-C在3.37～4.12mmol/L（130～159mg/dL）。

· 高危　CHD或CHD等危症，或10年危险性10%～15%。包括：高血压且其他危险因素数 $\geqslant$ 1且TC $\geqslant$ 6.22mmol/L或LDL-C $\geqslant$ 4.14mmol/L；冠心病及其等危症。

· 极高危　急性冠状动脉综合征或缺血性心血管病合并糖尿病（DM），10年内发生主要冠状动脉事件的危险性＞15%。

三、治疗

（一）中医治疗

1.中药内治

（1）辨证论治

① 湿热内蕴

【证候特点】头重身倦，心胸烦闷，头昏目矇，腹胀纳呆，口干口苦，便溏秽臭，小便黄浊，肌肤、眼睑常有痰核，色橙黄，舌质偏红，苔黄浊腻，脉象滑数。

【治法】清热化湿，行气消滞。

【代表方剂】茵陈蒿汤加减——茵陈18g，大黄3g，栀子10g，虎杖12g，荷叶12g，山楂15g，泽泻15g，藿香12g，甘草6g。

【临床加减】热重加紫草、龙胆；湿重加猪苓、茯苓、滑石；呕吐加半夏、竹茹；腹胀加厚朴、枳实。

② 脾虚湿盛

【证候特点】头重体倦，腹胀纳呆，乏力懒言，口淡不渴，大便溏薄，小便清长，健忘，面色欠华，或有下肢水肿，眼睑虚浮，或肢体麻木，舌体淡胖，边有齿痕，苔白浊腻，脉缓无力。

【治法】益气健脾，和胃渗湿。

【代表方剂】参苓白术散加减——党参18g，茯苓15g，白术12g，山药15g，炙甘草6g，薏苡仁20g，桔梗12g，砂仁（后下）8g。

【临床加减】若兼里寒而腹痛者，加干姜、肉桂；形寒肢冷者加附子、干姜；小便不利者，加泽泻、猪苓。

③ 痰浊阻滞

【证候特点】眩晕头重，心胸郁闷，恶心欲呕，纳呆，腹胀，或有咳嗽、咳痰，形体肥胖，反应迟钝，肢体沉重，或有胁下痞块，舌苔浊腻厚，脉象弦滑。

【治法】行气除痰，健脾和胃。

【代表方剂】涤痰汤加减——陈皮10g，法半夏12g，胆南星10g，枳实12g，石菖蒲10g，党参18g，白术12g，茯苓15g，炙甘草6g，生姜3片，大枣4枚。

【临床加减】心胸刺痛、气短心悸者，加降香、郁金；伴喘逆、喉中痰鸣者，可加紫苏子、旋覆花等；神疲气短、肢麻不仁者，选加僵蚕、红花。

④ 气滞血瘀

【证候特点】胸郁心痛，痛处固定，入夜为甚，或头晕头痛，或项强肢麻，舌质暗红，或有瘀斑瘀点，舌下络脉迂曲，脉弦或涩。

【治法】疏肝理气，活血通脉。

【代表方剂】血府逐瘀汤加减——桃仁12g，红花9g，当归9g，生地黄15g，赤芍12g，川芎9g，牛膝12g，桔梗10g，柴胡10g，枳壳10g，甘草6g。

【临床加减】兼寒凝者加附子、细辛、桂枝；兼心气不足者加人参、黄芪、麦冬；气滞者加香附、延胡索、川楝子；阴虚者加西洋参、麦冬、五味子。

⑤ 肾精亏虚

【证候特点】眩晕头痛，失眠健忘，发脱齿摇，耳鸣耳聋，行动迟缓，动作笨拙，精神呆钝或有肢肿，舌质淡暗，舌苔薄白，脉象沉弱，尺部为甚。

【治法】补益肾精，充填脑髓。

【代表方剂】右归饮加减——熟地黄15g，山药15g，山茱萸12g，枸杞子15g，龟甲胶（烊化）12g，鹿角胶（烊化）12g，菟丝子15g，杜仲15g，何首乌12g，女贞子12g，益智10g。

【临床加减】气短懒言，动辄汗出者，加黄芪、党参；气虚血脱，或厥，或昏，或汗，或晕，或狂，或短气者，大加人参、白术；火衰不能生土，呕哕吞酸者，加炮干姜；阳衰中寒，泄泻腹痛，加人参、肉豆蔻；小腹多痛者，加吴茱萸；淋带不止，加补骨脂（破故纸）；血少血滞，腰膝软痛者，加当归。

⑥ 阴虚阳亢

【证候特点】眩晕头痛，烦躁易怒，失眠多梦，腰膝酸软，耳鸣目涩，五心烦热，夜间盗汗，肢体麻木，舌红少苔乏津或无苔，脉弦细数。

【治法】滋阴补肾，平肝潜阳。

【代表方剂】天麻钩藤汤加减——天麻12g，钩藤（后下）18g，杜仲18g，牛膝12g，白芍12g，茯苓15g，桑寄生15g，栀子10g，石决明30g，首乌藤（夜交藤）18g，女贞子12g，决明子15g，甘草6g。

【临床加减】口苦便秘者加龙胆；兼挟痰浊者加胆南星、芥子、石菖蒲；恶心、呕吐者加法半夏、陈皮。

（2）单方验方

① 验方

【组成】荷叶、绿茶各10g。

【用法】用沸水冲泡代茶饮。

【适应证】肥胖症及高脂血症。（郭爱廷，江景芝.单方验方.北京：北京科学技术出版社，2007）

② 验方

【组成】海带10g，草决明15g。

【用法】水煎。服汤吃海带，每日1剂，可常服。

【适应证】肥胖症及冠心病。（郭爱廷，江景芝.单方验方.北京：北京科学技术出版社，2007）

③ 降脂饮

【组成】枸杞子10g，何首乌15g，决明子15g，山楂15g，丹参20g。

【**用法**】上药用文火水煎两次，取汁1500ml，储于保温瓶中，代茶频饮。患感冒或消化系统发生疾病时可酌情暂时停用。

【**功效**】益气化瘀。

【**适应证**】高脂血症（肝肾阴虚、气滞血瘀型）。（程爵棠，程功文.单方验方治百病.北京：人民军医出版社，2006）

④ 莱菔子散

【**组成**】莱菔子适量。

【**用法**】上药按传统工艺炒至爆壳，研细末用，每次服9g，每日3次，饭后服。30日为1疗程，可用2～3疗程。血脂控制后，改为6g/次，用1疗程。

【**功效**】利气祛瘀消脂。

【**适应证**】高脂血症。（程爵棠，程功文.单方验方治百病.北京：人民军医出版社，2006）

⑤ 蒲黄山楂汤

【**组成**】蒲黄、山楂、泽泻各24g。

【**用法**】水煎服。每日1剂，每次煎45min，取汁300ml，分2次服。

【**功效**】活血化瘀，祛湿化痰。

【**适应证**】高脂血症。（程爵棠，程功文.单方验方治百病.北京：人民军医出版社，2006）

⑥ 验方

【**组成**】茵陈30g，山楂20g，生麦芽15g。

【**用法**】水煎服。每日1剂。

【**适应证**】高脂血症。（周萍.中国民间百草良方.长沙：湖南科学技术出版社，2006）

⑦ 降脂散

【**组成**】荷叶6g，香橼皮6g，生山楂6g，党参3g，决明子3g，三七1.5g。

【**用法**】上药共研极细末，过80～120目筛，每次服3g，每日3次。

【**功效**】化浊降脂。

【**适应证**】高脂血症。（谭同来等.实用家庭验方.太原：山西科学技术出版社，2006）

（3）中成药

① 降脂通脉胶囊 降脂化浊，化痰祛湿，活血通脉。用于痰瘀阻滞所致的高脂血症，防治动脉粥样硬化。口服，一次2～4粒，一日3次。

② 血脂康胶囊 除湿祛痰，活血化瘀，健脾消食。用于脾虚痰瘀阻滞症

的气短、乏力、头晕、头痛、胸闷、腹胀、食少纳呆等；高脂血症；也可用于由高血脂症及动脉粥样硬化引起的心脑血管疾病的辅助治疗。口服，一次2粒，一日2次，早晚饭后服用；轻、中度患者一日2粒，晚饭后服用或遵医嘱。

③ 血滞通胶囊　通阳散结，行气导滞。用于高脂血症血瘀痰阻所致的胸闷、乏力、腹胀等。口服，一次2粒，一日3次；4周为一疗程。

④ 心可舒片　活血化瘀，行气止痛。用于气滞血瘀引起的胸闷、心悸、头晕、头痛、颈项疼痛；冠心病心绞痛、高血脂、高血压、心律失常见上述症候者。口服。一次4片，一日3次。

⑤ 心脑宁胶囊　活血行气，通络止痛。用于气滞血瘀的胸痹，头痛，眩晕，症见胸闷刺痛，心悸不宁，头晕目眩等，以及冠心病、脑动脉硬化见上述症状者。临床研究显示该药能够降低血脂和胆固醇，保护血管内皮。

2.针灸治疗

针灸治疗高脂血症的机制目前还不十分明确，许多学者已在这方面做了大量的工作，综合起来有以下几个方面的认识：内分泌学说，认为针灸调整多种酶和激素的分泌；神经体液学说，认为针灸能通过对其传导的干预发挥作用；消化道功能干预学说，认为针灸影响肝脏对胆固醇的合成，或影响肠道对胆固醇的吸收和排泄；调节免疫功能学说，认为针刺使机体的免疫力增强，吞噬细胞的吞噬能力增强，加速机体对沉积脂质的吸收等。虽机制不尽相同，但其临床疗效是肯定的，从而为防治高脂血症提供了更多的手段。

（1）临床常用降脂穴位的选择　临床常用的是内关、合谷、太冲、阳陵泉、涌泉、公孙、三阴交、太白、足三里、丰隆、肺俞、厥阴俞、心俞、中脘、膻中、曲池等，这些穴位多半是针对高血压、冠心病等心血管系统疾病选择的，有的则是根据健脾化湿、疏肝利胆、宽胸理气的原则取穴。选用穴位一般在3个以上。手法多采用平补平泻法。

（2）耳穴贴压对高脂血症也有较好的疗效　可选脾、胃、神门、内分泌、心、肝、肾等穴，将芥子或王不留行子以胶布交替固定于所选耳穴上，3日一换，每日3次，按压刺激，每次10min。

（二）西医治疗

1.冠心病合并血脂异常的治疗原则

（1）冠心病患者降脂达标应为LDL-C＜2.59mmol/L。血清甘油三酯的理想水平是＜1.70mmol/L，HDL-C≥1.04mmol/L。而重度高甘油三酯血症（≥5.65mmol/L），为防止急性胰腺炎的发生，首先应积极降低TG。

（2）全部NSTE-ACS患者，均建议予他汀类药物治疗（无禁忌证时），无论胆固醇水平多高，入院后早期（1～4日）即开始应用，LDL的目标水平＜2.59mmol/L（＜100mg/dL）。

建议强化降脂治疗目标是LDL水平＜1.8mmol/L（＜70mg/dL）。

（3）ACS患者包括血管重建治疗的患者，出院后应坚持口服他汀类降脂药物和控制饮食，低密度脂蛋白胆固醇（LDL-C）目标值＜2.59mmol/L（100mg/dL），高危患者可将LDL-C降至2.07mmol/L（80mg/dL）以下。

（4）高甘油三酯血症或低高密度脂蛋白血症的高危患者可考虑联合服用降低LDL-C药物和一种贝特类药物（非诺贝特）或烟酸。高危或中度高危者接受降LDL-C药物治疗时，治疗的强度应足以使LDL-C水平至少降低30%～40%。

2.药物治疗

目前临床上供选用的调脂药物可分为5类：他汀类、贝特类、烟酸类、胆酸螯合剂和胆固醇吸收抑制药。

① 他汀类　也称3羟基3甲基戊二酰辅酶A（3-hydroxy-3-methylglutaryl-coenzyme A，HMG-CoA）还原酶抑制药，可竞争性抑制细胞内胆固醇合成早期过程中限速酶的活性，继而上调细胞表面LDL受体，加速血浆LDL的分解代谢，此外还可抑制VLDL的合成。他汀类药物能显著降低TC、LDL-C和APO B，也降低TG水平和轻度升高HDL-C。他汀类还具有抗炎、保护血管内皮功能等作用，这些作用可能与冠心病事件减少有关。他汀类是当前防治高胆固醇血症和动脉粥样硬化性疾病非常重要的药物。

常用他汀类药物有：洛伐他汀（lovastatin）、辛伐他汀（simvastatin）、普伐他汀（pravastatin）、氟伐他汀（fluvastatin）和阿托伐他汀（atorvastatin）。他汀类药物使LDL-C降低18%～55%；HDL-C升高5%～15%；TG降低7%～30%。他汀类药物降低TC和LDL-C的作用虽与药物剂量有相关性，但不呈直线相关关系。当他汀类药物的剂量增大1倍时，其降低TC的幅度仅增加5%，降低LDL-C的幅度增加7%。使用他汀类药物应使LDL-C至少降低30%～40%，要达到这种降低幅度所需各类他汀类药物剂量不同，具体药物用量参加表4-14。

他汀类药物可引起肌病，包括肌痛、肌炎和横纹肌溶解。为了预防他汀类药物相关性肌病的发生，应十分注意可增加其发生危险的情况：高龄（尤其大于80岁）患者（女性多见）；体型瘦小、虚弱；多系统疾病（如慢性肾功能不全，尤其由糖尿病引起的慢性肾功能不全）；合用多种药物；围手术期；合用下列特殊的药物或饮食，如贝特类（尤其是吉非贝齐）、烟酸（罕见）、环孢霉

表4-14　现有他汀类药物降低LDL-C水平30%～40%所需剂量（标准剂量）[①]

药物	剂量/（mg/日）	LDL-C 降低/%
阿托伐他汀	10[②]	39
洛伐他汀	40	31
普伐他汀	40	34
辛伐他汀	20～40	35～41
氟伐他汀	40～80	25～35
罗伐他汀（瑞舒伐他汀）	5～10	39～45

① 估计LDL-C降低数据来自各药说明书。

② 从标准剂量起剂量每增加1倍，LDL-C水平下降约6%。

素、吡咯类抗真菌药、红霉素、克拉霉素、HIV蛋白酶抑制药、奈法唑酮（抗抑郁药）、维拉帕米、胺碘酮和大量西柚汁及酗酒（肌病的非独立易患因素）；剂量过大。

在启用他汀类药物时，要检测肝转氨酶［丙氨酸氨基转移酶（ALT）、天门冬氨酸氨基转移酶（AST）］和肌酸激酶（CK），治疗期间定期监测复查。轻度的转氨酶升高［少于3×ULN（表示酶学指标的正常上限升高倍数）］并不看作是治疗的禁忌证。无症状的轻度CK升高常见。

② 贝特类　亦称苯氧芳酸类药物，此类药物通过激活过氧化物酶增生体活化受体α（PPARα），刺激脂蛋白脂酶（LPL）、APO A-Ⅰ和APO A-Ⅱ基因的表达，以及抑制APO C-Ⅲ基因的表达，增强LPL的脂解活性，有利于去除血液循环中富含TG的脂蛋白，降低血浆TG和提高HDL-C水平，促进胆固醇的逆向转运，并使LDL亚型由小而密颗粒向大而疏松颗粒转变。

临床上可供选择的贝特类药物有：非诺贝特0.1g，每日3次；微粒化胶囊0.2g，每日1次；苯扎贝特0.2g，每日3次；吉非贝齐0.6g，每日2次。贝特类药物平均可使TC降低6%～15%，LDL-C降低5%～20%，TG降低20%～50%，HDL-C升高10%～20%。其适应证为高甘油三酯血症或以TG升高为主的混合型高脂血症和低高密度脂蛋白血症。

此类药物的常见不良反应为消化不良、胆石症等，也可引起肝脏血清酶升高和肌病。绝对禁忌证为严重的肝肾疾病。吉非贝齐（吉非罗齐）虽有明显的调脂疗效，但安全性不如其他贝特类药物。由于贝特类单用或与他汀类合用时也可发生肌病，因此，应用贝特类药时也必须监测肝功能与肌酶。

③ 烟酸类　烟酸属B族维生素，当用量超过作为维生素作用的剂量时，可有明显的降脂作用。烟酸的降脂作用机制尚不十分明确，可能与抑制脂肪

组织中的脂解和减少肝脏中VLDL合成与分泌有关。已知烟酸可能增加APO A-Ⅰ和APO A-Ⅱ的合成。

烟酸有速释剂和缓释剂两种剂型。速释剂不良反应明显，一般难以耐受，现多已不用。缓释型烟酸片不良反应明显减轻，较易耐受。轻中度糖尿病患者长期服用，也未见明显不利作用。烟酸缓释片常用量为1～2g，每日1次。一般临床上建议，开始用量为0.375～0.5g，睡前服用；4周后增量至每日1g，逐渐增至最大剂量每日2g。烟酸可使TC降低5%～20%，LDL-C降低5%～25%，TG降低20%～50%，HDL-C升高15%～35%。适用于高甘油三酯血症，低高密度脂蛋白血症或以TG升高为主的混合型高脂血症。

烟酸的常见不良反应有颜面潮红、高血糖、高尿酸（或痛风）、上消化道不适等。这类药物的绝对禁忌证为慢性肝病和严重痛风；相对禁忌证为溃疡病、肝毒性和高尿酸血症。缓释型制剂的不良反应轻，易耐受。

④ 胆酸螯合剂　主要为碱性阴离子交换树脂，在肠道内能与胆酸呈不可逆结合，因而阻碍胆酸的肠肝循环，促进胆酸随大便排出体外，阻断胆汁酸中胆固醇的重吸收。通过反馈机制刺激肝细胞膜表面的LDL受体，加速清除血液中的LDL，结果使血清LDL-C水平降低。

常用的胆酸螯合剂有考来烯胺（每日4～16g，分3次服用），考来替泊（每日5～20g，分3次服用）。胆酸螯合剂可使TC降低15%～20%，LDL-C降低15%～30%；HDL-C升高3%～5%；对TG无降低作用甚或稍有升高。临床试验证实这类药物能降低主要冠状动脉事件发生率和冠心病死亡率。

胆酸螯合剂常见不良反应有胃肠不适、便秘、影响某些药物的吸收。此类药物的绝对禁忌证为异常β脂蛋白血症和TG＞4.52mmol/L；相对禁忌证为TG＞2.26mmol/L。

⑤ 胆固醇吸收抑制药　胆固醇吸收抑制药依泽替米贝（依折麦布）（ezetimibe）口服后被迅速吸收，且广泛的结合成依折麦布-葡萄糖苷酸，作用于小肠细胞的刷状缘，有效地抑制胆固醇和植物固醇的吸收。由于减少胆固醇向肝脏的释放，促进肝脏LDL受体的合成，又加速LDL的代谢。

常用剂量为每日10mg，使LDL-C约降低18%，与他汀类合用对LDL-C、HDL-C和TG的作用进一步增强，未见有临床意义的药物间药代动力学的相互作用，安全性和耐受性良好。最常见的不良反应为头痛和恶心，ALT、AST和CK升高超过3倍以上的情况仅见于极少数患者。考来烯胺可使此药的曲线下面积增大55%，故二者不宜同时服用，必须合用时必须在服考来烯胺前2h或后4h服此药。环孢素可增高此药的血药浓度。

3.药物选择

（1）LDL-C作为首要治疗目标　要达到防治缺血性心脑血管疾病的目的，首先要考虑降低LDL-C。LDL-C目标水平依心血管疾病危险程度而定。①糖尿病伴心血管病患者为极高危状态，对此类患者不论基线LDL-C水平如何，均提倡采用他汀类治疗，将LDL-C降至2.07mmol/L以下或较基线状态降低30%～40%。②大多数糖尿病患者即使无明确的冠心病，也应视为高危状态，流行病学研究和临床试验显示，这些患者心血管事件的危险大致相当于有确立心血管病而无糖尿病者，这两类患者均得益于降LDL-C治疗，治疗目标为LDL-C＜2.59mmol/L。治疗首选他汀类药物。③无心血管病的糖尿病患者其基线LDL-C＜2.59mmol/L时，是否启用降LDL-C药必须结合临床判断。

（2）高甘油三酯血症作为治疗目标　①血清TG水平临界升高在1.70～2.25mmol/L时，治疗措施是：非药物治疗，包括治疗性饮食、减轻体重、减少饮酒、戒烈性酒等。②如血清TG水平在2.26～5.65mmol/L时，可应用贝特类药物。

（3）低高密度脂蛋白作为治疗目标　HDL-C低于1.04mmol/L是冠心病的独立预测因素。HDL-C低的患者如果LDL-C水平较高，治疗的首要目标是降LDL-C。LDL-C达标后，下一个目标是纠正低HDL-C。改变生活方式治疗（TLC）未能达标时加用药物治疗，选用贝特类或烟酸类。研究证明，对于HDL-C低、LDL-C不甚高的患者，给予贝特类药物治疗有益，对此类患者推荐用贝特类药物。烟酸缓释制剂能较好地升高HDL-C，可视情况选用。

四、生活调养

通过改变生活方式（低脂饮食、适量运动、戒烟限酒并防止用不健康的心理应付应激状态等）的综合治疗措施，使血清总胆固醇水平降低20%以上，低密度脂蛋白胆固醇水平降低35%左右。因此，对高脂血症的全面治疗，除饮食和药物治疗外，生活方式治疗同样具有很重要的作用。在高脂血症的生活方式治疗上，特别要注意以下几个方面的内容。

1.饮食调养及减肥治疗

肥胖是一种重要的营养相关性疾病，与高血脂、高血糖、高血压、高胰岛素血症、冠心病等疾病有密切关系，是这些疾病的主要危险因素。国内外流行病学和临床研究均已证明，超重或肥胖者在体重减轻后，血脂异常可以得到恢复，可以改善大部分与肥胖有关的症状及相关疾病。如果能减轻原体重的15%以上则更为理想，但要自觉地长期坚持，避免"反弹"。减肥不仅改善脂质代谢，也可有效地预防高血压、冠心病、糖尿病等疾病的发生和发展，对于提高人们的身体素质、增进身体健康、降低心脑血管的突发事件、减少死亡率等均具有十分重要的意义。

减肥治疗的方法：减肥治疗的方法很多，主要有饮食疗法、运动疗法、药物疗法、外科手术治疗、针灸疗法、按摩疗法、气功疗法、穴位疗法等。但值得注意的是减肥的最佳方式是饮食疗法和运动疗法，而饮食疗法是减肥治疗的基础，要将两者有机地结合起来，才能取得良好的效果。只有在此基础上不能达到减肥目的时，才考虑药物治疗等其他方法。

血脂异常患者的推荐食品如下。

（1）大豆　大豆及其制品中含有丰富的不饱和脂肪酸、维生素E和卵磷脂，三者均可降低血中的胆固醇。尤其重要的是，大豆及其制品中还含有大豆皂苷（如豆浆煮沸时浮起的那层泡沫状物质），这种物质能有效降低血脂，还具有减肥和预防动脉硬化的作用。但有尿毒症、肾功能不全的患者宜少吃或不吃。

（2）黄瓜　黄瓜中含有细纤维素，具有促进肠道腐败物质排泄和降低胆固醇的作用。另外，黄瓜中含有的丙醇二酸（propanol），可抑制糖类物质转化为脂肪，尤其适用于心血管病患者。

（3）大蒜　英国科学家研究发现新鲜大蒜能够大大降低血液中有害胆固醇的含量。大蒜粉剂制品可降低8％的胆固醇，而新鲜的大蒜或大蒜提取物则可降低胆固醇15％。大蒜的降脂效能与大蒜所含的物质——蒜素（allicin）有关。大蒜的这一有效成分有抗菌、抗肿瘤特性，能预防动脉粥样硬化、降低血糖和血脂等。实验发现将几滴蒜素滴入牛奶，牛奶中的胆固醇含量大为降低，北方人比南方人爱吃生蒜，患心脏病也相对少得多，这与大蒜有降低血中胆固醇及三酸甘油酯作用可能有一定的关系。

（4）洋葱　其降血脂效能与其所含的烯丙基二硫化物及少量硫胺素有关，这些物质属于配糖体，除降血脂外还可预防动脉粥样硬化，是防止心血管疾病的理想食物。

（5）牛奶　含有羧基、甲基戊二酸，能抑制人体内胆固醇合成酶的活性，从而抑制胆固醇的合成，降低血中胆固醇含量。此外，牛奶中含有较多的钙，也可降低人体对胆固醇的吸收。但血脂高的患者应服用低脂牛奶。

（6）生姜　生姜内含有一种类似水杨酸的有机化合物，对降血脂、降血压、防止血栓形成有很好的作用。

（7）药膳食疗方

① 好米醋、花生仁各适量。以好米醋浸泡花生仁，好米醋的用量以能浸

透花生仁为度。浸泡1周后即可食用，每日早晚各吃1次，每次2～4粒。适于高脂血症、冠心病患者食用。

② 双耳汤　银耳10g、黑木耳10g、冰糖5g。黑木耳、银耳用温水泡发，放入小碗中，加水、冰糖适量，置蒸锅中蒸1h。饮汤吃木耳。适于血管硬化、高血压、冠心病患者食用。

2.适当运动

运动能有效地改善人体脂质代谢，使血清胆固醇（TC）、甘油三酯（TG）、低密度脂蛋白（LDL）和极低密度脂蛋白（VLDL）含量降低，而使高密度脂蛋白（HDL）含量增高。此外，运动可使升高的血糖有一定程度的降低。短时间运动主要由肌肉提供葡萄糖，较长时间运动如1h以上，肌肉已不能满足供糖需要，则从肝脏中输出葡萄糖，减少肝糖的储存；运动能增强肌肉组织对胰岛素的敏感性，最终可使升高的血糖有所降低。高血糖和肥胖一样都易引起血脂异常，从这两方面看，运动有利于治疗血脂异常。因此，高脂血症患者加强运动锻炼是积极的防治措施，坚持长期、规则的健身运动不仅对血脂有明显的调节作用，也有利于提高机体素质，增强防病抗病的能力。

高脂血症患者进行运动时应掌握下列基本原则。

（1）运动强度　由于个人的体质和所患疾病不同，运动强度亦不可能一致。一般而言，运动时心率应达到个体最大心率的79%～85%，运动以有节奏、等张性及重复性活动为宜。如快走、慢跑、登山、游泳、跳绳、骑自行车等，训练者可以根据自身情况和兴趣来选择。对于单纯的高脂血症而无其他并发症者，应保持中等强度的运动量，即每日达到快走3～5km的运动量。如果运动后感觉头昏、心悸、气促、虚弱等，这说明运动量过大，应减少运动量。

（2）运动持续时间　达到上述心率要求后可维持20～30min。运动开始前应做5～10min的预备动作，使脉率缓慢地升至适当范围。运动终止前应有5～10min的减速期，使血液从四肢逐渐地返回心脏，避免出现心脏缺血或自主神经不平衡状态。每周可进行3～7次有规律的运动，且应持之以恒。

（3）运动时监测心率和脉率　由于每个人的基础心率不同，身体状况亦不同，运动训练前应首先测定个体能够达到的最大心率，以指导受训者，注意锻炼中保持心率在此水平以下，运动终止要即刻（几秒钟内）计心率或脉率，以便较准确地反映运动实际达到的心率。

此外，还应注意运动的环境，准备合适的鞋子等。运动要注意安全，运动量也要从小到大逐渐增加。

3.戒烟限酒

吸烟可以使血浆中TC、TG水平升高，HDL-C水平下降。并通过这种影响加速动脉粥样硬化、冠心病的发生和发展。首先，吸烟者的血浆胆固醇和LDL浓度常比不吸烟者高10％～15％，这种变化可能与吸烟者血液中一氧化碳血红蛋白浓度升高，而氧合血红蛋白浓度降低有关。同时，吸入的烟雾中含有大量的自由基和超氧阴离子，这些活跃的化学基团使LDL被修饰成氧化LDL，后者更容易导致动脉粥样硬化和冠心病。但研究发现，吸烟对血脂代谢的影响和作为冠心病的主要危险因素是可逆的。大量流行病学研究表明，停止吸烟后，这些脂蛋白代谢异常和对心血管系统的危害可以逐渐减少。停止吸烟1年以后，冠心病的危险度可降低50％。需特别指出的是，被动吸烟者血清HDL-C水平也下降，TC水平亦升高，对此应给予足够重视。因此，高脂血症患者必须戒烟。戒烟不仅有利于自己身心健康，同时也是对自己周围人群的一种保护。

少量饮酒有活血作用，可缓解动脉粥样硬化，但过量饮酒可产生轻中度VLDL增高和高甘油三酯血症，堆积在肝脏内形成脂肪肝。因此，不论存在高脂血症及相关疾病的患者，还是身体健康者，均应避免长期大量饮酒。

4.行为矫正、心理平衡

一时的情绪波动对血脂代谢有不利影响，当情绪恢复正常后，血脂代谢也会逐渐恢复。但如果长期存在不良情绪（如急躁、恐惧、抑郁、忧愁、焦虑、容易激动、容易愤怒等），血脂代谢长期处于不正常的状态，势必对身体造成伤害。

高脂血症患者可以选择健身或舞蹈来锻炼身体，这样能增加运动量，有效地消耗脂肪，降低血脂，又可以陶冶性情，使人心情愉快，有利于动脉粥样硬化斑块的消失和冠心病的防治。

钓鱼是一种消遣活动。在高脂血症、动脉硬化、冠心病和肥胖患者中，有许多是由于性格急躁导致的血脂升高。通过钓鱼，无形之中就会改善急不可耐的A型性格（具有较强的竞争性，做事缺乏耐性），又培养了少吃零食，按顿进餐的好习惯。

读书、写字、画画都必须凝神静气，心平气和，神意安稳，心神豁达，可以使人生活得更加洒脱，看问题更加透彻，修养更高。在我们中间，大学问家、大书法家、大画家因为高脂血症而患心脑血管病的人并不多，反而高寿者比比皆是，充分说明了这个道理。

音乐对于高脂血症也有辅助治疗作用。选择一个速度中等或略慢、平静、舒畅、安逸的音乐可以使人心旷神怡、心静气平、呼吸均匀，从而使各种功能恢复正常。

第六节　冠心病合并肾功能衰竭

慢性肾功能衰竭（chronic renal failure，CRF），简称慢性肾衰，是由多种肾脏疾病引起的肾功能减退，导致肌酐等代谢产物在体内潴留、水电解质及酸碱平衡失调，呈现全身多系统病变的一个临床综合征，是肾脏及与肾脏有关疾病的最终归宿，预后严重，是威胁人类健康和生命的重要疾病之一。我国每年约有13万人发生慢性肾衰。

冠心病常因合并高血压、糖尿病加速肾动脉硬化而出现慢性肾功能衰竭。而慢性肾衰患者具有很高的冠心病发生率，以往研究发现，在慢性肾功能减退的各个阶段中，心血管疾病均是患者死亡的首要原因。

慢性肾衰根据其临床表现，辨证属于中医学的"关格"、"肾劳"、"癃闭"、"溺毒"等病证的范畴。

一、病因病机

（一）中医病因病机

慢性肾衰病位在肾，因劳伤肾气、日久不愈，致使肾分清泌浊的功能失调，使湿浊毒邪不能外出，潴留体内而变生诸症。

脾肾虚损为本病之主因。在其发病机制中以脾肾虚衰、浊毒潴留为关键。肾阳虚衰，土失温煦，则脾阳亦伤；脾阳虚衰，脾失健运，化源不足，肾失濡养，也可引起肾气不足。肾阳虚衰最后导致脾肾气虚或脾肾阳虚，以致水湿不运，浊毒壅滞，气机逆乱，危象丛生；或肾水不足，水不涵木，肝肾阴虚，虚风内动；或阳虚日久，阳损及阴，阴阳俱虚，最后导致阴阳离决。在慢性肾衰的全过程中，自始至终都贯穿着湿邪为患，湿浊阻滞，气机不畅，血运受阻而瘀滞，况久病又加重其血瘀；湿郁化热，湿热蕴结，化为浊毒，伤及脏腑，耗损气血。

总之，慢性肾衰属于正虚邪实证，正虚指脏腑气血虚弱，尤以脾肾虚衰为主，邪实指湿浊邪毒壅阻。早期多表现为虚证，或虽兼浊邪但不严重，到了慢性肾衰后期，多是虚实夹杂，脾肾更亏，浊邪壅盛，邪正相比，邪实常较为突出。

（二）西医发病机制

1.慢性肾衰常伴发冠心病的原因

（1）血脂异常　肾移植后胆固醇、甘油三酯异常升高，中间状态脂蛋白升高。

（2）血栓前因子异常　如纤维蛋白原、同型半胱氨酸、Lp（a）等。

（3）高血压、糖尿病等基础病变，血管炎性病变〔系统性红斑狼疮（SLE）、韦格肉芽肿等〕。

（4）尿毒症"微炎症状态"　这种低级别非细菌性炎症反应及营养不良等，可加速动脉硬化，用ACEI、他汀类降脂药减轻炎症反应，降低CPR（C-reative protein，C-反应蛋白），可减缓动脉硬化发展速度，可视为佐证。

（5）钙磷代谢紊乱　病理研究发现，尿毒症患者冠脉病变的特点是多支广泛病变，中膜增厚，钙化斑明显，血管管腔面积缩小，这种动脉硬化斑块的广泛钙化，与尿毒症患者活性维生素D_3缺乏、甲状旁腺激素（PTH）异常、钙磷代谢紊乱所致异位钙化有关。

2.慢性肾功能衰竭的病因

有原发性肾脏病和继发性肾脏病两大类。继发性肾脏病中，常见于高血压肾病、糖尿病肾病、痛风性肾病、狼疮性肾炎、多发性骨髓瘤、梗阻性肾病以及慢性药源性肾损害等原因。但也有一部分患者，没有慢性疾病史，而以慢性肾功能衰竭的晚期症状作为初诊时的主诉。个别情况下，慢性肾衰可由急性肾衰转变而来。

3.慢性肾功能衰竭的发病机制

各种病因导致的肾脏疾病，引起肾脏损害以后，肾功能均呈进行性恶化，当肾实质减少时，健存肾小球血流动力学改变，其高灌注、高滤过状态使肾小球硬化不断增加，肾单位损伤进一步加重。肾功能的损害，除肾小球本身外，与肾小管损伤和间质纤维化密切相关。近年研究发现，某些血管活性物质，如生长因子、细胞因子等在慢性肾功能衰竭的病理过程中起着重要作用。脂质代谢紊乱亦可促进肾小球系膜损伤和基质增多，从而导致肾小球纤维化。尿毒症时，体内有200种以上有毒物质，是构成尿毒症症状和机体损害的原因之一。这些物质有尿素、胍类、酚类与胺类等。某些营养素及激素的缺乏，如水溶性维生素、微量元素锌、蛋白质、1,25-二羟维生素D_3、促红细胞生成素等，也是导致尿毒症某些症状的重要原因之一。

4.慢性肾衰肾脏病理表现

可见肾脏的体积大都萎缩，经过长时间血液透析者更为明显，据研究开始透析的患者，前三年肾脏仍继续萎缩，但是有些长期透析的患者，由于产生肾囊肿，肾脏体积反见增大。肾小球均硬化，肾小管萎缩，有时可见小管扩张，甚至形成囊样，动脉内皮可见增厚。

二、临床表现

（一）症状、体征

1.冠心病合并慢性肾衰的特点

很多冠心病患者甚至冠脉病变很严重者，临床症状很轻或无心绞痛。分析无症状的原因可能与尿毒症自主神经受损、习惯于静坐方式或吸烟、饮酒等有关。有部分患者，仅表现为气短症状，却提示有明显心肌缺血改变即心绞痛发作，但必须与贫血、左室收缩舒张功能异常、体液负荷过重、全身酸中毒、心律失常、透析中低血压等情况相鉴别。慢性肾衰患者透析时常有心绞痛发作，发生原因可能有：贫血；心肌内小动脉病变；血管舒张储备下降；血管内皮调节因子异常；心脏自律性异常；心肌供、耗氧不平衡。

2.慢性肾衰临床表现

定义：肾损害（肾脏结构或功能异常）≥3个月，伴有或不伴有肾小球滤过率（GFR）的降低，表现为下列异常之一：

① 有病理学检查异常；

② 有肾损害的指标，包括血、尿常规检查异常，或影像学检查异常；

③ GFR＜60ml/（min·1.73m²）≥3个月，有或无肾损害。

（1）水、电解质失衡　慢性肾衰患者常有夜尿、多尿或多饮。过多饮水，易出现水潴留。当患者有呕吐、腹泻、发热等情况时，不注意补充水分，容易出现脱水；由于肾脏功能紊乱，可出现高钠血症或低钠血症、高钾血症或低钾血症；随着肾单位大量被破坏，血磷水平升高，血钙水平下降，并且可以出现高镁血症，表现为乏力、皮肤潮红、灼热等。

（2）酸碱平衡失调　慢性肾衰逐步发展，肾脏排出酸性产物的能力下降，造成酸性物质在体内的蓄积，则发生代谢性酸中毒。严重酸中毒（尤其pH＜7.2时）常继发于合并感染、严重胃肠道功能紊乱或失水、不能进食等情况。

（3）消化系统表现　食欲减退、厌食、恶心呕吐是慢性肾功能衰竭常见的消化系统症状，有时又是其首发症状。患者口中可有尿味；口腔黏膜炎症常见，可累及食管；胃和十二指肠炎也十分常见，部分患者有胃或十二指肠溃疡。

（4）血液系统表现　当血清肌酐（SCr）高于300μmol/L时，绝大多数患者均出现贫血，多囊肾肾衰和高血压肾动脉硬化之肾衰患者的贫血程度相对较轻。肾衰贫血的症状较其他种类贫血轻。中性白细胞计数一般正常，白细胞的趋化反应降低，常有淋巴细胞减少，从而导致发生感染的危险增加，免疫力下降。慢性肾功能衰竭患者常有出血倾向，多表现为鼻衄、齿龈出血、皮肤瘀斑、紫癜、胃肠道出血等。

（5）心血管系统表现　慢性肾功能衰竭患者高血压十分常见，可为原有高血压的持续或恶化，也可在肾衰过程中发生。高血压可使肾功能进一步减退，肾功能减退又可使血压继续升高。长期血压升高可导致心室肥厚、心脏扩大、心律紊乱，并且出现心功能不全。晚期患者可发生尿毒症性心包炎、心肌病。慢性肾功能衰竭时，冠心病和缺血性心脏病发生率增高。

（6）精神神经系统表现　慢性肾功能衰竭早期多有乏力、头昏、记忆力减退、失眠、四肢麻木等症状。晚期可出现尿毒症脑病，表现为嗜睡、谵妄、昏迷、抽搐或癫痫发作。

（7）呼吸系统表现　部分患者可发生尿毒症性肺炎、胸膜炎、胸腔积液及肺钙化。

（8）其他　慢性肾衰时，可由于维生素D缺乏，甲状旁腺功能亢进和铝负荷过重导致肾性骨病，患者表现为骨痛、自发性骨折，还常有皮肤瘙痒、脱屑、溃疡等软组织坏死临床表现。有些患者出现类似甲状腺功能减退症状，体温偏低，对寒冷耐受力差。慢性肾衰常有不同程度的脂质、蛋白质及氨基酸代谢紊乱，常表现为高甘油三酯血症、负氮平衡和绝大部分必需氨基酸的血清水平降低。

（二）辅助检查

1.心电图检查

（1）大多数尿毒症患者静息心电图有改变，如心动过速与过缓、左室肥厚、宽QRS波群、慢性缺血性ST-T改变等，原因与心肌肥厚、尿毒症时容量及透析过程中离子浓度变化有关。

（2）动态心电图　对尿毒症患者的诊断意义，现基本无完整研究资料，有报道提示透析中、透析后无症状性心肌缺血发作的发生率高，但尚不能除外单纯由离子浓度变化所致。

（3）心电图运动试验的应用极其有限：①大部分患者已有心电图改变；②患者运动耐量受限；③因自主神经受损使得80%以上的患者达不到目标心

率，最终导致运动试验的标准不一致，意义受限。

2.血常规检查

贫血明显，为正细胞性贫血。白细胞改变较少，酸中毒和感染可使白细胞数增加。血小板计数偏低或正常，但功能降低，红细胞沉降率常因贫血和低蛋白血症加快。

3.尿常规检查及尿微量白蛋白检查

尿蛋白多为+～+++。正常24h尿蛋白总量为100mg，若高于150mg称为蛋白尿。尿沉渣检查可见数量不等的红细胞、白细胞、上皮细胞和颗粒管型。如发现粗而短、均质性、边缘有裂口的蜡样管型对肾衰有诊断意义。尿渗透压降低，尿比重降低为等张尿（尿比重固定在1.010左右）。尿微量白蛋白检查有助于肾功能改变的早期检查。尿常规阴性，并不代表肾功能没有受到损伤，如晚期肾衰、终末期肾衰，均可出现尿常规阴性，因肾小球滤过功能严重受损所致。

4.肾功能检查

（1）内生肌酐清除率的测定　血肌酐的正常值是43～106μmol/L，肌酐与肾小球滤过率之间呈平方双曲线，即肾小球滤过率在损失70%以下时，血肌酐可在正常范围内，而在损伤70%以上，血肌酐就会迅速升高，升高与受损程度呈正比。

内生肌酐清除率（CCr）测定可反映肾小球滤过率，一般肌酐浓度在13.6μmol/L（1.5mg/dL）以下时清除率大多正常。内生肌酐清除率其正常值为80～120ml/min。如测定值为50～70ml/min，则为肾功能轻度下降；30～50ml/min为中度下降；小于30ml/min为重度下降；5～10ml/min为晚期肾衰；0～5ml/min则为终末期肾衰。

血肌酐结合患者的年龄和体重等因素是评价肾小球功能的最准确指标，基本上不受饮食、高代谢等肾外因素的影响。尿素氮常受很多因素的影响，故不能以此评价肾功能。如进食高蛋白食物——肉、鱼、蛋等或高热、败血症、胃肠道出血等均可使尿素氮升高。

（2）临床慢性肾功能损害分期

第一期（肾功能不全代偿期）：肾小球滤过率（GFR）为51～80ml/（min·1.73m^2）、血清肌酐值为133～177μmol/L（1.5～2.0mg/dL）。此期无临床症状。

第二期（肾功能不全失代偿期）：GFR为20～50ml/（min·1.73m^2），血

清肌酐值为177～443μmol/L（2.0～5.0mg/dL）。BUN上升，超过7.1mmol/L（20mg/dL），临床出现为乏力、轻度贫血、食欲减退等症状。此期亦称氮质血症期。

第三期（肾功能衰竭期）：GFR 10～19ml/（min·1.73m^2），血清肌酐值为443～707μmol/L（5.0～8.0mg/dL）。BUN上升至17.9～28.6mmol/L（50～80mg/dL）。患者出现贫血、代谢性酸中毒、钙磷代谢紊乱、水电解质紊乱等。

第四期（尿毒症期）：GFR＜10ml/（min·1.73m^2），血清肌酐＞707μmol/L（8mg/dL）。尿素氮（BUN）在28.6mmol/L（80mg/dL）以上，酸中毒症状明显，全身各系统症状严重。

（3）酚红排泄试验　一般以注射酚红后15min排泄量在25%以上，2h为50%～80%为正常，随病情严重而下降。

（4）浓缩稀释实验　反映远曲小管及集合管功能，实验较敏感，浓缩较稀释更有意义。肾衰时尿比重变异范围缩小，严重时固定在1.010～1.012，目前常用一昼夜每3h比重测定法，一般尿比重达1.020以上，表示肾功能基本正常。

（5）位相差镜检尿红细胞形态　在相差显微镜下，尿红细胞表现为正常型和异常型（包括棘形、面包圈形、不规则形等）两种。当所有红细胞形态均正常，称为均一型，表明血尿为非肾小球源性，可能为输尿管、膀胱出血。当异形红细胞比率＞70%，表明血尿为肾小球源性，应进一步明确病因。

（6）血清总补体（CH$_{50}$）、C3、纤维蛋白降解产物测定　有助于了解肾病情况，对自身免疫性疾病诊断有价值。

（7）肾活检　肾活检是创伤性检查，但在肾病诊断中，它有着不可替代的作用。

5.放射性核素肾图，肾脏扫描

对分侧肾排泄功能测定和肾肿瘤，肾梗死，尿路梗阻有价值。

6.肾脏影像检查

X线腹部平片或肾脏B超检查示肾影缩小；CT可提示肾脏形态、大小、厚度、位置，以及是否发现肾盂积水、结石、肿瘤等。

7.血生化检查

血浆蛋白降低，总蛋白量常在60g/L以下，其中白蛋白的减少常更明显，多低于30g/L。血钙偏低，常在2mmol/L（8mg/dL）左右，血磷多高于1.6mmol/L（5mg/dL）。血钾、血钠随病情而变化。

三、治疗

（一）中医治疗

1.中药内治

（1）辨证论治

① 肾功能不全代偿期　此期可能症状不明显，多半于体检查出有蛋白尿、高血压等，根据中医学"有其内，而必形于外"的理论，此期患者多有肾损于内而必然呈现出脾肾亏虚的临床表现。

· 肾阴亏虚

【证候特点】腰膝酸软，疲乏无力，不耐劳作，夜尿频多，口渴引饮，舌质红，舌体瘦而干，少苔，脉沉细或细数。

【治法】滋阴固肾。

【代表方剂】六味地黄汤加减——熟地黄20g，山茱萸（制）10g，牡丹皮10g，山药10g，茯苓15g，泽泻10g，丹参30g，女贞子15g。

【临床加减】纳差、脘腹胀满、消瘦，见脾虚证者加陈皮、半夏、木香、砂仁；阴虚火旺、五心烦热、骨蒸潮热、遗精失眠盗汗者，可加知母、黄柏；尿多而混浊者，可酌加益智、桑螵蛸、五味子；遗精可加芡实、金樱子；失眠可加首乌藤（夜交藤）、酸枣仁；盗汗可加糯稻根、麻黄根；头晕耳鸣者，可改用杞菊地黄丸；体虚易感者，可加服玉屏风散。

② 肾功能不全失代偿期　由于慢性肾衰患者肾气衰惫，气化二便失司，遂致湿浊内停，上干脾胃，从而影响胃纳脾运和升清降浊的功能，脾胃的衰败不仅影响到水谷精微的化生，加重低蛋白血症，导致负氮平衡，降低机体的抵抗力，易受外邪的侵袭，同时将进一步加剧贫血。由于肾气虚衰，肾元亏损，蒸腾气化功能减弱，夜晚属阴，阳气不足，故而夜尿频多而清长；肾元虚损而主骨生髓能力衰退，精血不能互生，亦为贫血的重要因素；肾气衰惫，分清泌浊功能低下，湿浊久蕴，化为湿热，甚则成为溺毒。

a.脾阳虚衰，水湿内停

【证候特点】身肿，腰以下为甚，按之凹陷不易恢复，小便短少，舌淡苔白腻或水滑，脉沉缓。

【治法】温运脾阳，以利水湿。

【代表方剂】实脾饮——干姜6g，附子6g，白术12g，茯苓25g，泽泻25g，大腹皮15g，木香6g，川厚朴6g，槟榔12g，黄芪15g，桂枝6g，甘草6g。

【临床加减】气虚甚者，加人参、升麻；小便不利症状突出者加车前子、益母草、石韦、土茯苓。

b.脾肾阳虚，湿浊溺毒

【证候特点】体倦乏力，气短懒言，面色白，纳少腹胀，腰酸腿软，口淡不渴，大便不实，夜尿清长，甚则畏寒肢凉，腰部发冷，舌淡有齿痕，脉象沉弱。

【治法】温阳泄浊。

【代表方剂】温脾汤——生大黄6g，人参15g，熟附子9g，炮姜10g，甘草6g。

【临床加减】血瘀者，加丹参、赤芍、益母草；恶心呕吐严重者，可合用连苏饮（黄连、紫苏叶）；脘腹胀满重者，可加枳实、陈皮、木香、砂仁；水肿者，合防己黄芪汤，重则合真武汤。

③肾功能衰竭期　中医认为脾胃同居中焦，为气机升降之枢纽；慢性肾衰时脾肾衰败，三焦气化失司，饮食不能生津液化为精微，反而转为湿浊，水湿潴留，蕴结中焦，气机受阻，枢机不利，升降失调，当升者不升，当降者不降，瘀滞于中，尿毒壅胃，可出现脾胃升降失常的多种症状。由于脾主运化功能紊乱，肾司气化水液功能不足，可出现水湿瘀积或尿液频多；先天亏损，后天衰退，气血无以化生，则贫血日重；溺毒四窜，上干心肺，则见心悸、胸闷、气喘等症，甚则变证丛生。此期重在治标，标邪已去大半，方可进补，而祛邪之时亦应少佐扶正之品。

a.湿热中阻

【证候特点】纳差，恶心呕吐，口苦口干欲饮，心烦失眠，大便秘结，或大便不畅，舌质淡红或舌尖红，苔黄腻，脉弦。

【治法】清化湿热，和胃止呕。

【代表方剂】黄连温胆汤加味——黄连10g，竹茹10g，陈皮15g，姜半夏10g，枳壳12g，茯苓15g，紫苏叶10g，制大黄3g。

【临床加减】大便稀溏者，去制大黄，加炒白术、山药；水肿、尿少者加车前子、猪苓。

b.脾肾阳虚

【证候特点】面色苍白，全身乏力，腰酸腰痛，畏寒肢凉，大便偏溏，或大便干结，小便清长，舌淡，脉沉弱。

【治法】补益脾肾。

【代表方剂】补中益气汤加减——党参15g，黄芪15g，白术10g，茯苓10g，炙甘草6g，陈皮10g，柴胡10g，升麻10g，杜仲15g，淫羊藿（仙灵脾）10g，巴戟天10g。

【临床加减】大便干结者，加大黄；纳食不香者，加砂仁、鸡内金；瘀血重者，可加丹参、赤芍、泽兰、桃仁、牛膝；头晕头痛者，加决明子、天麻、钩藤、龙骨、牡蛎；水肿严重者，加车前子、白茅根、大腹皮等。

④ 尿毒症期　由于肾元虚极、气化无权，二便失司，代谢产物潴留体内，浊阴积蓄成毒，气化严重障碍，浊邪水毒上犯脾胃，升降悖逆，浊毒四窜，泛溢肌肤则瘙痒；其蒙蔽心窍，神明失用；或入营动血，引动肝风；或上凌心肺，气血瘀阻；或下失气化，膀胱闭癃；从而显示出种种危重征象。值得一提的是，不少慢性肾衰患者并未达到尿毒症终末期，而是由于种种原因加剧或恶化了原来的病情，使病情指标达到了尿毒症阶段，但经过适当的治疗，患者仍可恢复到原来的状态，不可误认为已进入终末期尿毒症。

· 肾阳衰惫

【证候特点】小便不通或点滴不畅，排出无力，畏寒肢冷，面色白，神疲气弱，腰膝酸软无力，舌质淡，苔白，脉沉细而尺弱。

【治法】温阳益气，补肾利尿。

【代表方剂】济生肾气丸——熟地黄20g，山茱萸（制）10g，牡丹皮15g，山药10g，茯苓20g，泽泻10g，肉桂10g，附子（制）10g，牛膝15g，车前子10g。

【临床加减】形神委顿，腰膝酸痛者，可用香茸丸；小便量少，甚至无尿，呕吐，烦躁，神昏者，用千金温脾汤合吴茱萸汤。

（2）慢性肾衰时，肾之升降开合失常，精微不摄而漏出，水浊不泄而潴留，浊阴瘀滞，病理产物遂成致病因素，脏腑受害与浊阴弥漫互为因果，形成恶性循环，因此，其治疗应注重以下几个环节。

① 祛湿化痰泄浊邪　饮食入胃，如脾胃运化失健，肾司开合无能，升降出入失常，则饮食不化精微，转为水湿，凝聚成痰，瘀滞成浊，故治疗应祛湿化痰泄浊，常选用半夏、陈皮、茯苓、淡竹茹等。其中半夏燥湿化痰和中，配合陈皮理气化痰，气顺则痰化，茯苓化湿健脾，湿去则痰消，淡竹茹清热化痰和胃。若痰浊上扰心神，蒙蔽清窍，患者出现嗜睡、意识蒙眬等症时，则配合菖蒲、远志、郁金之类化痰浊而宣清窍。实践体会，祛湿化痰泄浊方药，配入理气之品每有相得益彰之妙，因理气之品能使气机宣畅，三焦通调，从而协同他药起泄浊之功。唯本病患者正气已亏，理气不宜过于香燥猛烈，除陈皮外，可酌情选用枳壳、佛手、香橼之类。

② 清热解毒治标实　湿浊不得正常排泄，瘀滞体内，久则易从热化，酿成邪毒，湿热与邪毒胶着，缠绵迁延，难分难解，且久病体虚，常易重感外邪，邪气入里化热，也急当清解，故清热解毒也是泄浊之常法。否则，邪气越来越盛，致病势急转直下，造成危候。对这种证候常选用黄连、六月雪、土茯

苓、金银花、连翘等。其中黄连清热解毒又能化湿止呕，若兼恶心呕吐，口气臭秽之时用之甚为合拍。六月雪、土茯苓有清热解毒、化湿降浊之功。

③ 活血化瘀通络　慢性肾衰病情缠绵，久病入络，久虚必瘀，不论气虚运血无力致瘀；阴虚灼血为瘀，总使肾络瘀阻而络伤，络伤血溢故尿血，故多种肾脏疾病如肾小球肾炎、肾盂肾炎、糖尿病肾病在发展到慢性肾衰之前即有镜下血尿或肉眼血尿，既出血必有凝止，离经之血便是瘀，此亦络伤血瘀之谓。既有瘀血，必用活血化瘀。现代医学所指肾脏疾病中肾小球弥漫性增生、纤维化改变、肾盂肾盏的炎性增生、瘢痕狭窄、肾实质纤维增生也需活血化瘀以治之，在治疗慢性肾衰时，常可加入丹参、赤芍、川芎、川牛膝、当归等活血化瘀药。

④ 通腑导浊求出路　慢性肾衰因肾气日衰，胃气趋败，脾失升清降浊，肾失化气布津，水液无主，泛滥无治，蕴藏于脏腑、肌肤而为浊。因肾失开阖，不能藏精泄浊，失于泄浊则肌酐、尿素氮等浊邪难除而堆积，浊邪犯中则恶心、吐逆；浊邪泛滥肌肤则见水肿。因此，泄浊为当务之急，泄浊当以通腑为法。通州都（膀胱）之腑利湿泄浊，使浊邪从小便而去，多用淡渗利湿、清热解毒药，如薏苡仁、茯苓、泽泻、益母草等。通大肠清泄肠腑，使浊邪从大便而出，首选大黄，因其性味苦寒，为"气味重浊，直降下行，走而不守"之品，据现代药理研究，大黄的清热解毒、泻下作用能使血中氮质潴留得以改善，但慢性肾衰胃气趋败，存得一分胃气便得一分生机，而泄浊非一日之功，生大黄之苦寒清热解毒、泻下作用，久用易损脾伐胃，且生大黄多使患者腹痛不适，故降泄肾浊，多用制大黄，其用量以不伤胃气为度，使大便稀而不水泻，每日解大便以两次为宜，多用制大黄 5～15g 取效，偶有无效者，方用生大黄。在泄浊的同时，多加入太子参、黄芪、茯苓、白术、鸡内金等益气健脾消食药以时时顾护胃气，以防泄浊而损伤脾胃。

⑤ 益肾健脾固根本　肾为先天之本，为人体元阴元阳之所在；肾为水脏，具有主持水液的功能，肾阳的气化是全身水液代谢的原动力，也是人体代谢产物排出体外的必经之道。脾为后天之本，气血生化之源，主运化、升清、统摄，为水液代谢的枢纽。因此，如果肾阳的气化功能失常，就会影响水液代谢和分清泌浊的正常进行，导致湿浊内留，清浊相混，乃至化热生毒，生风动血，痰热内生，浊瘀互结，蒙神闭窍，伤害五脏，出现慢性肾衰一系列临床症状。因此，慢性肾衰的治疗要强化脾肾功能，常用健脾益气、和胃降逆之品，可选用香砂六君子汤、黄连温胆汤加减，药如太子参、白术、茯苓、山药、薏苡仁等平补之品以健脾益气，无温燥伤阴或滋腻伤阳之弊。常配合鸡内金、广

木香、砂仁、陈皮等以助脾胃运化。在临床上应遵循"善补阳者必于阴中求阳，则阳得阴助而生化无穷"之原则，在滋肾阴的同时兼顾肾阳，在药选菟丝子、巴戟天等，且菟丝子、巴戟天能双补脾肾之阳气，温而不燥，有温养脾肾以生"少火"之功，应慎用肉桂、附子、党参等温燥之品，以免伤阴助热。

⑥ 大黄在慢性肾衰中的应用　已受到国内外专家学者的高度重视，大黄可改善慢性肾衰的氮代谢，主要从蛋白质氨基酸代谢产物蓄积、氨基酸比例失调、负氮平衡三方面纠正其异常；而对残存肾单位的保护作用，主要是干扰肾脏中前列腺素的合成及抑制系膜细胞的生长，并能纠正肾衰时的钙、磷代谢异常，防止肾组织弥漫性钙化，从而达到延缓病变肾单位进展的作用。大量的研究揭示大黄具有"破癥瘕积聚，留饮宿食，荡涤肠胃，推陈致新，通利水谷，调中化食，安和五脏"双重调节、攻补兼施的功效，因此不同时期应用好大黄治疗慢性肾衰具有重要的意义。

⑦ 从现代医学的客观指标来看　湿热内蕴、热伤血络、瘀血内阻的慢性肾衰患者，现代医学检测发现有血液流变学的异常改变、血小板凝集功能增高等。活血化瘀中药具有降低全血黏度、血浆黏度和纤维蛋白原的作用，能改善血液高凝状态，促进微循环，消除水肿，有利于变性肾细胞的逆转和残存细胞的修复，这些药理作用正好与中医学"血不利则为水"的理论相吻合。

（3）单方验方

① 丹参黄芪汤

【组成】丹参30g，黄芪30g，石韦30g，益母草30g。

【用法】水煎服，每日1剂。

【适应证】治肾病综合征。（于宇，由能力.民间祛病偏方验方1600例.北京：人民军医出版社，2007）

② 验方

【组成】蜂蜜30g，玄明粉（元明粉）15g。

【用法】共拌匀。温开水冲服，1次用，小儿酌减。

【适应证】癃闭。（郭爱廷，江景芝.单方验方.北京：北京科学技术出版社，2007）

③ 验方

【组成】生大黄10～20g，白花蛇舌草30g，六月雪30g，丹参20g。

【用法】水煎成200ml，每日2～4次，保留灌肠。

【适应证】慢性肾衰竭。（郭爱廷，江景芝.单方验方.北京：北京科学技术出版社，2007）

④ 进退黄连汤

【组成】姜汁4.5g，黄连4.5g，炮姜4.5g，人参4.5g，桂枝3g，姜半夏4.5g，大枣5枚；或去桂枝，加肉桂1.5g，黄连减半。

【用法】每日1剂，水煎服。

【适应证】适用于慢性肾衰脾阳虚证。（孟国栋，杨缓朝，孟维礼.中医世家经验辑要——当代中医世家系列丛书.西安：陕西科学技术出版社，2004）

（4）中成药

① 金匮肾气丸　温补肾阳。用于治疗慢性肾炎、肾病综合征属肾阳虚者，症见畏寒怕冷、水肿、尿少等。口服，每次1丸，每日2次。

② 六味地黄丸　滋阴补肾。用于治疗慢性肾炎、肾病综合征用激素后，急性肾炎恢复期等。症见头晕耳鸣、自汗盗汗、腰膝酸软等。口服，每次1丸，每日2次。

③ 肾衰宁胶囊　益气健脾，活血化瘀，通腑泄浊。用于脾失运化，瘀浊阻滞，升降失调所引起的腰痛疲倦，面色萎黄，恶心呕吐，食欲不振，小便不利，大便黏滞及多种原因引起的慢性肾功能不全见上述证候者。口服，一次4～6粒，一日3～4次，45天为一疗程，小儿酌减。

④ 百令胶囊　为人工冬虫夏草菌丝。每次4粒，每日3次。

⑤ 尿毒清冲剂　由白芍、大黄、何首乌、黄芪等组成。具有滋肾健脾、通腑降浊之功。每次1包，每日4次。

⑥ 胶芪饮　阿胶（烊化）15g、黄芪（水煎，兑之）30g，清晨分次顿服，治疗慢性肾衰肾性贫血。

2.中药灌肠

生大黄15g、蒲公英30g、生牡蛎30g，浓煎100ml，保留灌肠，每日1次。适用于慢性肾衰热壅毒盛者。

3.治疗肾病的灸疗穴位

在施行灸疗时，选用的穴位是要根据症状进行一定的配伍，这就如同用中药时要进行辨证论治一样。可根据自身症状的轻重缓急，选取一组穴位进行灸疗。

（1）水肿证、尿少证

① 急性肾病所致水肿，可选用：中极、利尿穴。

② 慢性肾病所致水肿，可选用：关元、三阴交、阴陵泉。

③ 水肿严重者可选用：水分、利尿穴、中极、三阴交、足三里。

（2）血尿

① 急性肾脏病所致血尿，血尿深红者可选用：涌泉穴。

②长期血尿，颜色不深者可选用：关元、肾俞。

③显微镜下血尿，外观尿色正常者可选用：关元、足三里、肾俞。

（3）蛋白尿　不论蛋白尿的轻重，皆可长期选用以下穴位：关元、足三里、阴陵泉、肾俞。

（4）腰痛　腰痛可选用：关元、肾俞、委中。

（二）西医治疗

慢性肾病的治疗目标是延缓肾功能损害，预防心血管疾病。

1.一般治疗

慢性肾衰患者应注意休息，预防感染，禁用或慎用损害肾功能的药物。

2.饮食疗法

宜采用低蛋白、低磷、高必需氨基酸饮食，同时应保证足够能量的摄入。一般主张蛋白质摄入量为每日0.6g/kg体重，以维持患者的氮平衡，尽量选用含必需氨基酸较高的高质量蛋白质，如牛奶、鸡蛋（除蛋黄）、鱼类、肉类等。避免食用含磷高的动物内脏、脑和蛋黄。注意补充水溶性维生素，特别是维生素B_{12}和叶酸。对有高血钾倾向者，应注意某些水果中钾元素的含量，以避免摄入过多。对有水肿、高血压、心力衰竭者要给予低钠饮食。

3.酮酸、氨基酸治疗

α-酮酸是氨基酸前体，通过氨基化作用即可转变为相应的氨基酸，由于它不含氮，故不会引起氮代谢产物增加，用于早期慢性肾功能衰竭患者，可延缓其病程进展。常用的有开同片，口服，也可口服复合氨基酸胶囊。对于消化系统症状严重者，可短期内静脉滴注复方氨基酸注射液。

4.纠正水、电解质紊乱和酸碱平衡失调

慢性肾衰竭患者每日入水量应以"量出为入"为原则，即每日入水量为前1日尿量加500ml非显性失水量之和。有水、钠潴留情况时，可给予呋塞米（速尿）或布美他尼（丁尿胺），并限制钠的摄入量。一般情况下，每日食盐摄入量在3g左右。有高钾血症者，应积极处理，可用降血钾树脂。若血钾超过6.5mmol/L，可给予10%葡萄糖酸钙10ml，静脉注射，然后给予5%碳酸氢钠注射液或胰岛素加入5%～10%葡萄糖注射液中，静脉滴注，胰岛素与葡萄糖的比例可掌握在（1∶3）～（1∶5）之间，同时应进行透析治疗。低钙、高磷血症患者应限制磷摄入量，应口服或静脉注射葡萄糖酸钙。有代谢性酸中毒时，可给予碳酸氢钠片口服。严重代谢性酸中毒，应根据二氧化碳结合力或血气分析结果，静脉滴注碳酸氢钠，或进行透析治疗。

5.肠道吸附疗法

可选用包醛氧淀粉、药用炭（爱西特），口服，上两药具有在肠道内吸附毒素的作用。

6.对症治疗

（1）恶心呕吐　口服或肌内注射甲氧氯普胺（胃复安）。

（2）控制血压　大多数肾衰竭患者有高血压，为此临诊时医生应严格控制患者血压，且通常需用3种或更多的药物来达到血压＜130/80mmHg的目标。可根据病情选用利尿药、血管紧张素转换酶抑制药、钙通道阻滞药等，亦可联合用药，利尿药以袢利尿药如呋塞米（速尿）效果较好；ACEI常用的有卡托普利、依托普利、贝那普利、福辛普利等。但ACEI在严重肾功能障碍时应慎用或忌用，否则可出现肾功能恶化、高钾血症等。常用的钙通道阻滞药包括硝苯地平控释片、氨氯地平、非洛地平等。其他如α受体阻断药及β受体阻断药，如哌唑嗪、美托洛尔（倍他乐克）等也可酌情使用。严重高血压、高血压脑病、心力衰竭者，可使用硝普钠。

（3）肾性贫血　根据患者具体情况，使用人类重组促红细胞生成素，皮下注射50～150U/kg体重，每周3次。同时应定期监测血清铁蛋白情况，酌情给予补充铁剂和叶酸。若血红蛋白低于60g/L时，宜少量输血或红细胞悬液。

（4）肾性骨病　肾性骨病患者可口服碳酸钙、骨化三醇胶丸或维生素D_3/碳酸钙（钙尔奇D）。若碳酸钙、维生素D等药物治疗无效，可考虑甲状腺次全切除术。

（5）感染　慢性肾衰时，因为免疫功能受损，容易合并各种感染，而感染常常是诱发慢性肾衰病情加重的因素之一，应及时使用合适的抗生素，禁用或慎用肾毒性药物，必须使用时，可采用以肾小球滤过率为依据的用药方案。

7.替代治疗

（1）透析疗法　透析疗法包括血液透析、腹膜透析和其他血液净化疗法，不仅是慢性肾衰，同时也是急性肾衰的主要肾脏替代疗法，但是，这种疗法受医疗和经济条件的限制。目前大多主张在内生肌酐清除率（Ccr）为10ml/min左右时即开始血液透析治疗。参考以下指标进行透析治疗：①血肌酐（Scr）＞707μmol/L；②高钾血症；③代谢性酸中毒；④尿毒症症状；⑤水钠潴留（水肿、血压升高、高容量心力衰竭征兆）；⑥并发贫血、心包炎、高血压、消化道出血、周围神经病变及中枢神经系统症状，严重者食欲缺乏，主要原因与毒素潴留有关时应开始血液透析治疗。对于合并有心功能不全或严重心律失常不能耐受体外循环、严重动脉粥样硬化或糖尿病肾病血管条件太差的老年人，应采用腹膜透析或连续性肾脏替代治疗（CRRT）。其目的是协助或代替肾脏有选择地消除体内潴留的毒性代谢产物和纠正水、电解质及酸减平衡的紊乱。透析疗法是一种终身的代替疗法，对原发性肾病以及改善肾功能均无作用，但有利于患者渡过难关，为进一步治疗赢得时间。

（2）肾移植　成功的肾移植会恢复正常的肾功能（包括内分泌和代谢功能）。移植肾可由尸体或亲属（由兄弟姐妹或父母供肾）提供。亲属肾移植的效果较好。肾移植后需长期用免疫抑制药，以防止排斥反应。

8.慢性肾衰合并冠心病的相关性治疗

（1）调节脂质代谢紊乱　对高胆固醇者推荐应用他汀类降脂药，使胆固醇水平控制在5mmol/L以下，但应小心该药与免疫抑制药的相互作用。根据2006年美国心脏病学会资料，阿托伐他汀80mg/日能改善冠心病合并肾功能不全患者肾功能。有研究结果显示，冠心病合并肾功能不全的中国人，长期接受阿托伐他汀40mg/日治疗，能改善肾功能。一项动物研究显示，他汀类减少高血压大鼠的肾功能损害是独立于降压和调血脂之外的。阿托伐他汀能改善血脂异常，从而减少了冠心病合并高血压引起的肾功能损害。其机制如下：他汀类药对内皮相关的血管舒张功能有益，鉴于脂质和脂蛋白在肾小球硬化症致肾功能损害中所起的作用。他汀类药通过减少中性粒细胞及巨噬细胞浸润，上调白介素6类细胞因子或内皮一氧化氮合酶逐渐解除脂类相关的肾小球硬化症，可改善患者受损的肾功能。

（2）降压治疗　高血压的发生不仅是各种肾脏疾病的伴随症状，也是促使肾小球动脉硬化、产生恶性循环的因素。而高血压的治疗除视证而治外，还应特别注意清除促使或产生高血压的加重因子，如水肿、淤血、湿热等病理因素。根据心脏预后预防评价（HOPE）试验结果，ACEI可考虑使用，但需要考虑血压低、高钾血症、肾动脉狭窄及急性肾功损害等不良反应。

（3）抗血小板聚集与抗凝治疗　应用小剂量阿司匹林抗血小板聚集时需注意血透患者的出血倾向；低分子肝素用于慢性肾衰患者时易积蓄且不易处理，提倡应用普通肝素，或新型的抗血小板制剂如阿昔单抗（abciximab）、噻氯匹定（ticlopidine）、糖蛋白Ⅱb/Ⅲa抑制药等。

四、生活调养

1.肾病患者运动应适度

肾功能不好时要严格限制运动量，注意多休息。当然，还要根据患者病情，具体分析。凡有以下情况者，应该减少或停止运动。

（1）已证实肾功能明显受损、尿量少或有明显血尿，常有呕吐症状者。

（2）有明显水肿，特别是不仅脸部和下肢水肿，还伴有胸水、腹水者。

（3）经医生检查，表明心肺功能受损，患者有较明显的咳嗽、气急者。

（4）合并明显高血压并经常头晕者。

一般病情不严重或已得到良好控制的肾病患者，可以适当参加运动，以增强对生活的自信心，提高生活质量，但切记运动量要小，运动时间要短，运动强度要轻，还要选择轻松愉快的运动项目。

2.饮食调养

很多滋补药、保健品对增强机体免疫力，补充机体需要的营养具有一定的作用。牛奶含优质蛋白质和容易被机体吸收的钙质，对大多数肾脏疾病患者都是适用的，人参、鹿茸、杜仲、枸杞子具有温肾助阳的作用，当高血压肾病、糖尿病肾病或慢性肾衰患者出现腰膝酸软、神疲乏力时可适当选用。肾功能衰竭的患者应限制蛋白质的摄入，每日给予蛋白质＜30g（＜每日0.6g/kg体重）。蛋白质以动物蛋白（牛奶、鸡蛋、瘦肉）为主；给予高热量、低磷饮食；对并发水肿、高血压、少尿的患者应限制钠盐摄入量。

以下药膳食疗方可以辨证选用。

（1）鲤鱼粥　新鲜鲤鱼1条，除去内脏、刮鳞，先加葱、姜末少许及少量料酒、盐腌制，然后将鱼煮熟后留取鱼汤，加入浸透的糯米50g，熬煮成粥后食用，有助于消除水肿。

（2）玉米须、冬瓜赤豆饮　玉米须30g，冬瓜皮20g，赤小豆30g，加水500ml，先武火煮沸后再用文火煎煮20min，取汁代茶饮，有助于消除水肿。

（3）荠菜粥　新鲜荠菜250g，洗净切碎，加入粳米150g，煮粥食用有助于消除血尿。

（4）冬瓜粥　冬瓜500g，切成块状；粳米100g；火腿肉50g，切细末；葱末少许，麻油15g，精盐3g，清水1000ml。炒锅上火，下麻油与冬瓜块煸炒，加入火腿末、粳米、清水、精盐，烧开后，改用文火熬煮成粥，放入葱末，拌和即可食用，有助于消水肿、消血尿。

（5）鲍鱼煲鸡　去皮及皮下脂肪的鸡肉80g，鲍鱼25g，加水适量，放入瓦煲内，先用武火煮沸，然后用文火熬煮。食用时加一点精盐调味，汤肉一起食用，有助于无肾功能损害的蛋白尿患者。

（6）芡实白果粥　芡实30g，白果10枚，糯米30g，熬煮成粥后食用，每日1次，10日为1疗程，有助于消除蛋白尿。

（7）澄面包肉丝饺子　韭菜200g，瘦肉或鸡肉丝25g，用较厚的澄面作皮包成饺子，煮熟后食用。适合于低蛋白血症患者。

（8）冰糖淮山澄面糊　淮山药60g，研末，加入澄面60g，用凉开水调成糊状。另以冰糖适量加水煮开，将上述稀糊慢慢倒入冰糖水中，边倒边搅拌，使成为半透明稠糊，即可食用。

（9）鲜生姜汁5滴，鲜橄榄汁10ml，混匀饮用。适用于慢性肾衰呕吐者。

（10）绿豆衣30g、土茯苓30～60g、汉防己15～30g、甘草10g，每日1剂，水煎服。适用于慢性肾衰湿热壅盛者。

3.肾病患者的情志调养

不良的情绪不利于肾病患者的康复，从治疗的目的出发，也要求患者调整好心态。可以多和病友交流，特别是已经康复的病友，从他们那里得到和疾病作斗争的经验，得到战胜疾病的信心；选择从事一些可以放松心情的活动，听听音乐、相声、幽默小品等；也可以根据病情的轻重，适当做些运动，有助于心情的放松。

从家庭和社会来说，也应对肾病患者多些理解和关怀。家庭是患者最可靠的后方，家人一方面要为患者提供治疗、休养的经济保障和物质保障；另一方面还要与肾病患者进行心理沟通，应该多与其进行交流，使患者感觉到亲情，增强战胜疾病的信心，不可对患者表现出厌烦情绪，使患者失去心理支撑。社会对肾病患者的支持和关怀显得至关重要，如有些慢性肾病患者，由于病程长，治疗费用多，会有经济困难，如果社会能为肾病患者提供强有力的保障，则能很大程度上缓解或解决患者的心理负担，为肾病患者的康复创造更加有利的条件。

第七节　冠心病合并脑梗死

脑梗死又称缺血性脑卒中，是指由于脑部血液供应障碍，缺血、缺氧引起的局限性脑组织的缺血性软化或坏死。临床表现以猝然昏扑、不省人事或突然发生口眼㖞斜、半身不遂、舌强言謇、意识障碍为主要特征。缺血性脑卒中可分为短暂性脑缺血发作、栓塞性脑梗死、血栓性脑梗死、腔隙性脑梗死和多发性脑栓塞。

各种类型的心脏病都与脑卒中密切相关。美国明尼苏达的一项前瞻性研究结果表明，无论在何种血压水平，有心脏病的人发生脑卒中的危险都要比无心脏病者高2倍以上。对缺血性脑卒中而言，高血压性心脏病和冠心病患者其相对危险度均为2.2。

脑梗死根据其临床表现，归属中医"中风"、"卒中"等范畴。

一、病因病机

（一）中医病因病机

头为"诸阳之会"、"清阳之府"，五脏之精血，六腑之清气，皆上注于脑。若年老体衰，积劳内伤，情致过极，饮食不节，劳欲过度，致使机体阴阳失调，气血逆乱，脑脉为之瘀阻不畅，脑失濡养而形成本病；或阴亏于下，阳化风动，血随气逆，挟火挟痰，横窜经络，蒙蔽清窍，血不循脑脉，反溢于脉外，形成本病之危重证候。归纳起来，本病的病因病机主要为：①正气虚弱，内伤积损；②情志过极，化火生风；③饮食不节，痰浊内生；④劳欲过度。

病机有虚（阴虚、气虚）、火（肝火、心火）、风（肝风）、痰（风痰、湿痰）、气（气逆）、血（血瘀）六端，此六端多在一定条件下相互影响，相互作用。病性多为本虚标实，上盛下虚。在本为肝肾阴虚，气血衰少；在标为风火相煽，痰湿壅盛，瘀血阻滞，气血逆乱。而其基本病机为气血逆乱，上犯于脑，神明失用。

中风属于本虚标实之证，在本为肝肾不足，气血衰少，在标为风火痰热壅盛，气血瘀阻，但发病有浅深轻重之不同，本虚标实也有先后缓急之差别，故临床上常将中风分为中经络和中脏腑两大类。中经络者，一般无神志改变而病轻；中脏腑者，常有神志不清而病重，并且常有先兆症状及后遗症出现。

（二）西医发病机制

1.脑梗死对冠心病的影响

急性脑血管病合并心脏损伤也是脑心综合征的表现之一，其发生机制尚不十分清楚，一般认为与脑部病变引起脑对心脏的调节作用紊乱、神经体液调节作用紊乱以及脑、心血管病有共同的病理基础有关。有研究表明脑梗死患者在急性期常常伴有心肌缺血的表现，但这种改变在脑梗死急性期过后多能恢复，有部分脑梗死急性期伴有心肌缺血表现的患者可能发展成为急性心肌缺血或梗死。所以，对脑梗死患者我们要进行常规心电图检查，如发现有心肌缺血，应积极治疗。

2.脑梗死的病因和发病机制

颈内动脉或椎动脉的动脉粥样硬化是脑梗死的主要原因。另外，胶原性疾病或动脉炎引起的动脉内膜增生和肥厚、颈动脉外伤、肿瘤压迫颈动脉、小儿颈部淋巴结炎和扁桃体炎伴发的颈动脉血栓以及先天颈动脉扭曲等，均可引起颈内动脉狭窄和闭塞。心源性栓塞则由多种心脏源性疾病诱发，包括房颤、冠心病、心肌梗死、扩张型心肌病、感染性心内膜炎、二尖瓣脱垂、病态窦房结综合征、心房黏液瘤等。

颈椎病骨质增生或颅底陷入压迫椎动脉，也可造成椎动脉缺血。

二、临床表现

（一）临床分型

由于脑梗死的部位及大小、侧支循环代偿能力、继发脑水肿等的差异，脑梗死可有不同的临床病理类型，其治疗有很大区别，这就要求在急性期，尤其是超早期（3～6h内）迅速准确分型。牛津郡社区脑卒中规划（OCSP）不依赖影像学结果，常规CT、MRI尚未能发现病灶时就可根据临床表现迅速分型，并提示闭塞血管和梗死灶的大小和部位，临床简单易行，对指导治疗、评估预后具有重要的价值。

1. OCSP临床分型标准

（1）完全前循环梗死（TACI）　表现为三联征，即完全大脑中动脉（MCA）综合征的表现：①大脑较高级神经活动障碍（意识障碍、失语、失算、空间定向力障碍等）；②同向偏盲；③对侧三个部位（面、上肢与下肢）较严重的运动和（或）感觉障碍。多为MCA近段主干，少数为颈内动脉虹吸段闭塞引起的大片脑梗死。

（2）部分前循环梗死（PACI）　有以上三联征中的两个，或只有高级神经活动障碍，或感觉运动缺损较TACI局限。提示是MCA远段主干、各级分支或大脑前动脉（ACA）及其分支闭塞引起的中、小梗死。

（3）后循环梗死（POCI）　表现为各种不同程度的椎-基动脉综合征：可表现为同侧脑神经瘫痪及对侧感觉运动障碍；双侧感觉运动障碍；双眼协同活动及小脑功能障碍，无长束征或视野缺损等。为椎-基动脉及分支闭塞引起的大小不等的脑干、小脑梗死。

（4）腔隙性梗死（LACI）　表现为腔隙综合征，如纯运动性轻偏瘫、纯感觉性脑卒中、共济失调性轻偏瘫、手笨拙-构音不良综合征等。大多是基底节或脑桥小穿通支病变引起的小腔隙灶。

2.临床特点

① 多数在静态下急性起病，动态起病者以心源性脑梗死多见，部分病例

在发病前可有 TIA 发作。

② 病情多在几小时或几天内达到高峰，部分患者症状可进行性加重或波动。

③ 临床表现决定于梗死灶的大小和部位，主要为局灶性神经功能缺损的症状和体征，如偏瘫、偏身感觉障碍、失语、共济失调等，部分可有头痛、呕吐、昏迷等全脑症状。

3. 先兆症状和（或）临床症状

是中老年人中风警报，要特别警惕，及时就医诊治。

① 突然口眼㖞斜，口角流涎，说话不清，吐字困难，失语或语不达意，吞咽困难，一侧肢体乏力或活动不灵活，走路不稳或突然跌倒。这是由于脑供血不足，运动神经功能障碍所引起的。

② 突然出现剧烈的头痛，头晕，甚至恶心呕吐，或头痛头晕的形式和感觉与往日不同，程度加重，或由间断变成持续性的。这些征兆表示血压有波动或脑功能障碍，是脑出血或蛛网膜下腔出血的预兆。

③ 面、舌、唇或肢体麻木，也有的表现为眼前发矇或一时看不清东西，耳鸣或听力改变。这是由于脑血管供血不足而影响到感觉功能。

④ 意识障碍，表现为精神委靡不振，老想睡觉或整日昏昏沉沉。性格也一反常态，突然变得沉默寡言，表情淡漠，行动迟缓或多语易躁，也有的出现短暂的意识丧失，这也和脑缺血有关。

⑤ 全身疲乏无力，出虚汗，低热，胸闷，心悸或突然出现打呃、呕吐等，这是自主神经功能障碍的表现。

（二）辅助检查

脑梗死辅助检查的主要目的在于明确诊断，寻找病因与并发症，为进一步预防和治疗提供依据。

1. 血液常规和生化检查

可发现红细胞、血小板增多等血液病变，不少患者有血糖、血脂高于正常。

2. 凝血功能检查

有助于随时调节抗凝药物治疗，并可监测出凝血时间以预防出血。

3. 头颅CT

头颅CT平扫是最常用的检查。但是对超早期缺血性病变和皮质或皮质下小的梗死灶不敏感，特别是后颅窝的脑干和小脑梗死更难检出。在超早期阶段（发病6h内），CT可以发现一些轻微的改变：大脑中动脉高密度征；皮质边缘（尤其是岛叶）以及豆状核区灰白质分界不清楚；脑沟消失等。通常平扫在临床上已经足够使用。若进行CT血管成像，灌注成像，或要排除肿瘤、炎症等则需注射造影剂以增强显像。

4. 头颅MRI

一般发病6～12h后，则可显示T1低信号、T2高信号的梗死灶，并能发现脑干、小脑或CT不能显示的小病灶，MRI弥散加权成像和灌注加权成像可发现更早期的缺血病灶，对溶栓治疗有指导价值。高度怀疑脑梗死，而CT正常者，应考虑做MRI。

5. 血管造影

磁共振血管造影（MRA）、CT血管造影（CTA）或数字减影血管造影（DSA）可发现病变动脉狭窄、闭塞和硬化情况，为进一步血管介入治疗或颈内动脉剥离术提供依据。

6. B超多普勒断层扫描和TCD检查

B超多普勒断层扫描可发现颈部大动脉狭窄或闭塞。经颅多普勒超声（TCD）检查可发现颅内大动脉狭窄或闭塞所致血流速度改变或中断。

7. 腰穿脑脊液检查

腰穿脑脊液检查不作为常规检查。无CT检查条件时，对颅内高压不明显的患者，可行腰穿检查。梗死灶小时，脑脊液可正常；大灶梗死时脑脊液压力高，细胞数、蛋白量稍高；出血性梗死者脑脊液中有红细胞。

三、治疗

（一）中医治疗

1. 中药内治

（1）辨证论治

① 中经络

a.肝阳暴亢

【证候特点】半身不遂，偏身麻木，肢体强痉，言语不利，口舌㖞斜；眩晕，头胀痛，面红目赤，口苦咽干，心烦易怒，尿黄便秘；舌质红或绛，苔薄黄或黄燥；脉弦或弦数。

【治法】平肝息风潜阳。

【代表方剂】天麻钩藤饮加减——天麻9g，钩藤（后下）9g，石决明（先煎）30g，栀子6g，黄芩9g，川牛膝12g，杜仲10g，益母草9g，桑寄生12g，首乌藤（夜交藤）12g，茯苓12g。

【临床加减】肝火偏盛加龙胆、夏枯草；热盛伤津加女贞子、何首乌、生地黄、山茱萸（山萸肉）；心中烦热易怒加生石膏、龙齿、牡丹皮、白芍；痰多、言语不利加胆南星、竹沥、石菖蒲；头晕头痛者加菊花、桑叶；便秘腹胀满者加生大黄、芒硝、枳实等；中经络转为中脏腑者可加牛黄清心丸或安宫牛黄丸。

b.风痰阻络

【证候特点】半身不遂，肢体拘急，口舌㖞斜，言语不利，偏身麻木，头晕目眩，舌质暗红，舌苔白腻，脉弦滑。

【治法】化痰息风通络。

【代表方剂】解语丹加减——白附子（炮）10g，石菖蒲（去毛）15g，远志（去心，甘草水煮十沸）10g，天麻10g，全蝎15g，羌活15g，僵蚕（炒）15g，南星（牛胆酿，如无，只炮）30g，木香15g。

【临床加减】瘀血重者加桃仁、红花、赤芍；烦躁不安、苔腻黄者加黄芩、栀子；头晕、头痛甚者加菊花、夏枯草、钩藤。

c.痰热腑实

【证候特点】半身不遂，肢体强痉，口舌㖞斜，言语不利，偏身麻木；腹胀，便干便秘，头晕目眩，咳痰或痰多口黏；午后面红烦热；舌质红，苔黄腻或黄燥，脉弦滑或脉弦滑而大。

【治法】通腑泄热化痰。

【代表方剂】星蒌承气汤加减——胆南星15g，全瓜蒌15g，大黄10g，芒硝10g。

【临床加减】热象明显或午后热甚者加栀子、黄芩、石膏；老年体弱津亏或热甚伤津者加生地黄、麦冬、玄参；有动风之象者加天麻、钩藤、菊花、珍珠母；痰热甚者加竹沥、天竺黄、川贝母。

d.气虚血瘀

【证候特点】半身不遂，肢体瘫软，口舌㖞斜，言语不利，偏身麻木；面色㿠白，气短乏力，口角流涎，自汗出，心悸，手足肿胀；舌质暗淡，或有瘀斑，苔薄白或白腻，脉细缓或细涩。

【治法】益气活血通络。

【代表方剂】补阳还五汤加减——黄芪30～50g，当归15g，赤芍15g，地龙20g，川芎15g，桃仁20g，红花15g。

【临床加减】本方亦适用于中风病恢复期和后遗症期的治疗。气虚明显者加党参、太子参；言语不利者加远志、石菖蒲、郁金；心悸、喘息者加桂枝、炙甘草、酸枣仁；肢体麻木者加木瓜、伸筋草、防己；上肢偏废者加桂枝；下肢瘫软者加川断、桑寄生、杜仲、牛膝；小便失禁者加桑螵蛸、益智；血瘀重者加莪术、水蛭、鬼箭羽、鸡血藤。

e.阴虚风动

【证候特点】半身不遂，口舌喝斜，言语不利，偏身麻木，烦躁失眠，眩晕耳鸣，手足心热或五心烦热，舌质红或暗红，少苔或无苔，脉弦或细弦数。

【治法】滋阴潜阳，镇肝息风。

【代表方剂】镇肝熄风汤加减——怀牛膝30g，赭石（先煎）30g，生龙骨（先煎）10g，生牡蛎（先煎）15g，生龟甲（先煎）15g，生白芍15g，玄参（元参）15g，天冬15g，川楝子6g，生麦芽6g，茵陈6g，甘草5g。

【临床加减】潮热盗汗者加黄柏、知母、地骨皮清相火；腰膝酸软者加女贞子、旱莲草、枸杞子、何首乌等；挟痰热者加天竺黄、竹沥、川贝母；心烦失眠者加黄芩、栀子、首乌藤（夜交藤）、珍珠母；头痛重者加石决明、夏枯草。

② 中脏腑

a.闭证

（a）风火闭窍

【证候特点】突然昏扑，不省人事，半身不遂，肢体强痉，口舌喝斜；两目斜视或直视，面红目赤，口噤，项强，两手握固拘急，甚则抽搐，舌质红或绛，苔黄燥或焦黑，脉弦数。

【治法】清热息风，醒神开窍。

【代表方剂】天麻钩藤饮配合紫雪丹或安宫牛黄丸鼻饲——天麻9g，钩藤（后下）30g，石决明（先煎）30g，栀子6g，黄芩9g，川牛膝12g，杜仲10g，益母草9g，桑寄生12g，首乌藤（夜交藤）12g，茯苓12g。

【临床加减】肝火盛者加龙胆、黄连、夏枯草；抽搐者加僵蚕、全蝎、蜈蚣；挟痰热者加竹沥、天竺黄、石菖蒲；迫血妄行出血者加生地黄、牡丹皮、大黄、水牛角等；腹胀便秘者配服大承气汤。

（b）痰火闭窍

【证候特点】突然昏扑，不省人事，半身不遂，肢体强痉拘急，口舌喝斜，鼻鼾痰鸣，面红目赤，或见抽搐，两目直视，身热，大便秘结，舌质红或红绛，苔黄腻或黄厚干，脉滑数有力。

【治法】清热化痰，醒神开窍。

【代表方剂】羚羊角汤配合灌服或鼻饲至宝丹或安宫牛黄丸——羚羊角6g，龟甲25g，生地黄15g，白芍15g，牡丹皮6g，柴胡3g，薄荷3g，菊花6g，夏枯草9g，蝉蜕3g，红枣3枚，生石决明（打碎）20g。

【临床加减】痰热甚者加竹沥、胆南星、猴枣散等；火热甚者加黄芩、栀子、生石膏；烦扰不宁，神昏重者加郁金、石菖蒲、远志、珍珠母；大便秘结者合大承气汤通腑泄热。

（c）痰湿蒙蔽心神

【证候特点】突然昏扑，不省人事，半身不遂，肢体松懈，口舌㖞斜；痰涎壅盛，面白唇暗，四肢不温，甚则四肢逆冷；舌质暗淡，苔白腻，脉沉滑或沉缓。

【治法】燥湿化痰，醒神开窍。

【代表方剂】涤痰汤配合灌服或鼻饲苏合香丸——天南星（姜制）9g，半夏（汤洗七次）9g，枳实6g，茯苓（去皮）15g，橘红10g，石菖蒲10g，人参10g，竹茹15g，甘草6g。

【临床加减】舌暗有瘀斑者加桃仁、红花、牡丹皮；四肢厥冷者加附子、桂枝、细辛等。

b.脱证

【证候特点】突然昏扑，不省人事，汗出如珠，目合口张，肢体瘫软，手撒肢厥；气息微弱，面色苍白，瞳孔散大，二便失禁；舌质淡紫，或舌体卷缩，苔白腻，脉微欲绝。

【治法】益气回阳，扶正固脱

【代表方剂】参附汤——炮附子9g，人参12g。

【临床加减】汗出不止者加山茱萸（山萸肉）、北芪、牡蛎、龙骨、五味子；兼瘀象者加丹参、赤芍；真阴不足，阴不敛阳者配服地黄饮子。

③ 后遗症

a.半身不遂

【证候特点】偏身瘫软不用，伴肢体麻木，甚则感觉完全丧失，口舌㖞斜；少气懒言，纳差，自汗，面色萎黄，或偏侧肢体强痉而屈伸不利，或见患侧肢体水肿；舌质淡紫或紫暗，有瘀点或瘀斑，苔薄白或白腻，脉弦涩，或脉细无力。

【治法】益气活血，化瘀通络。

【代表方剂】补阳还五汤——黄芪30g，当归15g，赤芍15g，地龙15g，川芎20g，桃仁10g，红花15g。

【临床加减】口舌㖞斜明显加白附子、全蝎、僵蚕；患侧肢体水肿加茯苓、泽泻、防己；上肢偏废者加桂枝、桑枝等；下肢瘫软无力加桑寄生、续断、牛膝、杜仲；肢体强痉拘挛，屈伸不利者，可用镇肝熄风汤加减。

b.语言不利

【证候特点】言语謇涩或失语，舌强，口舌喁斜，口角流涎，偏身麻木，半身不遂，舌质暗，苔腻，脉滑。

【治法】祛风化痰，宣窍通络。

【代表方剂】解语丹——白附子（炮）10g，石菖蒲（去毛）15g，远志（去心，甘草水煮十沸）10g，天麻10g，全蝎15g，羌活15g，僵蚕（炒）15g，天南星（牛胆酿，如无，只炮）15g，木香10g。

（2）单方验方

① 方1

【组成】芝麻外壳（荚果之壳）25g，黄酒适量。

【用法】用酒煎煮芝麻外壳。趁热服用，然后立即盖被卧床，得微汗即见效。

【适应证】用治中风后半身不遂。（偏方大全编写组.偏方大全.北京：北京科学技术出版社，2007）

② 方2

【组成】大蒜2瓣。

【用法】将大蒜瓣去皮，捣烂如泥。涂于牙根部。

【适应证】宣窍通闭。用治中风不语。（偏方大全编写组.偏方大全.北京：北京科学技术出版社，2007）

③ 方3

【组成】桑叶3～6g。

【用法】水煎服。日服2次。

【适应证】祛风，安神。用治摇头不止、言语不清、口流涎水之摇头风。（偏方大全编写组.偏方大全.北京：北京科学技术出版社，2007）

④ 方4

【组成】生大黄（后下）、玄明粉（冲服）、枳实、石菖蒲各10g，胆南星、地龙各12g，厚朴6g，怀牛膝20g，鲜竹沥（分冲）60ml。

【用法】水煎服。昏迷者可给安宫牛黄丸；痰盛者加天竺黄；抽搐者加全蝎、僵蚕、蜈蚣；头晕重者加牡蛎、龙骨、石决明、钩藤。

【适应证】脑梗死伴脑出血。（郭爱廷，江景芝.单方验方.北京：北京科学技术出版社，2007）

⑤ 方5

【组成】当归、桃仁、红花、川芎、枳壳、柴胡、牛膝、菖蒲、郁金各

12g，天南星、桔梗各10g，赤芍20g，法半夏15g，炙甘草6g。

【用法】水煎服。随证加减。

【适应证】脑梗死气滞血瘀证。（郭爱廷，江景芝.单方验方.北京：北京科学技术出版社，2007）

⑥ 方6

【组成】人参（另煎兑入）、五味子、白花蛇、橘络各6g，黄芪、首乌藤（夜交藤）各30g，炒白术10g，茯苓15g，麦冬12g，升麻3g，胆南星5g。

【用法】水煎服。每日1剂。

【适应证】脑梗死气阴不足，风痰阻络证。（郭爱廷，江景芝.单方验方.北京：北京科学技术出版社，2007）

⑦ 方7

【组成】鲜竹沥30～50ml，生姜汁少许。

【用法】温开水冲服，每日2次。

【适应证】中风不语。（周萍.中国民间百草良方.长沙：湖南科学技术出版社，2006）

⑧ 方8

【组成】鹅不食草适量。

【用法】烘干，研细末，每用少许，用吹管吹入鼻腔中，使之流出黄涕。

【适应证】中风昏迷。（周萍.中国民间百草良方.长沙：湖南科学技术出版社，2006）

⑨ 方9

【组成】凤仙花60g，黄酒500ml。

【用法】将凤仙花置黄酒中浸泡2～3h，煎汤去渣，根据酒量，每次服10～30ml。

【适应证】中风后遗症，半身不遂。（周萍.中国民间百草良方.长沙：湖南科学技术出版社，2006）

（3）中成药

① 培元通脑胶囊　益肾填精，息风通络。用于缺血性中风中经络恢复期肾元亏虚，瘀血阻络证，症见半身不遂、口舌歪斜、语言不清、偏身麻木、眩晕耳鸣、腰膝酸软、脉沉细。口服，一次3粒，一日3次。

② 脉血康胶囊　破血，逐瘀，通脉止痛。用于中风，半身不遂，癥瘕痞块，血瘀经闭，跌打损伤。口服，一次2～4粒，一日3次。

③ 银丹心脑通胶囊　活血化瘀、行气止痛，消食化滞。用于气滞血瘀引

起的胸痹，症见胸痛，胸闷，气短，心悸等；冠心病心绞痛，高脂血症、脑动脉硬化，中风、中风后遗症见上述症状者。口服，一次2～4粒，一日3次。

④ 灯盏花注射液　具有消炎止痛、活血化瘀的功效，对脑血栓及冠心病有一定作用。本药能扩张脑血管、冠状血管、外周血管，使血流量增加，减轻心脏负荷，同时增加机体耐缺氧能力，抑制血小板聚集。用法：每次10～20mg，稀释，静脉滴注。

⑤ 注射用血栓通（冻干）　活血祛瘀，通脉活络。用于瘀血阻络，中风偏瘫，胸痹心痛及视网膜中央静脉阻塞症。静脉滴注，一次250～500mg，用10%葡萄糖注射液250～500ml稀释。一日1次。

2.针灸治疗

（1）中经络

【治法】醒脑开窍，滋补肝肾，疏通经络。以手厥阴经、督脉及足太阴经穴为主。

【主穴】内关，水沟，三阴交，极泉，尺泽，委中。

【配穴】肝阳暴亢者，加太冲、太溪；风痰阻络者，加丰隆、合谷；痰热腑实者，加曲池、内庭、丰隆；气虚血瘀者，加足三里、气海；阴虚风动者，加太溪、风池；口角㖞斜者，加颊车、地仓；上肢不遂者，加肩髃、手三里、合谷；下肢不遂者，加环跳、阳陵泉、阴陵泉、风市；头晕者，加风池、完骨、天柱；足内翻者，加丘墟透照海；便秘者，加水道、归来、丰隆、支沟；复视者，加风池、天柱、睛明、球后；尿失禁、尿潴留者，加中极、曲骨、关元。

【操作】内关用泻法；水沟用雀啄法，以眼球湿润为佳；刺三阴交时，沿胫骨内侧缘与皮肤成45°角，使针尖刺到三阴交穴，用提插补法；刺极泉时，在原穴位置下2寸心经上取穴，避开腋毛，直刺进针，用提插泻法，以患者上肢有麻胀和抽动感为度；尺泽、委中直刺，用提插泻法使肢体有抽动感。余穴按虚补实泻法操作。

（2）中脏腑

【治法】醒脑开窍，启闭固脱。以手厥阴经及督脉穴为主。

【主穴】内关，水沟。

【配穴】闭证加十二井穴、太冲、合谷；脱证加关元、气海、神阙。

【操作】内关用泻法；水沟用雀啄法。十二井穴用三棱针点刺出血；太冲、合谷用泻法，强刺激；关元、气海用大艾炷灸法，神阙用隔盐灸法，直至四肢转温为止。

针灸治疗中风疗效较满意，尤其对于神经功能的康复如肢体运动、语言、吞咽功能等有促进作用，针灸越早效果越好，治疗期间应配合功能锻炼。

（二）西医治疗

1.内科治疗

（1）心肌缺血的治疗　发病早期应密切观察心脏情况，必要时行动态心电监测及心肌酶谱测查，及时发现心脏损伤，给予治疗。

① 病因治疗　首先应积极治疗脑血管病。许多患者随着脑血管病好转，心脏损伤也逐渐缓解。

② 减轻心脏负荷　避免或慎用增加心脏负担的药物。注意补液速度并控制补液量，快速静脉滴注甘露醇溶液进行脱水治疗时，要密切观察心脏情况。对于高龄患者和原有心脏病患者，甘露醇用半量或改用其他脱水药。

③ 药物治疗　如已发生心肌缺血、心肌梗死、心律紊乱或心功能衰竭等心脏损伤者，应积极进行必要的处理，以使患者安全度过急性期。

冠心病高危患者应服用小剂量阿司匹林（50～150mg/日），或其他抗血小板聚集药物。

对于伴有冠心病、高脂血症的患者还需加用他汀类药物调节血脂水平。近期的研究结果表明，他汀类药物还有稳定血管内膜粥样斑块以防脱落的作用。

心肌梗死是卒中发生与复发密切相关的重要危险因素。对于既往有心肌梗死或卒中时发生的心肌梗死，应该维持心输出量，给予β受体阻断药、ACEI以及适量的抗凝药或抗血小板聚集药物进行治疗，以改善这种情况。

（2）脑梗死的治疗

① 维持呼吸功能　尽量减轻脑缺氧，定期监测氧分压和二氧化碳分压，可经鼻导管吸氧，有意识障碍者，必要时应开放气道或辅助通气，以及时治疗呼吸道感染。

② 调整血压　在发病最初3日内一般不用抗高血压药，除非出现以下七种情况：平均动脉压大于130mmHg；出现梗死后出血；合并高血压脑病；合并夹层动脉瘤；合并肾功能衰竭；合并心力衰竭；需要溶栓治疗。降压治疗应于卒中急性期过后患者病情稳定时（一般为卒中后4周）开始。在患者可耐受的情况下，最好能将血压降至＜140/90mmHg。

若收缩压高于220mmHg，舒张压高于120mmHg，缓慢降压。应避免使用过量的抗高血压药物，过度的降压治疗降低了脑灌注压而导致卒中的恶化，并禁用短效硝苯地平（心痛定）舌下含服。

脑卒中无论是初发还是再次发作，高血压都是一个密切相关的危险因素。

患者血压水平高于160/100mmHg可使卒中再发的风险明显增加。首次卒中后的患者，不论既往是否有高血压史，均需密切监测血压水平。近来有研究表明虽然脑卒中患者约80%伴有高血压，但在卒中发生后由于脑血流自动调节作用，仅1/3患者继续存在血压水平偏高。卒中后急性期过度降压会导致全脑低灌注或脑白质疏松，是卒中后痴呆发生的重要基础，因此降压需平缓。所有患者均应在改变生活方式的基础上，合理选用降压药物治疗。除非存在高血压脑病以及壁间动脉瘤等特殊情况，否则血压水平不宜降得过低、过快，并以控制舒张压为主。系统研究表明，舒张压保持在80mmHg以上时，每降低5mmHg，卒中再发风险降低15%。大样本随机双盲对照研究结果证实，对于先前有脑卒中史或TIA史的患者实施降压治疗可以减少卒中再发的风险并可降低发生痴呆与认知障碍的危险。

③ 控制血糖　急性期应避免给予含糖溶液，除非出现低血糖，因低渗溶液有增加脑水肿的危险。此外，高血糖对卒中不利，若血糖大于11.1mmol/L（200mg/dL）应给予短效胰岛素治疗。

④ 控制体温　对体温大于38.5℃的患者及细菌感染者，给予退热药，早期使用抗生素，尽快使体温降至37.5℃。

⑤ 预防并发症　有昏迷或肢体瘫痪时，应按时翻身。鼓励患者早期在病床上适当活动肢体，以预防肺栓塞、下肢深静脉血栓形成、褥疮、肌肉痉挛及关节强直等，并及时进行康复训练。注意口腔护理及大小便通畅。

⑥ 营养支持　发病后神志清楚、胃肠功能正常者应尽早进食。昏迷或因其他原因不能进食者应下胃管进行鼻饲。静脉支持疗法以维持水、电解质平衡，以防止血液浓缩、血细胞比容升高及血流动力学特征改变。保持液体平衡：应当计算每日尿量和隐性失水量（尿量加500ml，发热患者体温每增加1℃，增加300ml液量）。颅压升高时，建议维持体液轻度负平衡（300～500ml/日）。通过离子Ⅱ监测电解质并纠正其紊乱；通过血气分析监测酸碱平衡失调，并予以纠正。

⑦ 消除脑水肿　脑水肿高峰期为发病后48h至5日，尤其是大面积脑梗死，常因脑水肿颅压升高而致脑疝死亡。可根据情况给予20%甘露醇125～250ml，每日2～4次（注：腔隙性脑梗死不宜脱水，主要是改善循环）。

⑧ 扩容　对一般缺血性脑梗死患者而言，目前尚无充分的随机临床对照研究支持扩容升压可改善预后，但对于脑血流低灌注所致的急性脑梗死如分水岭梗死可酌情考虑扩容治疗，但应注意可能加重脑水肿、心功能衰竭等并发症。

具体治疗措施如下。

a. 降纤治疗　发病早期应用降纤制剂，可将纤维蛋白原转化为可溶性纤维蛋白，使形成血栓的底物减少，从而改善急性卒中的预后。去纤酶（东菱克栓酶），隔日1次，共3次，剂量为10BU、5BU、5BU，需在用药前后监测血浆纤维蛋白原（FIB）。

b. 抗凝治疗　进展型脑卒中，尤其是椎基底动脉系统梗死应早期使用抗凝药物。低分子肝素钙或低分子肝素钠4000～6000U皮下注射，每日1～2次。应监测活化部分凝血活酶时间（APTT）使其维持在正常值的1.5倍左右，并注意是否有出血倾向。使用抗凝药有增加颅内出血的风险，只有在诊断为房颤（特别是非瓣膜病变性房颤）诱发心源性栓塞的患者才适宜应用抗凝药。过大强度的抗凝治疗并不安全，目前监测INR的推荐指标为2.0～3.0。

c. 抗血小板治疗　不能进行溶栓者，在除外脑出血疾病的前提下，应尽早给予阿司匹林50～300mg/日；有胃及十二指肠溃疡病史者，为避免阿司匹林对胃的刺激，可口服噻氯匹定（噻氯吡啶），0.25g/日。对于缺血性卒中后的患者，建议使用抗血小板药物治疗。研究证明，缺血性卒中初次发作后早期应用阿司匹林能够显著降低卒中再发的风险。一项欧洲卒中预防试验（ESPS-2，European Stroke Prevention Study 2）结果提示，阿司匹林和潘生丁缓释剂的联合应用比单独使用其中一种药物的预防效果更好，且不增加出血等副作用。抗血小板药物的应用，需要根据患者的接受程度及实际情况（包括经济情况等）作出合理的选择。

d. 高半胱氨酸血症的干预　高（同型）半胱氨酸血症也是心脑血管病发生和复发的重要危险因素。大剂量联合应用叶酸、维生素B_6和维生素B_{12}，能够有效地降低血浆半胱氨酸水平。可通过摄入蔬菜、水果、豆类、瘦肉、鱼类及增加富含维生素的谷类食物来保证达到叶酸、维生素B_6以及维生素B_{12}的推荐需要量。国际上目前正在进行的VISP和VITATOPS项目，旨在进一步评价联合应用叶酸、维生素B_6和维生素B_{12}预防脑卒中复发的效果。

e. 脑保护剂治疗　钙通道阻滞药：可解除脑血管痉挛，增加血流量，改善脑循环，如尼莫地平20mg口服，每日3次；胞磷胆碱（胞二磷胆碱），0.5～1.0g加入生理盐水250～500ml中静脉滴注，每日1次；吡拉西坦（脑复康），0.8g加入250ml生理盐水中静脉滴注，每日1次。

f. 颈动脉狭窄治疗　对无症状性颈动脉狭窄患者一般不推荐手术治疗或血管内介入治疗，首选阿司匹林等抗血小板药或他汀类药物治疗。对于重度颈动脉狭窄（＞70%）的患者，在有条件的地方可以考虑行颈动脉内膜切除术或血管内介入治疗术（但术前必需根据患者和家属的意愿、有无其他并发症以及患者的身体状况等进行全面的分析讨论后确定）。

2.溶栓治疗

早期溶栓治疗是恢复梗死区血流的主要方法，可挽救半暗带区尚未死亡的神经细胞。时间窗为发病后3h以内，3 ～ 6h则要在MRI的指导下进行。

可选用阿替普酶（rt-PA）或尿激酶。rt-PA：0.9mg/kg体重（最大量90mg），先静脉推注10%，其余加入液体中连续静脉滴注1h。尿激酶100万～ 150万单位加入100ml生理盐水中静脉滴注1h。注意监测神经功能变化、生命体征及出血征象。治疗后24h内不能使用抗凝药及阿司匹林，24h后CT显示无出血可行抗血小板和抗凝治疗。

（1）适应证　溶栓治疗有严格的适应证，并且有颅内或身体其他部位出血的危险，甚至危及生命，故临床运用应谨慎。

① 年龄18 ～ 75岁。

② 发病在6h以内。

③ 脑功能损害的体征持续存在超过1h，且比较严重（NIHSS 7 ～ 22分）。

④ 脑CT已排除颅内出血，且无早期脑梗死低密度改变及其他明显早期脑梗死改变。

⑤ 患者或家属签署知情同意书。

（2）禁忌证

① 既往有颅内出血，包括可疑蛛网膜下腔出血；近3个月有头颅外伤史；近3周内有胃肠或泌尿系统出血；近2周内进行过大的外科手术；近1周内有不可压迫部位的动脉穿刺。

② 近3个月有脑梗死或心肌梗死史。但陈旧小腔隙未遗留神经功能体征者除外。

③ 严重心、肾、肝功能不全或有严重糖尿病者。

④ 体检发现有活动性出血或外伤（如骨折）的证据。

⑤ 已口服抗凝药，且INR＞1.5；48h内接受过肝素治疗（APTT超出正常范围）。

⑥ 血小板计数＜100000/mm^3，血糖＜2.7mmol/L。

⑦ 血压：收缩压＞180mmHg，或舒张压＞100mmHg。

⑧ 妊娠。

⑨ 不合作。

3.外科治疗

（1）颈动脉内膜切除术　适用颈内动脉颅外段严重狭窄，狭窄部位在下颌骨角以下，手术可及者；完全性闭塞24h以内亦可考虑手术，闭塞超过24～48h，已发生脑软化者，不宜手术。

（2）颅外-颅内动脉吻合术　对预防TIA发作效果较好。可选用颞浅动脉-大脑中动脉吻合术，枕动脉-小脑后下动脉吻合术，枕动脉-大脑后动脉吻合术。

（三）康复治疗

1.脑卒中的康复原则

康复应尽早进行；调动患者积极性；康复应与治疗并进；康复是一个持续的过程。

2.早期治疗

康复应尽早进行：脑缺血患者只要神智清楚，生命体征平稳，病情不再发展，48h后即可进行，康复量由小到大，循序渐进。多数脑出血康复可在病后10～14日开始进行。

脑卒中的早期，是指发病的头几日，患者可能有昏迷、高热、脑水肿的表现，生命指征（体温、脉搏、呼吸、血压、瞳孔、意识状态等）尚不稳定，病情还有可能发展、恶化。此时临床上最重要的是尽快明确诊断，进行临床抢救，多采用传统的药物疗法和手术疗法，辅以普通内科和神经科的护理。有的患者可能未出现昏迷，但也要采取一定措施，避免病情发展、恶化。现代康复医学强调，康复医疗应尽早介入到脑卒中的治疗中，一般在脑卒中急性期的头几日，如果患者生命体征平稳，神经学症状不再发展48h后，即可开始康复医疗。输液、吸氧、鼻饲、甚至手术，都不应该成为尽早康复医疗的障碍，但任何康复医疗措施也要以不影响临床抢救，不造成病情恶化为前提。

（1）原则　在抢救生命的同时，康复医疗尽早介入，同时积极处理原发病和并发症，减轻脑损伤，预防并发症。

（2）目标　使患者尽早开始床上的生活自理，为即将开始的主动的功能训练做好准备。

（3）康复治疗的内容与方法　此期的医疗活动应以临床抢救为主，辅以偏瘫患者特有的康复护理。

① 积极处理并发症　脑卒中患者易合并有高血压、冠心病、糖尿病、低血压、心肌梗死、充血性心力衰竭、心房颤动等。在积极进行临床治疗和康复训练时，应注意检测血压、脉搏并进行心电监护。

② 预防和处理并发症　常见的并发症有褥疮、呼吸道感染、泌尿道感染、

肌肉骨骼疼痛、深静脉炎、营养不良、抑郁等。要定期翻身、拍背和按摩，对预防褥疮、肺部感染和深静脉血栓形成有一定作用。

③ 保持抗痉挛体位　床上正确的体位对于偏瘫早期康复治疗极其重要，是脑卒中康复的第一步，能够预防和减轻偏瘫患者典型的上肢屈肌痉挛、下肢伸肌痉挛模式的出现。抗痉挛体位，可分为仰卧位、健侧卧位、患侧卧位三种。

3.软瘫期的治疗

软瘫期是指发病后2～3周，在运动功能上相当于Brunnstrom Ⅰ、Ⅱ级。特点：患侧上、下肢肌张力由很低或消失到开始出现痉挛。运动能力从无随意运动到出现联合反应和共同运动。

（1）原则　①通过躯干肌的活动，利用低级中枢支配的联合反应、共同运动、姿势反射等较为原始的反射活动，促使肩胛带和骨盆带的功能部分恢复，逐渐向高级中枢的支配作用"促通"。②对痉挛进行预防性康复。用抗痉挛模式和正常的姿势反应抑制痉挛和异常的姿势及运动模式的出现。一旦肌张力开始升高，就要避免强化痉挛肌的训练。如上肢拉力、握力的训练和下肢伸肌（特别是股四头肌）的训练。③应尽早开始床上的主动训练，循序渐进，不要在坐、卧位下肢控制能力很差时，就试图超前进行步行训练，以免产生"误用综合征"。

（2）目标　使患者独立完成各种床上的早期训练后，达到独立地完成卧位到床边坐位的转换，并完成坐位Ⅰ级平衡（静态坐位平衡，即患者能独立的维持静态下的坐位平衡而不向患侧倾斜）。

（3）康复治疗的内容与方法　应积极鼓励患者进行主动的床上运动，如带肩胛带、肩关节控制练习、髋关节的控制练习（尤其是内收肌和内旋肌的控制）、翻身、仰卧位至坐位的转换练习、坐位平衡训练等。这些练习不仅可促进患者患肢功能的恢复，预防痉挛的产生，而且为坐位、站位的锻炼做好准备。更重要的是增强了患者的信心，使他们认识到自己"能动"，看到患肢有恢复的可能，对今后治疗培养良好的医患关系打下良好的基础。

4.痉挛期的治疗

痉挛期一般始于发病的两周以后，持续三个月左右。在运动功能上相当于Brunnstrom Ⅲ、Ⅳ级。患者肌张力过高，以痉挛为主。运动基本是以共同运动、联合反应这些粗大的运动模式出现，并开始有脱离共同运动的分离运动出现。发起运动和稳定姿势的能力有所改善。这是偏瘫治疗的关键时期。

（1）原则　加大正常感觉输入，控制联合反应、抑制共同运动等异常的运动模式，促进正常的姿势反射和运动模式的建立和发展；尽可能地抑制肌张力，降低肌痉挛的程度；避免加重痉挛、强化异常运动模式的错误训练。

（2）目标　尽量争取患侧上、下肢的功能恢复。使患者完成床上生活自理，独立完成坐位至立位的转换，恢复站立位的一级平衡，提高重心的转换能力，恢复部分介助下步行的能力。

（3）康复医疗内容与方法　运用适当的易化技术（此期主要用Bobath法），采用反射性抑制模式（RIP）和反射性控制关键点等方法对抗异常运动模式，控制肌痉挛，促进分离运动的出现。包括卧位的上、下肢控制练习，Ⅱ、Ⅲ级坐位平衡训练、坐位至立位的转换训练，立位时下肢的治疗（站位平衡训练、患腿站立负重、重心转移训练）、步态训练，部分患者可进行爬行位、跪位训练及膝立位训练。此外，还可通过作业疗法进行上肢运动控制能力的训练（肘随意运动的训练，改善腕指伸展的练习）、日常生活活动训练等。

5.相对恢复期的治疗

相对恢复期一般在发病四个月至一年这段时间，其运动功能的状况相当于Brunnstrom Ⅴ、Ⅵ级。特点是肌张力已降低或已恢复正常，分离运动较为明显，开始能控制较复杂的技巧性运动，但是运动的协调性和速度仍差。这一时期的治疗也是十分关键的。治疗的成败直接关系到康复的效果，同时也是患者看到成绩，增强信心的主要阶段。

（1）原则　此期是患者逐步修正异常运动模式，产生选择性分离运动，建立正确的运动模式以及改善精细运动能力和速度活动能力的阶段。治疗应继续抑制肌肉痉挛，同时应增大其正常的运动感觉输入，尽可能为患者提供体验正常运动的机会，促使患者学习多种模式、多肌群协调参与的组合运动，多让患者锻炼与日常生活接近的功能性运动，逐步地训练患者精细活动的能力，促使其运动的速度、力量、耐力恢复正常。如果进展不大，则重点训练健侧代偿，同时进行患侧的维持性训练。

（2）目标　促进患者更具选择性的主动运动的恢复，尽力提高患者的运动功能水平、生活自理能力和社会生活的参与能力，尽可能减少介助，顺利地重返家庭和社会。

（3）康复医疗内容与方法　继续逐级进行自主运动、分离运动、协调运动的训练，争取功能的恢复。进行站立位平衡的进一步训练，步态训练和实用步行训练；前臂及手功能训练，日常生活活动（ADL）训练。可以回家或到康复医疗单位治疗。定期回医院康复部再评价，并接受专业人员的指导。对训练进展不大的患者为了让其能利用、加强残存的功能，要对环境做必要的改变（职业、工种、住房等）以适应患者。

6.后遗症期康复的治疗

正规的康复治疗对脑卒中患者大有裨益，可以使80%～90%的患者重新行走和自理，30%患者可恢复较轻一些的工作。一般认为脑卒中患者在发病后6个月进入后遗症期。此期是患者功能恢复的平台期，但是，通过技巧学习、使用辅助器具和耐力训练等还可恢复一定的能力。一些过去从没有接受过正规康复治疗的、以废用综合征如肌痉挛、关节挛缩、姿势异常等为主的偏瘫患者，如能接受康复治疗仍然可能获得一定进步。

（1）原则　利用残存功能，防止功能退化；更加重视社会的、心理的、情感的康复，努力进行职业康复，以适应残疾。

（2）目标　尽可能改善患者生活的周围环境条件以适应患者的需求，争取最大限度的生活自理和回归社会。

（3）康复医疗内容与方法　①继续进行维持性康复训练。②指导使用辅助器具和矫形器。③改善患者家庭的周围环境。

四、生活调养

1.饮食调养

纠正营养失调和进行饮食营养治疗是防治急性脑血管疾病的重要途径之一。

饮食营养治疗的目的是全身营养支持，保护脑功能，促进神经细胞的修复和功能的恢复。在饮食营养供给上要求个体化，即根据患者的病情轻重，有无并发症，能否正常饮食，消化吸收功能、体重、血脂、血糖、电解质等因素，提出不同的饮食营养治疗方案。在急性期饮食治疗是让患者能度过危急阶段，为恢复创造条件。恢复期应提出合理饮食的建议，以纠正营养不足或营养失调，促进恢复和防止复发。

（1）重症患者的饮食治疗　重症或昏迷患者在起病的2～3日内如有呕吐、消化道出血者应禁食，从静脉补充营养。3日后开始鼻饲，为适应消化道吸收功能，开始的几日以米汤、蔗糖为主，每次200～250ml，每日4～5次。在已经耐受的情况下，给予混合奶，以增加热能、蛋白质和脂肪，可选用牛奶、米汤、蔗糖、鸡蛋、少量植物油。对昏迷时间较长，又有并发症者，应供给高热能、高脂肪的混合奶，保证每日能有蛋白质90～110g，脂肪100g，糖类（碳水化合物）300g，总热能10.45MJ（2500kcal），总液体量2500ml，每次300～400ml，每日6～7次。鼻饲速度宜慢些，防止反流到气管内。必要时可选用匀浆饮食或要素饮食。

（2）一般患者饮食治疗

热能可按125.4～167.2kJ（30～40kcal）供给，体重超重者可适当减少。蛋白质按1.5～2.0g/kg体重供给，其中动物蛋白质不低于20g/日，包括含脂肪少的而含蛋白质高的鱼类、家禽、瘦肉等。豆类每日不少于30g。脂肪不超过总热能的30%，胆固醇应低于300mg/日。应尽量少吃含饱和脂肪酸高的肥肉、动物油脂以及动物内脏等。超重者脂肪应占总热能的20%以下，胆固醇限制在200mg以内。碳水化合物以谷类为主，总热能不低于55%，要粗细搭配，多样化。限制食盐的摄入，每日在6g以内，如使用脱水药，或是利尿药可适当增加。为了保证能获得足够的维生素，每日应供给新鲜蔬菜400g以上。进餐制度：定时定量，少量多餐，每日4餐，晚餐应清淡易消化。

2.保持心理平衡

轻松、愉快的情绪，能有效地防止高血压病等原发疾病病情加剧。遇事不可发怒，注意劳逸结合。早晨忌空腹，以防止低血糖及脑血栓的发生。天气变冷会使血管收缩，血压升高，导致病情恶化，应多加衣服保暖。

3.戒烟忌酒

吸烟及酗酒，会进一步损害心脏功能，增加血液黏稠度，增高血脂，极易诱发脑卒中。

4.保持大便通畅

平时应保持大便通畅，以免腹压增高，脑血流量急骤上升而发生脑溢血。

5.加强锻炼和预防

对降低过早死亡及心血管疾病大有裨益，对脑卒中也有效果，男性更明显。不可整日卧床，卧床久则会使血流速度减慢而易产生缺血性卒中，亦不利于卒中后机体功能的逐渐恢复。

本病应重在预防，如年逾40岁，经常出现头晕头痛、肢体麻木，偶有发作性语言不利、肢体痿软无力者，多为卒中先兆，应加强防治。

6.卒中护理

脑血管病患者存在着不同程度的神经功能受损，自理能力差或不能自理，甚至因意识和精神障碍而影响救治，故其护理十分重要。

（1）饮食护理 应给予患者高热量、容易消化的流质食物；不能吞咽者给予鼻饲。鼻饲食物可为牛奶、米汤、菜汤、肉汤和果汁等。另外，也可将牛奶、鸡蛋、菜汁等调配在一起，制成稀粥状的混合奶，鼻饲给患者。每次鼻饲量在200～350ml，每日4～5次。鼻饲时，应加强患者所用餐具的清洗、消毒。

（2）保持呼吸道通畅，防止感冒 长期昏迷的患者机体抵抗力较低，要注意给患者保暖，防止受凉、感冒。患者无论取何种卧位都要使其面部转向一侧，以利于呼吸道分泌物的引流；当患者有痰或口中有分泌物和呕吐物时，要及时吸出或抠出；每次翻身变换患者体位时，轻扣患者背部等，以防吸入性或坠积性肺炎的发生。

（3）预防褥疮　昏迷患者预防褥疮最根本的办法是定时翻身，一般每2～3h翻身1次。另外，还要及时更换潮湿的床单、被褥和衣服。现介绍翻身法（以患者左侧卧位为例）：第一步，家属站于患者右侧，先使患者平卧，然后将患者双下肢屈起；第二步，家属将左手臂放于患者腰下，右手臂置于患者大腿根下部，然后将患者抬起并移向右侧（家属侧），再将左手放在患者肩下部，右手放于腰下，抬起、移向右侧；第三步，将患者头、颈、躯干同时转向左侧即左侧卧位；最后在患者背部、头部各放一枕头，以支持其翻身体位，并使患者舒适。

（4）预防烫伤　长期昏迷的患者末梢循环不好，冬季时手、脚越发冰凉。家人在给患者使用热水带等取暖时，一定要注意温度不可过高，一般低于50℃，以免发生烫伤。

（5）防止便秘　长期卧床的患者容易便秘，为了防止便秘，每日可给患者吃一些香蕉、蜂蜜和含纤维素多的食物，每日早晚给患者按摩腹部。3日未大便者，应服用麻仁润肠丸或大黄苏打片等缓泻药，必要时可用山梨醇/硫酸镁（开塞露）帮助排便。

（6）防止泌尿系感染　患者如能自行排尿，要及时更换尿湿的衣服、床单、被褥。如患者需用导尿管帮助排尿，每次清理患者尿袋时要注意无菌操作，导尿管要定期更换。帮助患者翻身时，不可将尿袋抬至高于患者卧位水平，以免尿液反流造成泌尿系感染。

（7）防止坠床　躁动不安的患者应给其安装床挡，必要时使用保护带，以防患者坠床、摔伤。

（8）预防结膜炎、角膜炎　对眼睛不能闭合者，可给其涂用抗生素眼膏并加盖湿纱布，以防结膜炎、角膜炎的发生。

（9）一般护理　每日早晚及饭后给患者用温盐水清洗口腔，每周擦澡1～2次，每日清洗外阴1次，隔日洗脚1次等。

第五章
冠心病患者的运动疗法

一、目的及作用

　　冠心病患者运动的主要目的：提高心肌利用氧的能力，提高心肌氧耗的储备能力；促进侧支循环，增加心肌供氧量；促进血液循环，改善心肌细胞代谢，减轻冠心病危险因素的威胁。

　　适当的运动能起到预防冠心病的作用，主要是通过以下几个方面。

1.适当的运动可以改善机体的脂质代谢功能

　　研究结果表明，经常运动可升高血浆中的高密度脂蛋白水平（预防冠状动脉粥样硬化），降低极低密度脂蛋白、低密度脂蛋白（两者均为致动脉粥样硬化的脂蛋白）水平，从而不易发生动脉粥样硬化；而不常运动时，情况刚好相反，血浆极低密度脂蛋白、低密度脂蛋白水平升高，而高密度脂蛋白水平下降，从而易发生动脉粥样硬化。

2.适当的运动可消耗多余的热量

　　避免过多的热量转化为脂肪，从而降低血糖、血脂。而血脂的降低又可以提高血液中纤维蛋白的溶解活性，防止血小板聚集和血栓形成。

3.适当的运动使肾上腺素活性降低

　　有助于降低血压，可以减少严重心律失常的发生，使因心室纤颤而猝死的可能性减小。

4.适当的运动能扩张微血管

　　有助于建立冠状动脉分支间的侧支循环，从而提高冠状动脉系统对冠心病病变的代偿能力。

为减少和防止动脉粥样硬化和冠心病的发生，对非体力劳动者尤其是从事脑力劳动的人来说，应经常参加一些体力劳动或体育运动，除了能达到上述功效外，还能帮助减轻精神压力，缓解疲劳，调节自主神经，从而避免脑力劳动者常见的失眠、神经衰弱等疾病。

二、运动量的控制

冠心病患者锻炼的方法很多，但如何掌握运动量、进行合适的锻炼则是一个至关重要的问题。运动量过小只能起安慰的作用，不能达到增加心肌的侧支循环，增强心功能的目的；运动量过大又会引起冠心病心绞痛、心肌梗死，甚至心力衰竭的发作。

冠心病患者可以根据自我感觉来判断运动量的大小。如果运动后自我感觉良好，有轻度愉快的疲劳感，情绪饱满，精力旺盛，食欲正常，睡眠好，说明运动量合适。假如运动后感到头昏、胸闷、心慌、气短、精神不好，易疲劳，不思饮食，难以入睡，说明运动量过大，应适当限制运动量，否则会引起冠心病的发作。

反映运动量大小比较客观的指标是在运动过程中和运动刚结束时心率的改变，即每分钟的心跳或脉搏的次数。因为心率是与运动时氧的消耗量呈正相关的，运动量大，氧的消耗增多，心率就快。运动量小，氧的消耗少，心率就慢些。据研究，正常成年人最大运动量的心率为220-年龄，健康老人为180-年龄。冠心病患者的运动量还要小一些，一般运动时心率不要超过最大心率的80%，运动后脉搏不应超过110次/min，即我们说的运动量掌握应在运动后感到心率稍稍加快，微微汗出为度。

亦可采用心率储备法和靶心率法评估是否为合适运动强度。心率储备法需要掌握心率计算公式，即（运动最大心率-静息心率）×（0.3～0.6）＋静息心率，为患者合适运动强度。例如，对于静息心率为65次的60岁老人，其合适运动强度的心率范围计算方法为：首先根据前述最大运动量的心率计算公式180-年龄求出最大运动量的心率（即运动最大心率），该老人运动最大心率为180-60即120次/分，然后运动最大心率减去测得的静息心率，即120-65=55次/分，55乘以0.3～0.6约为16～33，再加上患者静息心率65次/分，为81～98次/分，故对于该老人家其合适运动强度的心率为81～98次/分。靶心率法不需计算公式，在静息心率的基础上增加20～30次/min即可认为是患者合适运动强度。

冠心病患者的运动锻炼，适用于稳定型心绞痛、心肌梗死后恢复期。但是，禁忌于不稳定型心绞痛、急性心肌梗死和严重心律失常的患者。有的患者必须在医师的指导下，先做运动试验，以了解在什么心率水平患者会发生ST段的缺血性变化，这样，患者在活动中可以保持在安全范围内，避免发生危险。

心脏功能容量在6～7代谢当量（METs）以下及有心功能障碍者，应在康复医疗机构进行医学监护下康复。心脏功能容量＞7METs者，AMI、心绞痛、心电图不正常以及冠状动脉搭桥术后患者，多数在康复中心进行运动，而中年以后希望通过锻炼预防冠心病者大多在健身房或家庭中进行运动。

锻炼时应该遵守的准则如下。

① 运动开始前先做5min准备活动。

② 饭后要隔2h才能进行锻炼。

③ 最好在气温为5～32.5℃，湿度低于50%的气候条件下进行锻炼。

④ 做快步行走运动的人在运动进行过程中，必须要注意在胸部、臂部或是在颈部、下颌有无疼痛的感觉。同时对软弱无力、头昏眼花、心跳不正常、恶心呕吐等现象或感觉也要注意。

⑤ 锻炼停止10min后，患者的每分钟脉搏次数仍不能降到100次以下，就说明下次运动不能再超过这个运动强度。

过胖的人在进行任何一项体育锻炼之前必须先减肥。将体重减轻，就能立即减少心脏的负荷，还能消除其他危险因素的影响。

美国医学协会建议每日锻炼半小时至1h。锻炼活动量的大小，则由个人去选择。一个人在做体育运动之后，体力能否很快恢复，是作为判断运动量是否合适的最佳标准。

美国医学协会认为，如果你在运动停止后10min，心脏仍然在剧烈跳动而且上气不接下气，或是2h后仍然感到无力或疲乏，或是不能很好地睡觉的话，那就说明以你现在的体力及锻炼阶段来说，运动量是过大了。

三、最佳的运动方案

体育运动疗法的目的是进一步改善心脏功能，逐步恢复正常的生活和工作，一般需要长时间、广泛的合作和努力，需要患者和医护人员的共同努力，并且需要有一个合理的运动方案，而这个方案必须能为患者所乐意接受，和患者的愿望及生活习惯相适应，并取得家庭和周围人员的支持和合作。在此阶段中方案常以运动处方的形式来表示。运动处方必须考虑训练的有效性和安全性。训练的有效性要求运动有足够的强度、时间和频度，以对心血管和代谢系统起作用；训练的安全性直接关系到运动时心肌的需氧能力，即运动处方的量必须是当达到运动最高峰时和在运动肌不断提高氧的需要时，心肌的需氧量仍处于可以得到足够的氧气供应的范围之内。

1.运动方法和组成

任何体疗方案均应包括三个部分：准备活动、整理活动和训练部分。

（1）准备活动　通常是3～5min的行走和10～15min的四肢以及全身活动，如太极拳和各种保健操等都比较合适，其作用在于初步增加强度以逐步引起循环的调节适应，并可提高和改善关节、肌肉的活动效应和氧的利用。中断运动后或在寒冷气温下进行活动，准备活动的时间就要延长一些，此时的心率不应达到靶心率。

（2）整理活动　以5～10min的慢走、自我按摩和其他低强度的活动为主，用以促进来自运动肌及皮肤的血液回流，防止突然停止运动，造成肢体淤血，回心血量下降，引起昏厥和心律失常。若在天气闷热和高湿度时，整理活动时间还要延长。

（3）训练部分　是用以达到治疗目的的核心部分，通常用有氧耐力训练的方法。适用于冠心病的运动性训练方法有下肢、肩臂、腰背部的动力性运动。

在静力性运动时常伴有不同程度的闭气动作，从而产生Valsalva效应，它反射地抑制了迷走神经张力，结果引起明显心跳加快，外周血管阻力增高和血压上升，并对左室产生压力负荷，明显提高心肌耗氧量。因此对冠心病患者并不适宜。

在冠心病患者的运动疗法后期包括上肢的力量性训练，以防止肌肉萎缩，适应日常活动的需要。负荷量不宜过大，要维持有节律的呼吸，防止闭气。上肢或下肢为主的运动时所产生的生理反应不尽相同。上肢做功时与下肢做功相比，会产生较高的收缩压和舒张压反应。由于大部分患者参加的工作主要为上肢劳动，所以在运动处方的方法中应注意上肢运动，如各种水上运动，包括游泳、划船、上肢功率车及肩关节旋转器等练习时，上肢和下肢运动应采用相同的靶心率。运动必须为患者所乐于接受并能坚持，不应该使患者运动后产生不舒服或不愉快的感觉。走、健身跑、自行车等运动体能消耗相对恒定，在运动处方中应多应用。

2.冠心病患者运动项目的选择

对于冠心病患者来说，运动项目的选择非常重要。因为冠心病患者所选择的运动项目，既要保证达到防治冠心病的目的，又要保证自身的安全，所以从事的运动项目不同于正常人，也不同于其他疾病者。每个人运动方式应根据具体病情和条件，最好由患者和医生一起制订相应的运动项目和运动量。冠心病患者通常适宜进行下列运动。

（1）最合适的运动——散步　散步运动量较小，是冠心病患者最方便、最安全的运动，也是其他运动的基础，长期坚持效果较好。因为两腿是循环的辅助泵，它驱使血液流回心脏，促进血液循环，从而改善心肺功能。随着心肺功能的改善，对消除疲劳和减少忧虑、改善食欲、增进睡眠也有帮助。散步可以先从平时走路的速度开始，逐渐提高速度，加大步伐，延长时间；开始可走平路，以后可选择有一定坡度的地方走。只要身体感到轻松、舒适，说明运动量合适；若感到疲劳，则应减少运动量。散步的时间比速度更重要，每日至少应有2次，每次20min以上，必须长期坚持才能收到最佳效果。如果工作单位离住处不远，最好步行上下班。

（2）登楼梯　如果工作地点或家住在楼上，每日坚持上、下楼梯10min也是一种很好的健身运动。这种"小登山"，对身心健康很有益。据研究，在时间相同的情况下，上、下楼梯所消耗的热量，比散步、游泳、打球多，甚至比跑步还多20%以上，对心功能正常者比较合适。

（3）慢跑　跑步锻炼风靡全球，慢跑被誉为"健身跑"。但慢跑也还是比较剧烈的运动，冠心病患者应该审慎。体质弱，没有经过训练的人不要轻易跑；病情轻，平时活动量比较大，快步走2～3km也不引起心绞痛的人，才允许慢跑。否则属于禁忌。慢跑可从散步过渡而来，开始时距离和时间应短一些，慢慢适应。

（4）骑自行车　如果以往有骑自行车的习惯，而且已经适应慢跑或快走，可结合上、下班骑车锻炼，但速度宜慢，路程不宜太远。开始时可以在平坦的路上慢慢骑，上坡、顶风时应下来推行。每次骑车时间不应超过半小时。如有心慌、心前区痛或气喘就应该停下来休息。

（5）打拳和做操　太极拳和太极剑姿势优美，动作柔和，程式稳定，是冠心病患者较适合的运动，如结合散步，则效果更好。运动量的大小也应根据病情和体力而定。体力好的可以练老式太极拳并打全套，可把动作幅度加大，体力差或记忆力差的就打简化太极拳，或只练几个动作，分节练习，不断重复。

（6）广播体操及其他　冠心病患者可做广播体操以使四肢、躯干得以适当活动。也可进行简单的四肢和躯干的徒手操。广播体操可做一套，也可以只做几节。另外，对于体质好、没有明显症状的隐性冠心病患者，也可以从事游泳、爬坡、打羽毛球、乒乓球、网球等运动，但运动量应加以控制。

3.运动疗法的注意事项

（1）运动量　运动量是否合适，应以个人运动后的反应作为标准。合适运

动量的反应应该是运动后精力充沛，食欲增加，睡眠改善，不易疲劳，且心率常在运动后10min内恢复至安静时心率数，次日晨醒时的安静心率较恒定并有变慢趋势。反之即为不合适，宜重新确定运动强度和运动时间。

（2）每日运动的时间　虽然在一日中并不需要硬性规定运动时间，但选定时间后不宜经常变动，以养成动力定型，易于坚持。一般认为清晨和上午空气清新，尘埃较少，对心理和病情均有利，但应注意生物钟的自然规律。如冠心病发病清晨及上午较多，这和去甲肾上腺素高峰在上午8～10时有关。运动应激，同样可刺激肾上腺素和去甲肾上腺素的分泌和释放，因此运动时间宜避开这个高峰为宜，且运动不宜在饱腹时进行，因此时存在血流的重新分布。若再进行大肌群的运动，使血流向活动肌群流动，易加重心脏负担，诱发意外。

（3）运动与用药的关系　对稍微活动即产生心绞痛的患者，运动时适当应用亚硝酸类药物，提高运动能力，从而增强训练效应。若应用预防性亚硝酸盐类药物后仍然经常感有心绞痛，则不宜进行运动，应做进一步检查。

（4）终止运动后恢复运动　在停止活动一段时间后再训练时要减量运动。短至1～3周的不活动，训练效应即开始消退，机体的有氧活动能力即有所下降，病卧床后更为明显。终止运动后恢复运动时，如仍按原来的运动量进行活动，易于发生心血管和骨骼、肌肉的并发症，故应降低1～2个水平的强度，重新开始活动，并逐步恢复至原先的做功水平。

（5）伴发骨科问题　患者患有膝、腰背和其他骨科疾病，不能参加健身跑和功率车训练时，宜用上肢及腹背肌运动代替。

（6）运动后热水浴　运动后避免立即冲热水淋浴，以免发生血压下降或引起心律失常。

（7）运动禁忌　有下列情况者禁止运动锻炼，或待病情稳定后，在医生指导下决定是否能运动以及采取何种运动方式。

①半年内发生心肌梗死者。

②休息时也有心绞痛发作或1周内发生过心绞痛者。

③轻度活动即感心慌、气短，或有尿少、水肿等心功能不全症状者。

④夜间有阵发性呼吸困难者。

⑤有严重的心律失常者。

第六章
冠心病患者的饮食疗法

高胆固醇血症、肥胖、过多盐类的摄入以及水的矿化度等与冠心病的发生与发展关系密切，这些都是由饮食营养所决定的，因此，饮食习惯及营养状况影响着冠心病的发病情况。

一、饮食与冠心病的关系

1.血胆固醇与冠心病

胆固醇在人体中具有重要的生理功能，是人体中不可缺少的营养物质，其在身体中过高或过低均会产生不良的影响。人体中胆固醇的来源主要有两个方面：一是从膳食中获取；二是体内自身合成。在正常情况下，体内的胆固醇保持相对的稳定，当外来摄入的胆固醇增多时，体内自身的合成便相对减少，而当外来的胆固醇减少时，体内自身的合成则相对增加。因此，血液中胆固醇的含量不会因外来胆固醇的变化而引起太大的波动。但是，如果长期大量进食胆固醇含量高的食物则会引起胆固醇的代谢平衡失调，使血液中胆固醇含量增高。血胆固醇水平反映的是人体血液中的脂质含量。从饮食方面来说，高脂肪饮食易导致胆固醇升高。但我们每日的生活离不开脂肪，它是人体重要的能量来源之一，1g脂肪所产生的热能约为37.6kJ（9kcal），为蛋白质和碳水化合物的2倍多。同时食物脂肪中还含有一些人体所必需的氨基酸，是人体必不可少的物质之一。然而，摄入脂肪的质和量不当又会给人体带来不利的影响，可引起血胆固醇浓度升高，从而导致以高脂血症和冠心病等为主的疾病的发生。

2.肥胖与冠心病

目前评价成人标准体重的计算公式有：①标准体重（kg）=身高（cm）-105，

②标准体重=［身高（cm）-100］×0.9。按照目前学术界普遍采用的体重≥标准体重的110%为超重，体重≥标准体重的120%为肥胖。

体重指数（body mass index，BMI）是目前国际上常用的衡量人体胖瘦程度以及是否健康的一个指标。计算公式：BMI＝体重（kg）/身高的平方（m²），WHO标准为：18.5～24.9时属正常范围，≥25为超重，25.0～29.9为偏胖，30.0～34.9为肥胖，35.0～39.9为重度肥胖，≥40.0为极重度肥胖。中国标准不改动。肥胖的中国标准：我国专家认为，中国人体重指数的最佳值应该是18.5～24，24≤BMI＜28为超重，BMI≥28为肥胖。虽然肥胖导致冠心病的直接证据不足，但大量的研究表明，肥胖与冠心病之间是有一定的关系的。肥胖能促进其他危险因子的发生，如高血压、高血脂和糖尿病，正是这些因素的存在，导致冠心病的发病率增高。此外非常肥胖使人的心脏、呼吸功能受到限制，可使人易患多种疾病和丧失劳动能力。

3.盐类与冠心病

虽然目前尚没有证据表明摄入钠盐能直接影响动脉粥样硬化和冠心病，但是钠盐摄入与高血压的关系是非常明确的，而高血压又是冠心病的重要易患因素，其发病率为正常人的2～4倍。随着血压的增高，冠心病的危险性也相应增高。目前认为高血压促进冠状动脉硬化可能的原因主要有：①高血压时，冠状动脉承受的压力和血流冲击较其他动脉大，血管内膜易受损伤，有利于粥样斑块的形成和血小板的聚集；②高血压时冠状血管内膜的损伤，使低密度脂蛋白易于侵入动脉管壁沉积，导致动脉硬化；③血管壁在高压力下伸长，刺激血管的平滑肌细胞增生，动脉壁的弹力素、胶原和黏多糖增多，易致动脉硬化；④血管壁平滑肌细胞内溶酶体增多，减少动脉壁上胆固醇的清除。

4.水质及微量元素与冠心病

科学家早已注意到一个有趣的现象，冠心病的发病率与饮用水的软、硬度有关，即经常饮用软水地区的居民冠心病发病率高于饮用硬水地区的居民。目前，流行病学方面的研究已经证明水质（软水）、高血压和冠心病死亡间存在着关联。所谓水的软硬度是由水质内所含无机盐的多少来区分的，因此，水的软硬度与冠心病的关系，实质上是冠心病与无机盐、微量元素的关系。硬水中钙、镁含量较高，而钙和镁参与许多与生命活动有关的细胞氧化合成过程，对维持心肌膜系统稳定性以及维持心肌的离子平衡十分重要。有些国家用钙防治冠心病，预防心律失常，可减轻冠心病症状，明显地减少了冠心病的死亡率。

关于微量元素影响冠心病的作用机制，目前认为许多微量元素是酶的激化剂或抑制剂，参与和控制着糖、蛋白质和脂肪代谢，这些元素的过多或缺乏影响着生物的氧化合成、细胞膜的通透性及心肌的兴奋、抑制和传导过程，最终影响了冠心病的发生和转归。

5.膳食中的维生素与冠心病

（1）维生素C　维生素C与动脉粥样硬化的发病有关，已知血管壁的重要组成成分胶原和酸性黏多糖的合成过程需要维生素C的参与，维生素C缺乏可使血管壁的脆性和通透性增加，容易引起血管病变；维生素C还积极参与体内胆固醇的代谢。

（2）维生素E　维生素E对冠心病是否有防治作用目前尚无定论。由于维生素E具有抗氧化的作用，特别是多不饱和脂肪酸的抗氧化作用，因此，增加食物中维生素E的摄入对人体还是有益的。

（3）维生素B_1和维生素B_6　维生素B_1的主要生理功能是调节人体内糖的代谢。当其缺乏时可引起糖代谢的中间产物即丙酮酸和乳酸在血中堆积，进而影响心肌代谢，可使原有冠心病加重，严重者可引起心力衰竭。维生素B_6是人体内许多重要酶系统的辅酶，参与若干重要物质的代谢过程。

6.糖与冠心病

人体所需热量的50%以上是由糖类食物提供的。但糖不可以多吃，尤其是心、脑血管病患者或老年人。

我国人民的饮食结构是以米、面为主食，这类食物中含有大量淀粉，是人体糖类营养素的主要来源。这些淀粉经消化以后即可转化为人体需要的葡萄糖。从数量上说，通过正常饮食摄入的糖类已足够人体代谢需要，或已经超过人体的需要；这时，如果再在食物中加入蔗糖，或正餐之外过多地吃甜食、糖果、巧克力等，就会使摄入的糖类在肝脏合成过多的脂类，造成体内脂肪堆积和血脂增高，并进一步引起动脉粥样硬化、冠心病及脑血栓等。进食过多的糖不仅可使血脂增高，还能加剧老年人的骨骼脱钙和骨质疏松，容易发生骨折。老年人胰腺功能降低，糖耐量下降，过多吃糖可引起糖代谢紊乱，血糖升高，诱发和加重糖尿病。而糖尿病又可加重脂代谢紊乱和加速动脉粥样硬化。

瑞士科学家研究了糖消耗量与心、脑血管疾病的关系，发现心、脑血管疾病的发病率、死亡率与食糖的消耗量呈正相关。日本的调查也得出一致结果。有的学者甚至指出，过多的吃糖，对身体的危害不亚于严重吸烟，因而有人把糖称为甜蜜的白色"毒药"。

7.尿酸与冠心病

冠心病的病理生理基础是代谢异常，其中包括嘌呤代谢异常，而嘌呤代谢异常的临床指标就是血尿酸增高。所以，血尿酸增高可反映机体代谢的异常，并且是冠心病的重要危险因素之一。因此，老年人不仅要关注血脂的变化，还要关注血尿酸的变化，以便更好地防范冠心病的发生与发展。

尿酸在血液中的物理溶解度很低，患高尿酸血症时，尿酸微结晶容易析出，沉积于血管壁，直接损伤血管内膜。另外，尿酸能促进血小板黏附、聚集。若血尿酸水平达到正常值高值，就要积极进行调理，主要是生活调理，包括严禁饮酒，不吃或少吃富含嘌呤的食物，如动物内脏、海产品（尤其虾及深水鱼）、贝类、牛羊肉、鸭鹅肉、黄豆、香菇等。假如血尿酸水平显著增高，或有痛风发作症状，应在医生指导下合理应用促进尿酸排泄或抑制尿酸生成的药物，以发挥减少痛风发作及预防冠心病的双重作用。

二、饮食调养原则

（一）控制体重

控制总热量，维持热能平衡，防止肥胖，使体重达到并维持在理想范围内，是防治冠心病的有效方法之一。

热量摄入过多，可引起肥胖、高血脂、高血压等，对防治冠心病十分不利。

（1）控制脂肪与胆固醇摄入　高血脂是冠心病的主要诱因之一。随着肉类、蛋、乳制品等摄入增加，饱和脂肪酸和胆固醇摄入过量，是导致高血脂的主要膳食因素，故应控制脂肪摄入量，使脂肪摄入总量占总热量的20%以下，其中动物脂肪以不超过摄入脂肪总量1/3为宜，胆固醇摄入量应控制在每日300mg以下。

（2）蛋白质要质和量适宜　应适当增加植物蛋白，尤其是大豆蛋白。其适宜比例为：蛋白质占总热量的12%左右，其中优质蛋白占40%～50%，优质蛋白中，动物性蛋白和植物性蛋白各占一半。

（3）采用复合碳水化合物，控制单糖和双糖的摄入，尽量少吃纯糖食物及其制品　碳水化合物主要来源应以米、面、杂粮等含淀粉类食物为主。

（4）多吃蔬菜、水果　蔬菜、水果是维生素、钙、钾、镁、纤维素和果胶的丰富来源。植物纤维和果胶能降低人体对胆固醇的吸收。

（5）少量多餐，避免吃得过多、过饱，不吃过油腻和过咸的食物，每日食盐摄入量应控制在3～5g。

（6）尽量少吃富含饱和脂肪酸或胆固醇过多的肥肉、动物、高脂乳品及蛋黄、动物脑等食品。

（7）不要将饮用水软化。

（二）合理膳食

合理的膳食很重要，因为合理的膳食可以让你不胖也不瘦，胆固醇不高也不低，血黏度不黏也不稀。目前流行的科学合理膳食有两句话，十个字：第一句话叫做一、二、三、四、五，第二句话叫做红、黄、绿、白、黑。

1.一、二、三、四、五

"一"如何解释？每日喝一袋牛奶。我们中国人膳食有很多优点，但缺钙，中国人缺钙很普遍，缺钙将会导致怎样的结果呢？三个结果：第一骨疼，缺钙的人骨质疏松，骨质增生，腰疼、腿疼，浑身疼；第二驼背；第三骨折，一摔骨头就断了。

"二"如何解释？"二"是250～350g碳水化合物，相当于六两至八两主食。这六两到八两不是固定的，比如有些年轻人、重体力劳动者，一餐就要750g。有些肥胖 的女同志，工作量很轻松，二两就够了，调控主食是调控体重最好的办法。最近科学家提出一句话——"饭前喝汤，苗条健康"。广东人就是最好的例子。广东人特别爱喝老虎汤，饭前喝汤，一喝汤神经反射到脑干，脑干有食欲中枢，只要你饭前喝汤，就能使食欲中枢兴奋下降，食量就自动减少三分之一；如果没有汤，你就挑点菜用开水冲一冲变成汤，先把这个喝掉，立刻能使食欲下降。

"三"如何解释？三分高蛋白。人不能光吃素，也不能光吃肉。蛋白不能太多也不能太少，三至四分就好，不多不少。一分就是一两瘦肉或者一个大鸡蛋，或者二两豆腐，或者二两鱼虾，或者三两鸡和鸭，或者半两黄豆。动物蛋白以鱼类蛋白为佳，植物蛋白以黄豆最好。

"四"如何解释？四句话，即"有粗有细，不甜不咸，三四五顿，七八分饱。"粗细粮搭配，一个礼拜吃三四次粗粮，永远别忘了棒子面、老玉米、红薯这些粗粮；三四五顿是指每日吃的餐数；记得吃饭一定要吃七八分饱，记住这四句话并按此严格执行即可为延年益寿加分。

"五"如何解释？就是500g新鲜蔬菜和水果。预防癌症需要常吃新鲜蔬菜和水果。河南林县是食管癌的高发区，据调查显示该地区居民营养不平衡现象较为严重，蛋白质、维生素和某些微量元素严重缺乏，针对此情况，该地区居民调整饮食结构，补充了一些维生素、新鲜蔬菜和水果，食管癌得到明显的改善。500g新鲜蔬菜和水果就相当于八两蔬菜二两水果，经常按此食用对预防癌症颇佳。

这就是一、二、三、四、五。

2.红、黄、绿、白、黑

"红"是西红柿、红葡萄酒、红辣椒，特别提醒男同志，一日一个西红柿，前列腺癌减少45%，熟的西红柿更好，因为西红柿、红薯是脂溶性的。第二个就是说如果健康人喝点红葡萄酒也可以，但是酒千万不要喝太多。少量饮酒对健康有益。如果这个人情绪低落，那么吃点红辣椒是可以改善情绪，红辣椒是改善情绪、减少焦虑的东西，因为它可以刺激体内放出内啡肽。

"黄"是维生素A，含维生素A较丰富的食物有胡萝卜、西瓜、红薯、老玉米、红辣椒等，或者由红黄色的蔬菜在体内转化而成，红黄色的蔬菜维生素A的含量高。

"绿"表示饮料里茶最好，茶叶中绿茶最好。①Purdue大学研究员认为，绿茶中含有一种禁止癌细胞生长的化合物，其同时能降低总胆固醇和血脂含量，并且改进有益胆固醇（HDL）与有害胆固醇（LDL）的平衡。而茶多酚可能就是其中秘密所在，它以EGCG的形式存在。EGCG是强有力的抗氧化剂，除防止癌细胞成长以外，它杀死癌细胞，且不危害健康组织。它能有效地降低低密度脂蛋白胆固醇和血脂血栓的反常形成，而后者是心脏病发作和形成的主要的起因。②绿茶对血脂的清理作用决定绿茶天生就是控油减肥的高手。③绿茶所含的抗氧化剂有助于抵抗老化。因为人体日常的新陈代谢会产生大量自由基，容易老化，也会使细胞受伤。绿茶所含的丰富的超氧化物歧化酶（SOD）是自由基清除剂，能有效地清除过剩自由基，防止自由基对人体的损伤。绿茶中的儿茶素能提高SOD的活性，清除自由基。

"白"表示燕麦粉、燕麦片。对于糖尿病患者，燕麦粥不但降胆固醇，降甘油三酯，还对糖尿病、减肥特别好。燕麦粥通大便，很多老年人大便干，易造成脑血管意外，燕麦粥恰恰可以缓解此问题。要注意辨别真假燕麦，中国农科院作物品种资源研究所监制的"世壮燕麦"，是从全国1492份燕麦品种中选出来的最好燕麦。

"黑"是黑木耳。黑木耳经过科学实验证明能降低血液黏度。黑木耳的食用量为每日5～10g。

三、饮食宜忌

1.宜

（1）宜食低胆固醇食物

① 谷类　包括各种粗粮。

② 豆类　包括大豆、绿豆、赤豆、蚕豆及各种豆制品。

③ 鱼类 应以淡水鱼为主，少吃贝壳类、鱼子类食物。

④ 蔬菜、瓜果类 包括绿色蔬菜、萝卜、梨、枣、猕猴桃、柑橘、草莓等。

⑤ 坚果类 包括胡桃、杏仁、瓜子、芝麻等。

⑥ 菌藻类 包括蘑菇、香菇、黑木耳、银耳、海带、紫菜、海藻等。

⑦ 植物油类 包括菜子油、芝麻油、花生油、豆油等，但应少吃椰子油。

⑧ 肉类 包括家禽等。

⑨ 鸡蛋或鸡蛋白（胆固醇偏高者）。

⑩ 乳制品 脱脂牛奶等。

（2）宜适量、科学饮茶。

2.忌

（1）忌猪油、牛油、羊油、鸡油、黄油、奶油、动物脑、肝等及蛋黄、巧克力、鱼子、鱿鱼、贝壳类（蚌、螺、蟹等）。

（2）忌甜食、咸食、高脂肪制品。

（3）忌烟、劣酒、浓茶。

（4）忌饮食过饱，忌食过冷、过热食物，忌多渣、不易消化、产气多的食物。

（5）忌辛辣刺激性食品。

四、食物疗法

（1）猪心1个，柏子仁9g放入猪心内，蒸熟吃猪心，每周2次。适于冠心病心气亏虚患者。

（2）山楂15g、毛冬青6g，煎服。适于冠心病心血瘀阻患者。

（3）龙眼肉15g、酸枣仁6g，煎服。适合于冠心病心肝血虚、失眠患者。

（4）大枣6枚、浮小麦30g、炙甘草10g，煎服。适合于冠心病更年期心烦汗出女性。

（5）将花生米（带红色种皮）放在食醋中浸泡7日以上，每晚睡前嚼碎吞服2～4粒，一般服7日血压可降至正常，血压降至正常后，可每周1次，每次服2粒醋泡花生米以巩固疗效，防止复发。

（6）紫皮大蒜30g，去皮，入沸水中煮1min后捞出，然后取粳米100g，放入煮蒜水中煮粥，再将蒜放入粥内再煮，早、晚温服。适合于血脂升高的患者。

（7）玉米粉粥 将玉米粉加适量温水调和，将粳米粥煮沸后入玉米粉糊同煮为粥。可供早、晚餐温热服。有降脂，降压作用。对动脉硬化、冠心病、心肌梗死及血液循环障碍有一定的治疗作用，高脂血症患者常服也有效。

（8）海带、海藻各30g，黄豆150～200g，煮汤，加入调味品食用。适合于冠心病血脂高、甲状腺功能低下的患者。

（9）薤白10～15g、葱白2根，洗净，切碎，煎汤，或与粳米100g同煮为粥，日服1～2次，适用于冠心病有心绞痛者，但对发热患者不宜选用。

（10）葛粉30g，加适量白糖用水拌匀，蒸熟食之。每日1次，疗程不限。适合于冠心病合并颈椎病的患者。

（11）黄豆汁　用黄豆50g，兑水磨成汁约500ml，加热后早、晚餐分服。可清热降脂，适用于冠心病胆固醇增高者或更年期女性。

（12）乌龙茶3g，沸水冲泡，连续冲泡4～5次，随斟随饮。适合于肥胖或血脂高的患者。

（13）蜜饯菊桑饮　取干菊花、桑叶各10g，用开水冲泡几分钟后，再加蜂蜜20g搅匀，即可服用。也可将菊花水先滤出，再兑入适量的蜂蜜。每日可代茶频饮。该饮品对高血压、高血脂、冠心病及便秘有一定防治作用。中老年人常饮可起到防病益寿的作用。

（14）银耳、黑木耳各10g，以温水泡发并洗净，放入小碗中，加水和冰糖少量，隔水蒸1h。1次或分数次食用。适合于肺肾亏虚的血糖或血脂升高的患者。

（15）菊花3g，生山楂片、草决明各15g，放入保温杯中，以沸水冲泡，盖严温浸半小时，每日数次饮用。适合于高血压合并血脂升高或肥胖的患者。

（16）玉米面50g，何首乌100g，山楂60g。玉米面炒黄，何首乌、山楂共研末，混匀，每服2～3g，每日3次。适合于冠心病合并肾虚或肾功能不全的患者。

（17）丝瓜60g，竹笋60g。洗净，去皮，切片，加酱油、醋适量，调拌后食用。每日1～2次。适用于冠心病合并心功能不全的患者。

（18）干荷叶3g、绿茶3g、炒绿豆（研细）6g，用开水冲泡一杯（150～200ml），当茶饮服，每日1～2次，可经常饮用。适合于高血压肝经有热兼血脂高的患者。

第七章
冠心病患者的心理调养

古人云：知人者智，知己者明；胜人者负，胜己者智。心理因素对多数疾病的发生、发展与转归都起着重要的作用，对冠心病的影响更为明显。在冠心病的诸多易患因素中，心理-性格因素的作用至关重要。与心理因素关系密切的性格差异影响着冠心病的发病率和各类冠心病的急性发作，而绝大多数不良情绪和精神刺激也都会对冠心病患者产生不利的影响。

冠心病患者在症状出现之前往往不愿意去医院检查，一旦出现症状并经客观检查证实其诊断之后，患者往往情绪低落、忧愁、猜疑、焦虑和紧张，害怕丧失劳动能力或生活自理能力，或担心个人事业、前途、家庭经济受到影响，因而思想包袱很重，甚至悲观失望、情绪急躁，这样又可加重病情的发展。

一、冠心病患者的主要心理危险

1.冠心病恐惧感

有些人在得过心肌梗死之后产生恐惧感，怕用力，甚至连弯腰去系自己的鞋带都不敢。他们精神悲观，变得过分关心自己。他们的生活方式使全家人难以容忍。他们坐以待毙。另外还有一些人产生厌倦情绪，想一死了之。有人经济困难或事业受到挫折，趁得病之机，一了百了，因为他或她就将不再被迫去承担沉重的社会和经济负担了。这些患者，会厌恶甚至抗拒去做有利于恢复健康的事情。

2.心理危机感

另一心理上的危机是一个人生病后他的形象及外在气质有所改变，特别是那些过去自认为身体素质较好的。这些人患病后，自尊心及一切乐趣丧失了，放弃了过去的所有的爱好和兴趣，思想颓废，身体衰老。长此以往，长期奋斗所渴望的事业上的成就将成为泡影。而且病后经常要面临着收入减少甚至失业、生活水平降低、无力负担家庭和自己的生活费用等问题。

3.否认有病

有些患者得病后，却往往极力否认自己有病。尽管从表面上显不出有什么难受，但其抑郁的心情还是能看得出来的。有些人还虚张声势地去掩饰自己的内心和不适，有些患者还不肯吃药，不听医生的嘱咐，甚至有些患者不愿到医院就诊，或者见到医生就躲避。

二、冠心病患者的心理调养

冠心病患者对自己的病情要有客观、正确的认识，要有战胜疾病的信心，保持乐观情绪，积极配合医生治疗。为了排遣忧烦情绪，可以按照自己的兴趣和客观条件，进行些体力活动量不大的活动，如琴棋书画、养花养鱼等。病情较轻，心脏功能较好者也可以从事轻体力劳动（包括正常工作）和有一定运动强度的体育锻炼，但不可过量、过劳。

1.冠心病患者自我心理调护五法

（1）做到少管闲事　许多非原则性问题，眼不见，心不乱。遇到麻烦了，暂时先回避一下，事后再做冷静处理。虽然这种做法是消极的，但可帮助患者尽量避开生活中易怒的刺激，以免发怒，加重冠心病病情。

（2）要想得开　要善于安慰自己，设法使自己从不幸的事情中解脱出来。当遭受挫折或某一目标达不到时，要给自己寻找一些理由加以解释，使这种现象成为合情合理的心理反应。在日常生活中，经常有些人运用这种方式来调节自己的情绪。其实，也就是以"知足常乐"的格言来平衡自己的心理，对冠心病患者来说，会收到良好的效果。

（3）减轻心理压力　当遇到愤怒情绪发生时，学会使用心理调整的方法，减轻自己的怒气，减轻心理压力。不要固执己见，要善于倾听别人的观点，在事情处理过程中做出合理的让步。即使自己正确，也不要以与人争吵的办法来解决问题，待自己悄悄把事情办好，再让对方在实践过程中有一个认识和悔过的机会，这样也可以使自己更受别人的尊重。

（4）转移注意力　一些道德修养和文化修养较高的冠心病患者，在遇到不良情绪刺激时，还可借助一些媒介来控制不良情绪的发生或减低情绪反应，如画画、作诗、写文章，或翻阅一些有关如何加强道德修养方面的书籍等。

（5）与人交流　把令自己烦恼的事情向亲友或同事中较能谈得来的人讲出来，让他们帮自己想办法，解决问题，并可以得到他们的安慰和精神上的支持。这种做法对冠心病患者来说是一种好的心理宣泄方法。

2.控制导致冠心病急性发作的情绪

情绪是人对客观事物是否符合自己需要的态度的体验。情绪反应大致可概括为两种：一种是消极情绪，如焦虑、恐惧、愤怒、悲哀等；一种是积极情绪，如快乐、舒适、兴奋、安慰等。一般是前者对人的健康起破坏作用，后者对人的健康起促进作用。

从医学角度来讲，冠心病患者的积极情绪也应该是有所限制的。冠心病患者在聚会、联欢、突然接到喜讯或观看激烈的体育比赛时，出于诸多积极情绪的过度反应，可能会引起交感神经功能亢进，儿茶酚胺分泌增多，使心脏活动增强，血压升高，心脏做功量增加，心肌耗氧量增多。在这种情况下，容易诱发心绞痛、心肌梗死、心源性猝死等。因此，冠心病患者若遇到情绪高昂时要学会适当控制一下自己的情绪，从而避免诱发冠心病的急性发作。

同样，消极的情绪反应也是冠心病患者的危险因素。因为冠心病患者在出现焦虑、恐惧、愤怒、悲伤等情绪反应时，往往也会伴随着自主神经系统功能紊乱的发生。比较常见的还是交感神经活动亢进，如血压升高、心动过速、呼吸急促、冠状动脉痉挛、心脏负荷过重等，这就为冠心病的急性发作提供了诱因。因此，对已有冠心病的患者来讲，还要尽可能避开如丧亲、失爱、焦虑、恐惧、愤怒、恫吓等带来恶性刺激的事情，避免产生过度的消极情绪反应。

3.适当使用自我放松疗法

行为主义理论认为，人的所有行为都是后天习得的，无论是适应性行为还是非适应性行为。这就是说个体可以通过学习获得所缺少的适应性行为，也可以通过学习消除那些习得的非适应性的行为，即不良行为。

冠心病患者的行为心理疗法也就是自我放松疗法，是利用通过各种实验而确立的有关自我放松的原则和方式去克服非适应性的行为习惯，是一种在医生指导下，主要由患者自己控制的治疗方法。其种类很多，核心是"静"、"松"二字，经过长期训练，使全身发生条件反射性松弛反应，从而对抗许多心理紧张症状。常用的放松疗法有以下几种。

（1）静默法　以我国气功中的静功最好。可采取坐式或卧式，还有站桩功，主要是调整呼吸，排除杂念，意守丹田，入静。瑜伽、坐禅都属于这种方法。

（2）松弛反应　该方法简单易行，掌握几项要领即可。如：①环境舒适安静；②排除杂念和保持深慢呼吸；③放松全身肌肉；④姿势轻松；⑤重复默念

（做到意静）。每次松弛20min，每日1～2次，坚持训练1～6个月，可出现愉快感、轻松感和发热感。

（3）渐进性放松　此法由美国生理学家创立，是一种由局部到全身，由紧张到松弛的肌肉松弛训练方法，与我国的气功和太极拳相似，有助于全身肌肉的放松，促进血液循环，平稳呼吸，增强个体应付紧张事件的能力。患者应在医生指导下进行训练，具体方法如下。

① 患者处于舒适位置，如卧位或坐位。指导者（或听指导语）先令其学习放松，用深慢呼吸，在深吸气后屏息几秒钟，然后慢慢呼出，同时体验全身肌肉紧张及松弛状态的感觉。反复练习几次后，患者完全静下来。

② 先从手部放松开始训练，先握紧双手，吸气，屏息，吸气同时松手，使手部肌肉放松，然后依次是前臂、肱二头肌、头颈部、肩部、胸部、背部、腹部、大腿肌、小腿肌、脚部，进行一种肌群的放松和收缩，使患者体验紧张和松弛的差别。

③ 经过反复训练，让患者学会简单的肌群放松方法，使其能在紧张时自动放松。此后，患者在任何情况下，依个人对放松的感觉，反射性地使自己放松。

4.克服心肌梗死患者的心理障碍

心肌梗死是冠心病中最严重的类型，以其病情重、预后恶劣而给患者心理上造成很大负担。医学家们经过临床调查发现，在心肌梗死患者中，普遍都存在着以下几个方面的心理障碍。

（1）忧虑，空虚，急躁，对任何琐碎的小事都耿耿于怀，遇事好动感情，易激动。

（2）轻度：怀疑自己的病情日益加重。中重度：沮丧、焦虑和失去信心，对自己的前途悲观失望，顾虑重重，以至于生活变得没有规律，甚至对自己的一些不良嗜好不去主动节制，而是整天混日子。将疾病视为"不治之症"，拒绝与医生合作。

心肌梗死患者在这些心理方面的障碍，对疾病的治疗不仅有很大的抑制作用，而且还可能促使病情恶化。因此，心肌梗死患者坚持心理治疗和护理，排除多种心理障碍是至关重要的。

5.医生及家属的帮助

患者得病的初始阶段，医生和患者之间建立起良好关系，这对解除患者情感上所出现的问题是有益的。

医生和患者之间，除药物之外，还应该谈谈饮食、肠胃、运动以及得冠心病以后应注意的一些问题，其中也包括性生活问题。要知道紧张是逐渐积累而成的。

临床医生是患者最信赖的人，在与患者交谈时其言行举止对患者影响很大，是心理治疗成败的关键，应绝对避免言语刺激、草率从事和夸大病情以免患者加重心理矛盾。必须与患者融洽相处，实事求是地将发病原因、发病机制、症状表现和加重诱发的因素告诉患者，使之改变对疾病的错误看法，消除有害的心理因素。

有依赖性的人往往处于不能自理的状态，希望有人照顾。这种要求又往往超出了任何一种病所需要得到的家庭成员的爱护和关心。家里人要理解他或她在人生道路上受了挫折，现在他或她可能表现出另一种脾气来。一个患者，因为他以自我为中心和脾气大，使家人与其难以相处。出现这种情况，就需要有人设身处地地、宽容地帮助患者渡过这个时期。这样做，并不意味着过分小心，每一桩事都代患者去做。这也不等于采取不插手的态度，听凭患者对医生所说的任何事都要适度的常识置之不理。亲属应当经常安慰和鼓励患者，帮助他们保持心理平衡。尤其是当病情有变化时或患者遇到不如意之事时，必须积极地给予劝慰和开导，减轻其思想负担和精神创伤。

一个家庭要接受患者已有病这一现实，要认识到不能责难任何人，这个家庭要共同努力，树立信心，让有心脏病的患者感到他仍然有一个有活力的家庭，这样的家庭能很好地重新安排自己的生活。

如果冠心病患者既能注意心理卫生，又能遵照医嘱安排好休养中的饮食起居，参加适当的康复健身活动，消除可知的冠心病易患因素，则轻症可以治愈，重症可以减轻，心绞痛次数可以减少或消失，同样可以带病延年。

6.长寿之道

调查研究发现，长寿老人生活习惯并不一样，但有两个共同点：其一是心胸开阔，性格随和；其二是喜欢运动，或者劳动。

首先是心态好，性格开朗，遇事装得下，解得开，心理平衡很重要。《黄帝内经》云："虚邪贼风，避之有时"、"精神内守，病安从来"。若想身体健康，先要神清气爽。人生活在一个复杂的不断变化的自然和社会中，有太多的诱惑，也有不明的陷阱。学会客观地看问题，从实际出发，按规律办事，因势利导，保持正常健康的心态，比什么都宝贵。心胸狭窄，主观片面，小肚鸡肠的人，容易钻牛角尖；情绪低落，悲观厌世，大起大落的人，都可能发生癌症、糖尿病、高血压等。俗话说，"笑一笑，十年少"，"愁一愁，白了头"，就是这个道理。中医讲，气滞血瘀，就会生病。同样是冠心病患者，有的人嘻嘻哈哈，积极治疗，逐渐康复了，有的人愁眉苦脸，总想不开，身体每况愈下。

还有的人，身体本无异常，因为受到意外惊吓，突然就死了。尸检发现其心脏没有什么病变，就是过大的精神刺激，使冠状动脉发生痉挛、闭塞，导致猝死。因此说，精神的作用、心理的影响是不可低估的。

心理状态和身体健康是相辅相成的，精神可以变物质，物质可以变精神。一个聪明的人，不但要重视保护自身的健美，而且要善于调整自己的情绪。潇洒大度，随机应变。心地善良，淡泊宁静。注意心理平衡，防止心理扭曲，实在是长寿之术、健身之道。

第八章
冠心病患者的生活调养

一、日常生活习惯

（1）每日起床前应先在床上做5min准备活动，不要起床过猛，起床过猛有时可诱发心绞痛；而且慢慢起床还有利于神经调节的恢复，有助于血压和心律的调整，尤其对于老年人。

（2）老年冠心病患者不要用冷水洗脸，最好用温水洗脸。

（3）每日安排一定时间的户外活动，如散步、打太极拳等，户外活动时应携带保健盒[内装有硝酸甘油、速效救心丸、硝酸异山梨酯（消心痛）等]，活动时间应在上午或下午为好，不要在清晨，因为此时交感神经张力最高，可诱发心肌缺血，引发冠脉事件。

（4）活动量应量力而行，以心率稍微加快，微微汗出，不引起心脏不适为度，要循序渐进，逐渐增加活动量，对于心脏病患者尤其应注意。

（5）上街购物不能持物过重，中途可以停下来休息几次。出发前要考虑到路程、用不用上下楼梯等，在严冬、大风、下雨、下雪天气时最好不要上街，以免着凉、受外伤等。

（6）洗澡水过冷或过热对心脏都是不利的，应在温水里洗澡（37～39℃），洗澡时间不宜过长，每次不超过30min，冠心病患者最好选择坐浴。每晚睡前可用温水泡脚，必要时加些活血通脉的中草药如红花、鸡血藤等。

（7）冠心病患者不要在电风扇吹风情况下睡觉，冬季应注意保暖，以防感冒，睡前不要吃东西，少喝水，如果睡眠不好，可少量服些中药安神药。

（8）看电影、电视时应注意尽量避免观看内容惊险刺激的，以免精神紧张，影响心脏。时间不可过长，并注意温度变化，随时增减衣服。

（9）上厕所应注意大便时不宜过分用力，以免引起心绞痛发作。大便最好使用马桶或"坐便"，这样比蹲着省力。养成定时排便的习惯，长期便秘者应注意饮食卫生，必要时可吃些缓泻药。

（10）夫妻间性生活应根据每人情况而增减次数，一般可在性生活前舌下含服硝酸甘油，以确保安全。

（11）因烟草中含有尼古丁，吸烟的患者应戒烟或少吸烟，进一步防止吸烟给心脏、肺脏等带来的危害。

（12）心脏病的患者应以喝淡茶为主，不宜喝浓茶或咖啡，喝茶时间应在上午或下午，避免睡前喝茶，以免影响睡眠。

（13）心脏病患者可少量饮酒，尤其是红酒，可以促进血液循环，但不能大量饮酒及饮用烈酒，白酒、红酒每日的饮用量分别为1两、半杯。

（14）劳逸结合，生活有规律，保持心情愉快，达到阴平阳密，精神乃至。

二、日常护理

（1）坚持按时服药　冠心病患者应在医生的指导下坚持按时服用必需的药物，以保持病情稳定。最好使用标有日期（周一到周日）的药盒，按顿服药，以免漏服或忘服。

（2）注意季节变化，做好防寒保暖，如有感冒和感染加重，应积极服药或到医院治疗。

（3）体育锻炼要适度，适当参加社交活动，避免长途旅行。

（4）保证充足的睡眠，不要熬夜，适当午休，养成良好的生活起居习惯。

（5）合理膳食，少量多餐，以清淡饮食为主，增加适量的蛋白质、新鲜蔬菜和水果，注意避免吃得过多、过饱，控制总热量，防止肥胖和血脂升高。

（6）忌吸烟、酗酒、饮浓茶及食用一切辛辣调味品，尤其是肝火亢盛、体质偏热的患者。

（7）定时监测心电图、血压、血糖和血脂，稳定患者可一年检查1次，冠心病患者应3～6个月检查1次，以便及时调整用药，以使之维持在正常水平。

（8）患者要保持良好的心理状态，尤其是当病情有变化或遇到不如意事时，应积极地配合劝慰和开导，减轻思想负担和精神创伤。

三、四季养生

人的机体与自然界的关系是极为密切的。据统计，秋冬之交、冬春之交是心脏病好发的季节，而1、2月份又是心脏病患者病死率最高的月份。据北京、上海等几个大城市的报道：每年的12月至第二年的3月是冠心病的发病高峰，约有半数以上的心肌梗死和心源性猝死发生在冬季。

秋末冬初和早春，我国多数地区的大气压、风速、温差都处于极不平衡的状态，加之寒冷的冬季，对心血管病造成某些不利的影响。因此，冠心病患者在冬春季节里应注意以下问题。

（1）坚持按时服药　以保持病情稳定。还要备好保健盒、氧气等急救药品，以供急需。

（2）定期门诊复查　冠心病患者应定期到门诊检查身体，复查心电图，进行血脂、血糖检查，监测血压，发现异常及时处理和调整治疗方案。预防和治疗呼吸道疾病。

（3）注意防寒保暖　冠心病患者在寒冷季节要及时穿戴保暖服装和鞋帽。

（4）适当体育锻炼　可以提高呼吸道黏膜的抵抗力，防止和减慢内脏器官功能衰竭，改善血液循环，提高新陈代谢和体温调节的能力，增加抗病能力。

（5）避免疲劳、紧张、情绪激动，尽量少参加长途旅行，适当节制性生活。

（6）体质较好的患者提倡用冷水洗脸，温水擦身，以提高皮肤的抗寒能力。同时积极防治感冒、气管炎等上呼吸道感染。

夏季应注意以下问题。

（1）要及时补充水分　炎热的夏季，大量出汗导致人体体液丢失，使体内的血容量相对减少，易造成血液黏稠度增加，血栓形成，使心脑血管疾病的发生率增加。因此，夏季外出，要及时补充水分，减少体液的丢失。建议老年人外出的时候，最好随身携带开水或饮料，以便随时饮用。

（2）保持户内适当温度　空调房间内的温度不要过低，否则出入房间容易导致温度的骤然升高和降低，使血压产生波动。外出归来不要贸然进入温度过低的空调房间内，最好先在一般房间内过渡后再进入空调房间。

（3）夏季外出锻炼，尽量选择在上午或下午温度较低的时候。

四、外出注意事项

（1）根据身体情况　旅游只限于心功能较好的患者，冠心病病情较稳定、急性心肌梗死无明显并发症且完全康复3个月以上者可外出短途旅游。心功能不好的患者（如经常心慌、气短、水肿）不宜旅游，重症心衰患者和急性心肌梗死康复期不宜外出。

（2）旅游前查体　旅游前应到医院做1次全面检查，并请医师根据患者的

健康状况提出旅游的有关建议，如路程、时间、范围、携带药物等。

（3）应有人陪同　旅游时要有人陪同并带有病情摘要、近期心电图和一般急救药物如硝酸甘油片、速效救心丸、维拉帕米（异搏定）、地西泮（安定）、地高辛、阿替洛尔（氨酰心安）等。临行前要检查保健盒内的药品是否过期。有条件者可携带简易氧气袋。

（4）选择地点和季节　应选择春末、夏初或秋季等气候宜人的季节，不会因寒冷或酷暑诱发冠心病发作。同时应选择环境优美、空气清新、人员相对较少的旅游地，避开人口拥挤的城市。

（5）选择安全工具　选择比较安静、安全、平稳、舒适、快捷的交通工具，以火车为宜。途中每1～2h活动一下腿部。到达目的地后，用热水洗脚，防止血栓发生。旅馆应选择安静、舒适的地方，不应离医院太远，以防发生意外时寻医不便。

（6）注意劳逸结合　旅途宜短不宜长，活动强度宜弱不宜强，时间不宜安排得太紧。每日活动时间以不超过6h较好。避免过度疲劳。保证充足睡眠。注意个人保护，如遇到刮风、炎热或湿度过大、阴雨等情况，应及时进行自我调整。

（7）注意心理调节　缓解紧张情绪，避免一切不必要的摩擦，保持心情愉快，以防情绪因素而导致冠心病发作。

（8）不宜过度劳累　旅游时不宜参加爬山、登高、划船、游泳等剧烈活动。

（9）坚持按时服药　旅游时应坚持按医嘱服药，以保证病情稳定，有利于旅游的顺利进行及圆满完成。

（10）及时治疗　旅游时，如心绞痛发作，一定要保持镇静，就地休息，立即舌下含服硝酸甘油，待病情稳定后与医院或急救中心联系。

五、国外对冠心病患者提倡的生活注意

下面是克利夫兰冠心病协会佩奇博士和其他一些心脏病学者建议的若干条心脏病患者生活注意事项。

（1）尽情地去享受生活乐趣，用不着惶惶然。得一次心肌梗死病后，你有充分的机会能满意地活着。

（2）了解一点有关此病的基本知识和乐观的前景。

（3）注意体重　过胖，就要多一些血来供给营养，血多了就意味着增加心脏的工作量。

（4）注意饮食　少吃含脂肪和胆固醇多的食物。

（5）勿吸烟　吸烟使靠近皮肤表面处的微血管收缩，给心脏泵血增加困难。同时香烟中的尼古丁对心脏本身是有害的。

（6）运动　运动能促进血液流动，增强体质，清醒头脑。但运动员不可超出能力所及，要试探地找到体力所能承受的最大限度。走路是最好的运动方式。切莫娇气得任何事都不干，这样，在恢复活动时心肌效率会降低的。

（7）避免参加剧烈性的体育运动　其原因在于，在比赛过程中，参加者应该停止时是难以罢手的。没有一个好胜心强的人在比赛过程中会甘心放松下来或者弃权的。因此要明智些，不去参加竞赛性很强的比赛。

（8）休假或作暂时休息　这样会提高耐劳能力。

（9）有节制地参加社交活动　参加社交活动太多会减少睡眠时间，增加疲劳，同时，过量饮酒和吸烟会引起旧病复发。

（10）会婉言谢绝　在冠心病俱乐部聚会的都是些惯于慨然允诺，锐身自任的人。他们热心于社会公共事务，帮助他人做各种有益的事。假如你能做其中某一件事，而且有兴趣去做的话，那么你就说"行"，但应以不费你过多的精力，不影响睡眠，不妨碍你家庭的正常生活和乐趣为前提。

（11）勿让你的朋友来占用你空闲的时间　过了六个月之后，大多数朋友会忘记了你曾得过心肌梗死病，因而希望你做一些你过去总做的事。在这方面，必须量力而为。

（12）夜晚睡眠要充足　条件许可的话，午间能再睡一觉则更好。

（13）遇事勿激动　发怒会对心理和身体造成不良后果，心脏病患者常常为感情所支配。情绪激动将导致心脏负担增大和血压升高，同在冷天铲雪、更换汽车轮胎或赶公共汽车一样危险。

（14）尽量避免争吵　遇有争执，认输为上策。防范和避免出现会导致你心烦意乱的局面。

（15）尽量从医生那里学得一些防止旧病复发的知识　成千上万的人尽管得过心脏病，但却生活得既自己满意，又有益他人。你当然也能如此。

第九章
冠心病的三级预防

一、冠心病的一级预防

冠心病的一级预防是对没有冠心病的人群进行的预防，目的是防止动脉粥样硬化的发生与发展。动脉粥样硬化病变从儿童期就有发生，有的青年期时已相当严重。虽然冠心病常在中老年以后发病，但其预防必须从幼年开始。

根据冠心病易患因素，一级预防的内容包括以下几点。

1.控制血压

高血压患者应清淡饮食，防止摄入过多的食盐，多吃蔬菜、豆类等含钾高的食物及含钙高的食物，避免饮酒和肥胖，并适当运动，保持精神愉快。在选择降血压的药物时，要注意控制其他危险因素如高血脂、高血糖、纤维蛋白原升高及心电图不正常，这样不仅使血压降到正常，还可使冠心病的发病率下降。

2.调整饮食结构及热量摄入，控制体重，降低人群血脂水平

超重和肥胖被认为是冠心病的危险因素，腹型肥胖者具有较大的发病危险。我国成人的肥胖诊断标准是体质指数［体重（kg）/身高（m^2）］：20～22为正常范围；≥22.6为超重；≥30为肥胖。控制目标：体质指数，20～22kg/m^2；腰围，男性＜90cm，女性＜85cm。

冠心病危险因素的下降直接与血胆固醇水平降低幅度的大小和持续时间的长短有关。较长时间的维持胆固醇于理想的水平，可达到预防冠心病的发病或不加重冠心病的目的。冠心病患者要保持传统的低脂肪、多青菜、素食为主的优点，改变低蛋白、低钙、高盐的缺点，使人群中总胆固醇水平保持在5.18mmol/L以下，对总胆固醇水平在6.22mmol/L以上者应在医生指导下采取

药物和非药物两种降脂措施。

3.戒烟

研究表明，25岁的人，每日吸烟1～9支，减寿4.6年；10～19支减寿5.5年；20～29支减寿6.2年；40支以上减寿8.3年。世界卫生组织提出"要吸烟，还是要健康？"号召戒烟。戒烟的关键是毅力，虽也可配合药物和针灸，但成败仍取决于个人的决心和意志。

4.积极治疗糖尿病

糖尿病患者患冠心病的危险增加，而且与冠心病的严重程度有关。因为糖尿病对全身的血管都有破坏作用，糖尿病患者处于冠心病的高度威胁之中。控制目标：糖化血红蛋白＜6.5%。

5.饮用硬水

世界卫生组织进行的调查表明，水质硬度低的软水地区居民的冠心病发病率和死亡率明显高于硬水地区。人们应该根据自己居住地区水质的特点，采取适当的措施和有效的办法，软水地区需补充钙、镁等矿物质，以预防和减少冠心病的发生。

6.避免长期精神紧张及过分激动

A型性格具有时间紧迫感、争强好胜、易激怒、缺乏耐心等特点。A型性格者冠心病发病率是B型的两倍。所以，A型性格的人宜针对性地采用心理调整、练气功、打太极拳等方法加以调整。

7.积极参加体育锻炼

运动是最有效的健康手段。活动身体的节律性运动如步行、上楼、跑步、骑自行车、游泳比其他种类活动更有益处。如能每日或至少隔日作20～30min的中等程度的活动（达极量的50%～70%）就能有效地增强心功能。

二、冠心病的二级预防

冠心病的二级预防是指对已患有冠心病者，控制其发展和防止并发症，使其更好地康复。一级预防的所有措施，对于二级预防都十分重要。同时应避免冠心病发作的诱因，如饱餐、大量饮酒、过劳、精神紧张、情绪激动、突然的寒冷刺激等。

1.二级预防生活方式调节ABCDE

A.积极运动（accumulates exercise）

适当的锻炼可增加脂肪消耗、减少体内胆固醇沉积，提高胰岛素敏感性，对预防肥胖、控制体重、增加循环功能、调整血脂和降低血压、减少血栓形成均有益处，是防治冠心病的积极措施。脑梗死患者应根据个人的身体情况选择，应进行适当适量的体育锻炼及体力活动，以不感疲劳为度。不宜做剧烈运动，如快跑、登山等，可进行慢跑、散步、练柔软体操、打太极拳等有氧运动。

B.控制体重（BMI control）

保持或减轻体重，使BMI维持在20～22kg/m²，腰围：＜90cm（男性）、＜85cm（女性）。

C.戒烟限酒（cigarette quitting）

香烟中含三千多种有害物质，烟中的尼古丁吸入人体内，能刺激自主神经，使血管痉挛，心跳加快，血压升高，血中胆固醇增加，从而加速动脉硬化。

D.合理饮食（diet）

食物多样，谷类为主；多吃桃、橙、香蕉、菠菜、毛豆、甜薯、马铃薯等富含钾的食物，可降低血压，预防卒中；缺钙可促使小动脉痉挛，血压升高，每日摄入1g以上的钙，可使血压降低；镁与钙的作用相似，应多吃粗粮、坚果、海藻等富含镁的食物；多吃蔬菜、香蕉、薯类和纤维素多的食物；每日吃乳类、豆类或其制品；常吃适量鱼、禽、蛋、瘦肉，少吃肥肉、肉皮、蹄和荤菜；食量与体力活动要平衡，保持适宜体重；吃清淡、少盐、少糖膳食，把食盐量降至每日6g左右。

E.情绪稳定（emotion）

乐观、稳定的情绪，舒畅、平衡的心态不仅是预防心脑血管疾病的重要因素，也是实现长寿的关键和秘诀。

在上述方法效果不满意时，应在医生指导下选用副作用小的扩冠脉药物，以防止冠心病的发作与发展。

2.二级预防用药ABCDE

A.阿司匹林（aspirin）

主要是抗血小板凝集和释放，改善前列腺素与血栓素A_2的平衡，预防动脉硬化形成，从临床上看，每日常规服用阿司匹林肠溶片100mg，能够防止冠心病的复发。但有47%的人存在对阿司匹林用药抵抗，所以常与长效中药一起服用，以增加疗效，降低副作用及抗药性。

B.血压血脂（blood pressure control）

高血压可加快加重动脉硬化发展的速度和程度，血压越高发生冠心病或复发冠心病的机会越大；高血脂一方面使得血液黏稠，血流缓慢，供应脑的血液量减少，另一方面损伤血管内壁，沉积在血管壁形成粥样硬化斑块，直接导致心脑血管疾病的发生和发展。都属于原发性高危因素疾病，有效治疗可预防心脑血管病的复发。

C.中药防治（chinese medicine）

大复方道地取材的现代中药防治冠心病有确切而且全面的临床效果，包括具有传统医药特色的活血化瘀、芳香开窍、降脂抗凝类中药天欣泰血栓心脉宁片，它是我国首个着眼二级预防进行二次研发的现代中药，也是我国目前为止唯一二次研发成功的冠心病中药。天欣泰血栓心脉宁片同时具有协同降压、降低血液黏度、改善微循环、抗氧化、抗动脉硬化血栓形成等作用，能够安全准确的防止冠心病的进展；对尚未发生冠心病，但已出现动脉硬化症状或冠心病先兆的中老年人，天欣泰血栓心脉宁片也有较好的预防效果，从服用安全性以及治疗的针对性上都更胜一筹。

D.控制糖尿病（diabetes control）

80%以上糖尿病导致脂质代谢异常，常伴动脉硬化、高血脂并发心脑血管疾病，而且血内葡萄糖含量增多也会使血液黏度和凝固性增高，利于冠心病的形成。糖尿病患者宜采用低糖低热量饮食，适当用降糖药。

E.康复教育（education）

通过网络宣传、免费赠阅实用读物、定期康复指导等方式，加强冠心病、动脉硬化、高血压预防知识的普及。积极干预危险因素，让患者能耐心接受长期的防治措施，主动配合药物治疗。

一旦有冠心病的急性发作，如严重的心绞痛，应严格卧床休息，立即服用扩冠药物，最好进行就地治疗，待情况相对稳定后再送往医院。这样可以减少心肌梗死的发生。长期小剂量服用阿司匹林，能有效地防止血小板凝聚状态，从而预防冠心病和急性心肌梗死的发生。

三、冠心病的三级预防

冠心病的三级预防是指已经发生危重症的冠心病患者经抢救治疗后，给予相应的康复治疗，以防止其复发或加重，进一步预防冠脉事件。冠心病如果不注意保健很容易并发心律失常和心力衰竭而危及生命。

目前存在的三个误区：一是忽略心肌梗死的紧急信号——胸痛，因为心肌梗死的发生常常在后半夜至凌晨，患者往往因不愿意叫亲属而等天亮，坐失良机；二是一向没病、没有胸痛的患者突发胸痛时，以为胃痛，挺挺就过去了；三是心肌梗死发生在白天时，患者也去了医务室，基层医疗单位顾虑转诊有危险未将其转到有条件的大医院，使宝贵的"时间窗"关闭。因此有胸痛去医院，而不是上医务室，应尽快呼叫急救系统，要去有抢救条件的大医院。

慢性心衰是患心肌梗死10～15年后的一个常见归宿，因为慢性心衰预后差，花费巨大，已成为全球最沉重的医疗负担。目前对慢性心衰有很多新的治疗方法，慢性心衰的用药需逐步调整剂量。因此，早期诊断和早期治疗常可预防并发症的发生，使患者长期能过上接近正常人的生活。

　　具体建议如下。

　　（1）刚出院后的冠心病患者，处于中、高危险期者，一般不主张运动锻炼，以科学饮食，心理平衡，消除危险因素，矫正不良的生活方式为主。

　　（2）低危患者，一旦恢复期结束，即可像大多数人一样参加保健锻炼，步行、做体操、打太极拳、练气功等方式都在可选之列。

　　（3）目标心率（运动后的心率）通常为休息时心率加20次/min，运动时间为持续20～60min，可每日1～2次。运动前后必须有一定时间的热身期和放松恢复期。

参 考 文 献

［1］胡大一，马长生．心脏病学实践2008——规范化治疗．北京：人民卫生出版社，2008.

［2］Carlos A，Roldan M D．临床超声心动图指南．北京：人民军医出版社，2008.

［3］胡大一．心血管疾病防治指南和共识．北京：人民卫生出版社，2007.

［4］张寄南，曹克将，杨志健．心脏标志物学．南京：江苏科学技术出版社，2007.

［5］中国成人血脂异常防治指南2007．北京：人民卫生出版社，2007.

［6］Mancia G，deBacker G，Cifkova R，et al. 2007 Guidelines for the Management of Arterial Hypertension. The Task Force for the Management of Arterial Hypertension of the European Society of Hypertension（ESH）and of the European Society of Cardiology（ESC）. J of Hypertension，2007.

［7］唐元升．冠心病危险因素．北京：人民卫生出版社，2007.

［8］中国2型糖尿病防治指南2007．北京：人民卫生出版社，2007.

［9］宋文宣，曲彦，王晏平等．冠心病的诊断与治疗．北京：人民卫生出版社，2006.

［10］张鸿修，黄体钢．实用冠心病学．第4版．天津：天津科技翻译出版公司，2005.

［11］姬尚义，沈宗林．缺血性心脏病．北京：人民卫生出版社，2005.

［12］中国高血压防治指南2005．北京：人民卫生出版社，2005.

［13］叶任高，陆再英．内科学．北京：人民卫生出版社，2004.

［14］王永炎．中医内科学．上海：上海科学技术出版社，2000.